国医大师刘尚义

常用方精解

主　审　杨　柱
主　编　唐东昕

全国百佳图书出版单位
中国中医药出版社
·北　京·

图书在版编目（CIP）数据

国医大师刘尚义常用方精解 / 唐东昕主编 .—北京：中国中医药出版社，2021.12

ISBN 978–7–5132–5538–7

Ⅰ . ①国… Ⅱ . ①唐… Ⅲ . ①验方–汇编 Ⅳ . ① R289.5

中国版本图书馆 CIP 数据核字（2019）第 068651 号

中国中医药出版社出版

北京经济技术开发区科创十三街 31 号院二区 8 号楼

邮政编码　100176

传真　010-64405721

三河市同力彩印有限公司印刷

各地新华书店经销

开本 880 × 1230　1/32　印张 17.5　字数 392 千字

2021 年 12 月第 1 版　2021 年 12 月第 1 次印刷

书号　ISBN 978 – 7 – 5132 – 5538 – 7

定价　78.00 元

网址　www.cptcm.com

服 务 热 线　010–64405510

购 书 热 线　010–89535836

维 权 打 假　010–64405753

微信服务号　zgzyycbs

微商城网址　https://kdt.im/LIdUGr

官 方 微 博　http://e.weibo.com/cptcm

天猫旗舰店网址　https://zgzyycbs.tmall.com

如有印装质量问题请与本社出版部联系（010–64405510）

《国医大师刘尚义常用方精解》

编委会

主　　审　杨　柱

主　　编　唐东昕

副 主 编　吴文宇　李扬林　陈云志　黄　伟
　　　　　　郭伟伟　李珍武　邱兴磊　税会利

编　　委　（按姓氏笔画排列）
　　　　　　王　倩　王雪雁　王镜辉　邓　茜
　　　　　　冉光辉　刘欣欣　李　军　李　高
　　　　　　李　娟　李扬林　李珍武　杨　兵
　　　　　　吴文宇　邱兴磊　张　震　陈　杰
　　　　　　陈云志　陈启亮　苗翠影　贺　凡
　　　　　　郭　斌　郭伟伟　唐东昕　黄　伟
　　　　　　黄雯琪　税会利

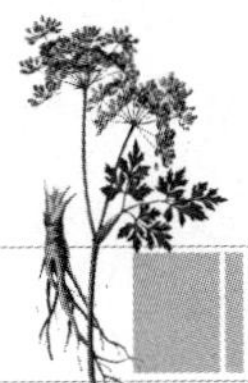

曹序

中医药是中华民族的伟大创造，为中华民族的繁衍生息、文明赓续、繁荣昌盛做出了重大贡献。随着医疗模式转变，亚健康状态与慢性病攀升，突发流行性传染性疾病不断出现，为医疗卫生与中医药行业提出新的挑战。特别是在新冠肺炎疫情防控中，中医药发挥了重要作用，正如习近平总书记指出："中西医结合、中西药并用是这次疫情防控的一大特点，也是中医药传承精华，守正创新的生动实践。"习总书记充分肯定了中医药防控新冠肺炎疫情的作用，同时指明了中医药发展的方向。

中医药发展关键在于人才，尤其是体现大医精诚的顶级优秀人才，刘老尚义大师从医60载，矢志岐黄，勤求古训，博采众长，坚持临床一线，擅治疑难杂症，是中医药杰出人才的典型代表。他精读方书，善用经方而不泥古，用药精当，少而力专，常见奇效，为中医药服务民众健康做出了突出贡献。

通过整理刘老尚义大师临床常用方119首，发掘他数十年使用中医经典名方积淀与精华，特别是领悟传承、创新与发展，辨病与辨证相结合，既承古之遗绪，又当变中有变，具有引领与示范优势。

刘老尚义大师深研国学，精汲医源，他常言：“学习中医，功夫在书外，要研习国学，感悟国学。”2007年在广西南宁举办的全国优秀中医临床人才研修班上，他讲授了京剧、国画、书法、音乐等国学在哲学思维上与中医的共通性，引起学员强烈反响，无不佩服他深厚功底。

认识刘尚义教授还是20世纪90年代，1998年到贵阳中医学院（现贵州中医药大学）学习交流，他那坚实的中医理论功底和服务百姓健康的实践，给我留下了深刻印象。2014年尚义教授荣膺第二届“国医大师”，为他取得的成就由衷高兴。

本书主编唐东昕教授是中国中医科学院2007届博士研究生，他酷爱中医药、勤奋好学，给我留下深刻印象，毕业后又师从尚义教授，得其真传，主编《国医大师刘尚义常用方精解》，发掘尚义教授的临证精华与学术思想，体现了中医药防病治病的优势作用。本书主审杨柱教授也为尚义教授高徒，日前他专程来京邀余作序，欣然为之，聊数语以恭贺！

曹洪欣

2021年11月21日于北京

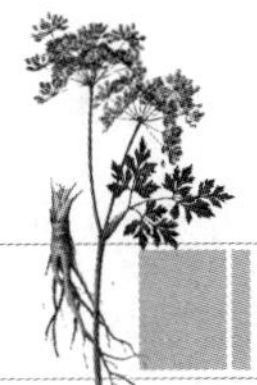

前言

方剂是中医药的重要组成部分，医家将数味药以君臣佐使的形式进行配伍，并运用其治疗疾病，这是中医临床用药的主要形式，也是中医药学的宝贵财富。方剂组成体现了一个医家的思路，也体现了一个医家的临床技术，现代医家多能从历代方剂大成中吸取其中理论精粹而运用于临床。“方有合群之妙用”，临床中，医师可以在一个方剂中糅合两首或多首方剂，这样组方药味数量少而精彩。

国医大师刘尚义教授临床处方常常只有九味药，然九味药并非随意拟之，其中包含了经典方剂的思维。刘教授常取古方中精华的几味药物加减配伍，甚至只取一方中君药而四两拨千斤，临床上做到了“一方用九药，九药现几方”的妙意。同时，刘尚义教授还结合了方剂的现代药理研究，扩大了方剂的使用范围，充实了中医方剂的内涵，验证了中医方剂的科学性。

本书在依据前人对于经典方剂的理解基础上，结合作者跟师的心得、体会，较详细地介绍了刘尚义教授临床中常用方剂，阐述了刘老对于方剂拆分及加减配伍的经验，在对刘教授经验了解、传承的同时有利于加深对于方剂的认识、运用，提高中医临床用方的有效性。

国医大师刘尚义教授中医理论夯实，学术成就卓著，在行业领域内具有较大的影响，为了继承、发扬中医药学，传承中医方剂知识，谨将国医大师刘尚义教授临床遣方用药经验进行整理，望通过对此经验的归纳、总结，对中医药的传承、发展起到引领、推动作用。

编者

2021 年 5 月

目录

1. 三甲复脉汤

【出处】 清·吴瑭《温病条辨》。

【组成】 炙甘草、生地黄、白芍、麦冬、阿胶、麻仁、牡蛎、鳖甲、龟甲。

【功用】 滋阴潜阳。

【主治】

中医主治温病热邪深入下焦证。症见温邪深入下焦，热深厥甚，心中憺憺大动，甚或心胸疼痛，脉象细促者。

西医心律失常、高血压、脑卒中、多动、抽搐、精神分裂、帕金森、脑炎、骨质疏松症等病可参考此方。

【方解】 本方是由复脉汤化裁而来，仲景针对寒邪伤阳设复脉汤，而加减复脉汤针对“伤于温者之阳亢阴竭”故而去人参、桂枝、生姜、大枣、清酒补阳之品，加白芍以收敛三阴之液。若热耗肾阴日久，则会出现阴虚热炽，阴液下泄，便溏诸症，此为真阴耗损，阳不敛阴而迫津外泄，当宜滋阴固摄，故去麻仁加牡蛎以滋阴固摄，此为一甲复脉汤。若邪热久恋，致使真阴耗损欲竭，临床可见脉沉数、舌干齿黑、手指蠕动等症，此乃真阴欲竭，虚风将起之征兆，故以加减复脉汤加生牡蛎、生鳖甲，以滋阴潜阳息风，名二甲复脉汤。二甲复脉汤在一甲复脉汤基础上加生鳖甲，增强了滋阴清热，重镇潜阳之力，息虚风，复脉育阴，以防虚风内动之痉厥发生。若热灼于内，阴竭于下，水不涵木，则见“热深厥甚”，热入下焦，肾阴耗伤，筋脉心神失养，则“脉象细促，心中憺憺大动，甚则心中痛”，故而三甲复脉汤在二甲复脉汤之滋阴潜阳的基础上，加龟甲“镇肾气、补任脉、通阴维、止心痛”，以息内动之虚风。

【文献摘要】

（1）《温病条辨》:“风温、温热、瘟疫、温毒、冬温，邪在阳明久羁，或已下，或未下，身热面赤，口干舌燥，甚则齿黑唇裂，脉沉实者，仍可下之；脉虚大，手足心热甚于手足背者，加减复脉汤主之。”

（2）《温病条辨》:“下焦温病，热深厥甚，脉细促，心中憺憺大动，甚则心中痛者，三甲复脉汤主之。”

【科学研究】

（1）有临床研究观察三甲复脉汤加减治疗产后津伤血虚痉病疗效，选取产后津伤血虚痉病患者19例，均给予三甲复脉汤加减治疗。临床治愈6例，显效8例，有效4例，无效1例，总有效率为94.74%。研究表明，三甲复脉汤加减具有改善产后津伤血虚痉病临床症状，加速产后“阴血亏少动风”病理状态的恢复。

（2）有临床研究以132名确诊为老年骨质疏松症患者为研究对象，随机分为治疗组68例，口服三甲复脉汤；对照组64例，口服葡萄糖酸钙口服液，比较两组患者临床治疗效果，结果显示治疗组的疗效优于对照组。三甲复脉汤不仅具有滋阴清热、潜阳息风的功效，而且具有补益肝肾、强筋健骨的作用，是治疗老年骨质疏松症的有效方剂。

（3）有临床研究以120例老年单纯收缩期高血压患者为研究对象，随机分为对照组和实验组，每组各60例，对照组给予硝苯地平缓释片口服，实验组患者在对照组的基础上加用三甲复脉汤。治疗结果得出三甲复脉汤联合降压药能有效改善老年单纯收缩期高血压患者临床症状，取得较为理想的降压效果。

【国医经验】教授在临证时每遇肿瘤放化疗后阴虚津亏、低热不退等症时均会使用本方。三甲复脉汤出自《温病条辨》，该方除滋阴潜阳息风外，还具有良好的软坚散结作用，故临床上常加减应用于瘀热互结、痰瘀互结类病证，可获显效。三甲复脉汤中炙甘草、麦冬益气补脾、养阴生津，使脾胃健运，气血化生充足；配以生地、白芍、阿胶、麻仁滋肝阴，补肝血，清热润燥，使阴血旺盛，虚火不生；加生龟甲、生鳖甲、生牡蛎血肉有情之品，既能滋阴潜阳，又能补肾壮骨，使筋骨得到充养。

【医案举隅】

初诊：李某，男，65岁，退休职工，2016年4月初诊。

患者因持续咳嗽，咳血，低烧，于贵州医科大学附属医院就诊，诊断为“肺癌”，住院行放化疗5个月。近1个月患者出现心慌胸闷，咳嗽，潮热盗汗，神疲乏力，今为求中医治疗就诊于我院国医堂门诊。症状表现：心慌胸闷，咳嗽，潮热盗汗，疲乏无力，纳差，舌红苔薄，脉细数。诊断为阴液亏虚证，治以滋阴潜阳为法，拟方如下：

鳖甲20g（先煎）	龟甲20g	莪术10g
葶苈子20g	生地黄20g	熟地黄20g
山茱萸20g	牡蛎20g	冬凌草20g
炙甘草30g		

二诊：20天后复诊，诸症较前缓解，患者自诉失眠多梦，继以滋阴潜阳为法，拟方如下：

鳖甲20g（先煎）	莪术10g	葶苈子20g

生地黄 20g　　熟地黄 20g　　山茱萸 20g
冬凌草 20g　　葎草 20g　　牡蛎 20g
百合 20g

三诊：20 天后复诊，患者精神状态明显好转，当进一步益气固本，软坚散结，拟方如下：

鳖甲 20g（先煎）　　莪术 10g　　葶苈子 20g
冬凌草 20g　　葎草 20g　　黄精 20g
大云 10g　　百合 20g

【按语】"肺癌"属于中医"肺积"等范畴，首诊患者症状表现为心慌胸闷，咳嗽，潮热盗汗，疲乏无力，纳差，舌红苔薄，脉细数等症。刘老用三甲复脉汤化裁，治以滋阴潜阳为法。鳖甲、龟甲滋阴潜阳，软坚散结；莪术破血行气；葶苈子止咳平喘；生地黄、熟地黄、山茱萸、牡蛎滋阴补血，清热润燥，使虚火不生；冬凌草清热解毒，活血止痛；炙甘草补气生血，益心脾肾，诸药齐用，共奏良效。二诊诸症较前缓解，患者自诉失眠多梦，故在上方基础上加减治疗，去龟甲，加百合清心安神。三诊患者精神状态明显好转，当进一步益气固本，软坚散结。

【参考文献】

［1］王新芝．三甲复脉汤加减治疗产后津伤血虚痉病 19 例［J］．河南中医，2014，34（10）：2004-2005.

［2］田其中．三甲复脉汤治疗骨质疏松症 68 例临床观察［J］．中医药导报，2006，12（1）：32.

［3］马国华．三甲复脉汤治疗老年单纯收缩压期高血压疗效观察［J］．湖北民族学院学报（医学版），2011，28（3）：42-44.

2. 一贯煎

【出处】清·魏之琇《续名医类案》。

【组成】北沙参、麦冬、当归、生地黄、枸杞子、川楝子。

【功用】清肝泻火，降逆止呕。

【主治】主治肝肾阴虚，肝气郁滞证。症见头晕目眩，目干，肢体麻木，口燥咽干，失眠多梦，胁隐痛，遗精，腰膝酸痛，耳鸣，不孕，舌红少苔，脉弦细数者。

西医慢性肝炎、胃溃疡、胃炎、肋间神经痛、高血压、神经官能症等病可参考使用此方。

【方解】本方为治疗肝肾阴虚，肝体失养的基础方。肝藏血，主疏泄，体阴而用阳，喜条达而恶抑郁。肝肾阴血亏虚，肝体失养，则疏泄失常，肝气郁滞，进而横逆犯胃，故胸脘胁痛、吞酸吐苦；肝气久郁，经气不利则生疝气、瘕聚等症；阴虚津液不能上承，故咽干口燥，舌红少津；阴血亏虚，血脉不充，故脉细弱或虚弦。肝肾阴血亏虚，肝气不舒，治宜滋阴养血、柔肝舒郁。方中重用生地黄滋阴养血，补益肝肾为君，内寓滋水涵木之意；当归、枸杞子养血滋阴柔肝，北沙参、麦冬滋养肺胃，养阴生津，意在佐金平木，扶土制木，四药共为臣药；佐以少量川楝子，疏肝泄热，理气止痛，复其条达之性。该药性虽苦寒，但与大量甘寒滋阴养血药相配伍，则无苦燥伤阴之弊。诸药合用，使肝体得养，肝气得舒，则诸症可解。

【文献摘要】

（1）《中风斠诠》："胁肋胀痛，脘腹搘撑，多是肝气不疏，刚木恣肆为病。治标之法，每用香燥破气，轻病得之，往往有效。然燥必伤阴，液愈虚而气愈滞，势必渐发渐剧，而香药、气药不足恃矣。若脉虚舌燥，津液已伤者，则行气之药尤为鸩毒。柳州此方，虽是从固本丸、集灵膏二方脱化而来，独加一味川楝，以调肝气之横逆，顺其条达之性，是为涵养肝阴第一良药，凡血液不充，络脉窒滞，肝胆不驯，而变生诸病者，皆可用之。"

（2）《柳州医话》："方中重用生地滋阴养血以补肝肾为君；沙参、麦冬、当归、枸杞子配合君药滋阴养血生津以柔肝为臣；更用少量川楝子疏泄肝气为佐、使。共奏滋阴疏肝之功。"

（3）《续名医类案》："沙参、麦冬、地黄、当归、枸杞滋养肝肾，加川楝子疏肝理气，使肝肾得养，肝气条畅，则胸脘胁痛自除。"

【科学研究】

（1）有临床研究用加味一贯煎配合西药治疗肝肾阴虚型肝硬化病变 62 例，对照组给予基础治疗，治疗组在基础治疗同时加服一贯煎治疗。一贯煎配合西药治疗组（32 例）总有效率为 90.06%，单西药治疗对照组（30 例）的总有效率是 76.7%，研究表明一贯煎在改善临床症状、肝功能等方面疗效显著。

（2）有临床研究将 134 例慢性萎缩性胃炎（CAG）患者随机分为治疗组 69 例和对照组 65 例，观察一贯煎方治疗慢性萎缩性胃炎患者的临床疗效。治疗组使用一贯煎方治疗，对照组使用西医方法治疗。3 个月后比较两组疗效，治疗组治疗总有效率为 91.3%，对照组为 76.9%，一贯煎方治疗 CAG 疗效明显，优于西医治疗。

（3）有研究用一贯煎联合拉米夫定的治疗组（31 例）和单纯口服拉米夫定的对照组（29 例），治疗肝肾阴虚型慢性乙型肝炎患者，经治疗 48 个月及随访 24 个月，观察两组患者肝功能、HBV-DNA 定量、临床症状、总有效率。实验表明，一贯煎能有效减轻肝细胞炎症反应，抑制肝细胞的凋亡、坏死，降低 ALT 和 AST 水平，并促进肝细胞 cIAP1 蛋白的表达。

【国医经验】 教授在临床上使用一贯煎不拘泥于以上方面病证，对于肿瘤患者临床症见干咳少痰、口干较重等阴虚证者，都可以选用。刘尚义教授选用一贯煎多取其中北沙参、麦冬配伍天冬、五味子。北沙参味甘、微苦，微寒，归肺、胃经，具有养阴清肺，益胃生津之效，用于肺热燥咳，劳嗽痰血，热病津伤口渴等症。麦冬味甘，微苦，微寒，入心、肺、胃经，具有养阴生津，润肺清心的功效，用于肺燥干咳，虚劳咳嗽，津伤口渴，心烦失眠，内热消渴，肠燥便秘等，二药相配滋养肺胃，养阴生津，意在佐金平木，扶土制木，生津止渴，对于肿瘤放化疗后的副作用，如阴虚口干、干咳少痰、潮热盗汗等症，均有较好的效果。

【医案举隅】

初诊：翟某，男，69 岁，退休干部，2014 年 10 月就诊。

患者因“右肺癌术后 3 月余”就诊。初诊症见：干咳，咳中带血，口燥咽干，五心烦热，潮热盗汗，腰膝酸软，精神欠佳，舌红少津，脉细弱。患者因肺癌术后化疗，出现干咳、咳血、口燥咽干、五心烦热等阴虚证的表现，治宜敛肺止咳，养阴润燥，拟方如下：

鳖甲 20g（先煎）　莪术 10g　紫菀 20g
北沙参 20g　天冬 20g　麦冬 20g
五味子 10g　生地黄 20g　川楝子 20g

二诊：10 日后复诊，干咳、口燥咽干、潮热盗汗症状明显缓解，大便干燥不易解出，继以养阴润燥为法，佐以润肠通便之品，拟方如下：

鳖甲 20g（先煎）　莪术 10g　紫菀 20g
草决明 20g　百部 20g　冬凌草 20g
北沙参 20g　麦冬 20g　生地黄 20g

三诊：10 日后复诊，药后基本无干咳、口燥咽干、潮热盗汗、大便干燥等症状。继用上方 7 剂以资巩固。

【按语】"肺癌"属于中医"肺积"等范畴。首诊患者症状表现为干咳，咳中带血，胁肋胀痛，口燥咽干，五心烦热，潮热盗汗，腰膝酸软，舌红少津，脉弦细等阴虚症状，结合患者舌脉症，为肝阴不足，肝火内生，肝火犯肺，肺失宣降所致。加之癌病患者放化疗后则阴液亏虚，内热得生，产生阴虚内热症状，如果不及时治疗可导致百病丛生。根据《素问·阴阳应象大论》中治病必求于本的原则，治疗此证需滋阴以治其本，"留一分津液，便留一分生机"，用一贯煎加减治疗，能取得满意疗效。

【参考文献】

［1］杨红莉．加味一贯煎配合西药治疗肝肾阴虚型肝硬变 62 例［J］．陕西中医，2013，34（5）：524-525.

［2］崔颖蕾，沈焕彬．一贯煎方治疗慢性萎缩性胃炎的疗效观察［J］.

中国中西医结合消化杂志，2013，21（8）：414–415.

［3］陈越琼. 中西医结合治疗肝肾阴虚型慢性乙型肝炎疗效观察［J］. 中国热带医学，2009，9（9）：1813– 1867.

3. 二冬二母散

【出处】 明·秦景明《症因脉治》。

【组成】 天冬、麦冬、知母、川贝母。

【功用】 养阴润肺，化痰止咳。

【主治】

中医主治肺阴亏耗证，症见干咳，咳声短促，或痰中带血，或声音嘶哑，或时咳时止，痰不能出，连嗽不已，口干咽燥，或午后潮热，颧红，盗汗，便秘，舌质红少苔，脉细数者。

西医咳嗽、上呼吸道感染、急慢性支气管炎、支气管扩张、肺炎等病可参考此方。

【方解】 本方证属于肺阴亏虚，虚热内灼所致。由于肺失肃降，肺损络伤故干咳，咳声短促，痰少见血；阴虚火旺故口燥咽干，午后潮热，盗汗；舌质红少苔，脉细数乃阴虚之候。《素问·调经论》说："阴虚则内热。"《素问·逆调论》曰："阴气少而阳气胜，故热而烦满也。"阴虚火旺当养阴清热，干咳痰少故应润肺止咳。方中天冬味苦，性寒，养阴润燥，清肺生津为君，麦冬微寒，清心除烦，润肺止咳为臣，二药相配，既润养肺之阴津，又清降肺之虚火。知母苦寒，清热泻火，滋阴润燥，为佐药。川贝母苦、微寒，清热化痰，润肺止咳，为使药。四药配伍，共奏养阴润肺，化痰止咳之效。

【文献摘要】

（1）《顾松园医镜》："二冬二母治肺金燥热，气化不行，小便癃闭。”

（2）《症因脉法》：“肾火上炎，知柏天地煎，玄武胶为丸。肺中伏火，二母二冬汤，合家秘泻白散。”

（3）《医考方》：“治肺有二法气虚而阴凑之，则如前方之温补。金衰而火乘之，则如此方之滋阴。宜温补者易愈，宜滋阴者难疗。盖火来乘金，谓之贼邪，将作肺痿，甚是难治。是方也，二母皆苦寒之品，苦能坚金，寒能胜热，故昔人主之。”

【科学研究】

（1）有研究观察二冬膏对乌拉坦诱发性肺肿瘤小鼠的肿瘤发生情况和抗肿瘤免疫功能的影响，检测血清中 TNF-α、IL-6、IL-10 的含量，免疫组化检测肺组织中 Foxp3 活性的表达。结果发现二冬膏能使模型小鼠肺肿瘤诱发率明显降低，并可明显降低血清中 TNF-α、IL-6、IL-10 含量，使肺组织中 Foxp3 活性的表达也显著下降。

（2）有临床运用二母汤治疗产后咳嗽的体会，产后咳嗽并非一种病因，而是两种或两种以上因素同时或者先后致病，若仅选习惯用的某个单一方剂施治，实感药简力单，难以胜病。而二母汤一方却具备多方面功能，临床应根据每一患者不同病因、病程长短、气血耗伤程度、咳嗽主症轻重及兼见症状，加减应用。

（3）有临床研究以 94 例支原体肺炎患儿为研究对象，随机分为治疗组和对照组各 47 例，对照组采用常规西医治疗方案，治疗组在常规西医治疗方案的基础上采用二冬二母汤穴位离子导入，实验表明治疗组退热时间、咳喘减轻时间、肺部啰音消失时间均少于对照组（$P<0.01$）。二冬二母汤穴位离子导入治疗小儿肺炎支原体肺炎能提高临床疗效。

【国医经验】本方用于肺阴亏耗证。西医咳嗽、上呼吸道感染、急慢性支气管炎、支气管扩张、肺炎等亦可参照本方加减进行辨证治疗。刘教授临证时每遇与肺阴亏耗有关，尤其是肺癌见肺阴亏虚证者均会使用本方。二冬汤出于《医学心悟》，由天冬、麦冬、天花粉、知母、黄芩等组成，本方原为“上消”所设，具有养阴润肺生津清火之效。因天冬性寒味甘苦，归肺、肾经，具有养阴润燥、清火生津之功效。麦冬性微寒，味甘微苦，归心、肺、胃经，具有养阴润肺、益胃生津、清心除烦之功效。故刘教授临床常选取二者运用，二母散多用于治疗“肺劳有热，不能服补气之剂者”，由于肺癌患者后期病机与此相仿，加之组方具有“软坚散结，滋肾清肺”的作用，故每遇肺癌肺阴亏耗患者均会使用本方，与二冬汤合为二冬二母散，共奏软坚散结、养阴润肺、清热化痰之效，对肺癌患者疗效显著。

【医案举隅】

初诊：刘某，男，59岁，公务员，2016年5月初诊。

患者因“左肺癌术后6月余”就诊，最近1个月干咳不止，痰中带血，失眠，今为求中医治疗就诊于我院国医堂门诊。刻下症见：干咳不止，痰中带血，时咳时止，痰不能出，口干，夜间盗汗，便秘，舌质红少苔，脉细数。诊断为肺阴亏耗证，治以养阴润肺为法，拟方如下：

鳖甲20g（先煎）　莪术10g　葶苈子20g
天冬20g　麦冬20g　玉竹20g
石斛20g　百合20g

二诊：20天后复诊，诸症较前缓解，患者自诉喉中有痰，难咳出，继以滋阴润肺，化痰止咳为法，拟方如下：

鳖甲 20g（先煎） 莪术 10g 葶苈子 20g
天冬 20g 麦冬 20g 知母 20g
川贝母 20g 桔梗 20g

三诊：20 天后复诊，患者咳嗽、盗汗、失眠、咳痰难出等症状明显缓解，当进一步益气固本，软坚散结，拟方如下：

鳖甲 20g（先煎） 莪术 10g 葶苈子 20g
冬凌草 20g 葎草 20g 黄精 20g
肉苁蓉 10g 百合 20g

【按语】“肺癌”属于中医“肺积”等范畴。刘老师认为肿瘤患者术后放化疗等副作用，易损耗阴液，导致阴液亏虚，产生诸多阴虚症状，本患者初诊症见干咳不止，痰中带血，时咳时止，痰不能出，口干，夜间盗汗，便秘，舌质红少苔，脉细数等一系列肺阴亏虚症状，治以养阴润肺为法。鳖甲、莪术，软坚散结，消积止痛；葶苈子泻肺平喘；玉竹、石斛、天冬、麦冬，养阴润燥，清肺生津；百合清心安神，诸药合用共奏养阴润肺之功。二诊诸证缓解，但患者自诉喉中有痰，难咳出，在上方基础上加减治疗，去玉竹、石斛加知母、川贝母，滋阴润肺，化痰止咳。三诊后诸证缓解，进一步益气固本，软坚散结。

【参考文献】

[1] 孙昊鑫，朱金华，郭慧君，等．二冬膏对小鼠诱发性肺肿瘤发生及 TNF-α、IL-6、IL-10、Foxp3 的影响［J］. 中药药理与临床，2013，29(6)：1-3.

[2] 李友蕊．运用二母汤治疗产后咳嗽的体会［J］．河北中医学院学

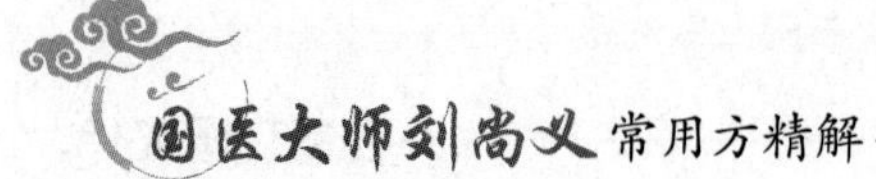

报，1995，10（4）：41.

［3］刘淑华，王兆凯．二冬二母汤穴位离子导入治疗小儿肺炎支原体肺炎的临床研究［J］．中国妇幼保健，2012，27（30）：4798-4799.

4. 二至丸

【出处】明·吴旻辑《扶寿精方》。

【组成】女贞子、旱莲草。

【功用】补益肝肾，滋阴止血。

【主治】

中医主治肝肾阴虚证，症见眩晕耳鸣，咽干鼻燥，腰膝酸痛，月经量多，舌红苔黄，脉弦细数。

西医腰痛、头晕、耳鸣、月经不调等病可参考此方。

【方解】本方证属于肝阴虚与肾阴虚并举，常因肾阴亏虚不能上滋肝木，致肝阴亦虚，最终形成肝肾阴虚证。肾主骨生髓，肾经主要分布于腰背部，肝主目，肝经分布于胁肋部。肝肾阴虚则常表现为目花、目干、易疲劳、肢麻、胁隐痛、腰膝酸痛、遗精、耳鸣等症。方中以女贞子为君药，味甘苦，性凉，补中有清，可滋肾养肝，益精血，乌须发。臣以墨旱莲，味甘酸，性寒，既能滋补肝肾之阴，又可凉血止血，二药配合，补益肝肾，滋阴止血。本方药少、力专、性平，补而不滞，为平补肝肾之剂，共奏补益肝肾、滋阴止血之功。

【文献摘要】

（1）《医方考》:“本方主治肝肾阴虚证，治宜滋补肝肾为法。方中女贞子甘平，少阴之精，隆冬不凋，其色青黑，益肝补肾；旱莲甘寒，汁黑入肾补精，能益下而荣上，强阴黑发。二药皆为清凉平补之品，合而用之，共奏补益肝肾之功。”

（2）《医便》方二至丸功能为补肝益肾。治肝肾不足，头目昏花，须发早白，腰背酸痛，下肢痿软等。

（3）《济阳纲目》卷六十四方之二至丸具有补虚损，暖腰脐，壮筋骨，明眼目，调养元气，滋益子息之功效。

（4）《医方集解》释云："二至丸补肾，补腰膝，壮筋骨，强阴肾，乌髭发，价廉而功大。"

【科学研究】

（1）有研究考察二至丸有效部位群（女贞子总皂苷、女贞子多糖、墨旱莲总黄酮）促进小鼠T淋巴细胞免疫活性作用的机制。由环磷酰胺所致的免疫力低下小鼠腹腔巨噬细胞的吞噬能力、脾淋巴细胞的增殖能力，以及IL-1、IL-2和IL-12的水平，均较正常小鼠明显下降，三种细胞因子的表达也受到抑制，但经该方治疗后，上述检测指标均有不同程度的提高。结论：该方对免疫失衡机体有保护作用。

（2）研究观察二至丸预防性和治疗性给药对大鼠损伤后肝细胞再生障碍的保护作用，并探讨其作用机制。结果证明二至丸预防性及治疗性给药可显著抑制损伤后肝细胞再生障碍大鼠肝细胞凋亡，并降低Caspase-3表达，使肝功能损伤得以恢复，提示二至丸对大鼠损伤后肝细胞再生障碍具有良好的预防保护作用。

（3）研究观察二至丸对围绝经期妇女成骨细胞分化过程的影响，并探讨其可能的分子机制。结果二至丸干预后，各组成骨细胞增殖能力，AKP、BMP-2和OCN的表达量及BMP-2mRNA、OCNmRNA和ER-α mRNA的表达量均较同组干预前显著上升，因此二至丸能在一定程度上促进成骨细胞增殖分化，对防治骨质疏松起到积极作用。

（4）研究探讨用左归丸合二至丸加减方治疗肝肾阴虚型绝经前后诸证的临床效果。结果发现，与西医组患者相比，中医组患者治疗的总有效率更高，其烘热汗出、烦躁易怒、头晕耳鸣、腰膝酸痛等绝经前后诸症的发生率更低，差异有统计学意义（P<0.05）。所以用左归丸合二至丸加减方治疗肝肾阴虚型绝经前后诸证的临床效果显著，能有效地降低患者绝经前后诸症的发生率。

【国医经验】本方主要用于肝肾阴虚证。西医腰痛、头晕、耳鸣、月经不调等亦可参照本方加减进行辨证治疗。刘教授在临证时每遇肿瘤术后或恶性肿瘤放化疗后，症见眩晕耳鸣，口燥咽干，腰膝酸痛，月经量多，舌红苔黄，脉弦细数者，多用此方加减，每获佳效。二至丸原名“女贞丹”，由女贞子、墨旱莲 2 味药组成。女贞子冬至日采，墨旱莲夏至日采，故名曰二至丸。方中以女贞子为君药，味甘、苦，性凉，归肝、肾经，补中有清，具有补益肝肾，清虚热之功。臣以墨旱莲，味甘酸，性寒，归肝、肾经，既能滋补肝肾之阴，又可凉血止血。二药配合，补益肝肾，滋阴止血，对于各种原因所致的肝肾阴虚证疗效显著。

【医案举隅】

初诊：杨某，女，62 岁，退休职工，2016 年 3 月初诊。

患者 3 年前因双眼睑水肿，双下肢凹陷性水肿，精神倦怠，全身乏力，纳差就诊于贵阳医学院，经检查后诊断为“急性肾小球肾炎”，经半个月治疗后水肿逐渐消退，饮食渐正常，乏力消失，此后遵医嘱服用泼尼松片，并坚持定期复查，在此期间检测尿常规，提示蛋白尿、潜血、红细胞等指标反复阳性，多次求医于各大西医院，均未得到有效控制，今为求中医治疗就诊于我院国医堂门诊。患者自诉，夜间轻微盗汗，心烦失眠，眩晕耳鸣，咽干鼻燥，腰膝酸软，大便难解。查体见双眼睑、双下肢水肿，舌红苔薄，脉细数。拟方如下：

莪术 10g	川芎 10g	刘寄奴 15g
水蛭 10g	萆薢 20g	六月雪 20g
女贞子 10g	旱莲草 10g	制大黄 10g

二诊：20 天后复诊，服药后心烦，盗汗，水肿，眩晕耳鸣，咽干鼻燥，腰膝酸软，大便困难等症状明显缓解，患者自诉失眠多梦，小便不畅，复查尿常规隐血（+）。拟方如下：

莪术 10g	川芎 10g	刘寄奴 15g
水蛭 10g	地榆 20g	王不留行 20g
薏苡仁 20g	百合 20g	制大黄 10g

三诊：20 天后复诊，诸症较前缓解，继予前方加减巩固疗效。

莪术 10g	川芎 10g	刘寄奴 15g
水蛭 10g	萆薢 20g	六月雪 20g
巴戟天 20g	续断 20g	制大黄 10g

【按语】“肾病综合征”属于中医“水肿”等范畴，首诊患者表现出以肝肾阴虚为主的症状，刘老以莪术、川芎、刘寄奴、水蛭为治疗肾病的基础方，加萆薢、六月雪控制蛋白尿，女贞子、旱莲草补益肝肾，滋阴止血，制大黄泻下攻积，取其通腑之功，以通为顺，诸药合用使症状明显缓解。二诊因患者自诉失眠多梦，小便不畅，尿常规见隐血阳性，故在前方基础上去萆薢、六月雪、女贞子、旱莲草，加地榆、王不留行泻热止血，利尿通淋，薏苡仁、百合清心安神。三诊诸症缓解明显，继续巩固疗效。

【参考文献】

[1] 姚干，王允，刘毅，等．二至丸有效部位群促进 T 淋巴细胞免疫活性的实验研究［J］．中成药，2014，36（3）：441–446.

[2] 赵海梅，周步高，王馨，等．二至丸预防和治疗性给药对大鼠损伤后肝细胞再生障碍的保护作用［J］. 中国实验方剂学杂志，2017，23（16）：128–132.

[3] 刘振涛，张怡元，林煜，等．二至丸促进围绝经期妇女成骨细胞增殖的分子机制［J］．中国骨质疏松杂志，2017，23（4）：524–529.

[4] 许蓉蓉．用左归丸合二至丸加减方治疗肝肾阴虚型绝经前后诸证的效果探析［J］．当代医药论丛，2016，14（21）：94–95.

5. 二妙散

【出处】元·朱震亨《丹溪心法》。

【组成】黄柏、苍术。

【功用】清热燥湿。

【主治】

中医湿热下注证，症见筋骨疼痛，下肢痿软无力，足膝红肿疼痛，或湿热带下，或下部湿疮，小便短赤，舌苔黄腻者。

本方有降低血尿酸的作用，可用于西医高尿酸血症，减轻高血尿酸对肾的损害。还可用于关节炎、阴囊湿疹、阴道炎等病的治疗。

【方解】本方为治疗湿热下注之基础方。湿热下注，流于下肢，使筋脉弛缓，则两足痿软无力，而成痿证。湿热痹阻筋脉，以致筋骨疼痛、足膝红肿，或为脚气；湿热下注于带脉与前阴，则为带下臭秽或下部湿疮；小便短赤，舌苔黄腻是为湿热之征。治宜清热燥湿。方中黄柏为君，取其苦以燥湿，寒以清热，其性沉降，长于清下焦湿热。臣以苍术，辛散苦燥，长于健脾燥湿。二药相伍，标本兼顾。入姜汁调服，取其辛散以助药力，增强通络止痛之功。

【文献摘要】

（1）《丹溪心法》卷四："治筋骨疼痛因湿热者。有气加气药，血虚者加补药，痛甚者加生姜汁，热辣服之。"

（2）《医略六书》卷五："湿热下注，腰膂不能转枢，故机关不利。腰中疼重不已焉。苍术燥湿升阳，阳运则枢机自利；黄柏清热燥湿，湿化则真气得行。为散，酒调，使湿热运行则经气清利，而腰府无留滞之患，枢机有转运之权，何腰中疼重不痊哉？此清热燥湿之剂，为湿热腰痛之专方。”

（3）《世医得效方》卷九：“苍术散治一切风寒湿热，令足膝痛或赤肿，脚骨间作热痛，虽一点，能令步履艰苦及腰膝臀大骨疼痛，令人痿，一切脚气，百用百效。”

【科学研究】

（1）二妙散能抑制热板法所致小鼠疼痛反应和乙酸所致小鼠扭体数，并能明显抑制二甲苯引起的小鼠耳肿胀，降低炎性组织中的 PGE2 含量，有抗炎镇痛作用。

（2）对二妙散水提取物进行提取分离，方中黄柏碱和 HB1 为免疫抑制作用的主要成分，且二妙散的醇不溶部位虽不含生物碱也有明显的免疫抑制活性。

（3）黄柏与二妙丸的水提取物对氧嗪酸钾盐诱导的高尿酸血症模型小鼠和正常小鼠表现出很强的降尿酸效果。

【国医经验】刘老在临证时每遇与湿热下注有关的病证，如筋骨疼痛、小便短赤等症状时均会使用本方。本证主要是因湿热下注于下焦所致，故本方选用寒凉苦燥之黄柏，擅清下焦湿热；取用辛苦而温的苍术，一则健脾助运以治生湿之本，一则芳化苦燥以除湿阻之标，二药相伍，清热燥湿，标本兼顾。入姜汁调服，取其辛散以助药力，增强通络止痛之功。正如《医方考》云：“苍术妙于燥湿，黄柏妙于去热。”刘老在临证时常常在本方基础上加用冬凌草、猫爪草、野菊花等药物，总方体现清热燥湿之理，疗效显著。

【医案举隅】

初诊：王某，男，70岁，教师，2016年10月初诊。

患者2016年5月因“尿频、尿痛”于贵州省肿瘤医院诊断为“前列腺癌伴骨转移”，穿刺活检病理显示：前列腺低分化腺癌；前列腺慢性炎症。因考虑到年龄及既往身体情况遂未行手术及放化疗治疗。今为求中医治疗就诊于我院国医堂门诊。患者神清，精神可，尿频，尿痛，阴囊红肿瘙痒，腰痛，大便1～2次/日，不成形，小便黄，纳差，舌红有散在瘀斑，苔黄腻，脉弦滑。诊断为“前列腺癌”，拟方如下：

鳖甲20g（先煎）	莪术10g	黄柏10g
苍术10g	冬凌草20g	猫爪草20g
仙鹤草30g	知母10g	

二诊：1个月后复诊，诸症较前缓解，大便逐渐成形，在原方基础上加用党参、白术，患者继续治疗，坚持用药，病情平稳。

【按语】“前列腺癌”属于中医“积病”范畴，刘老将其归属于湿热下注证，成因在于水湿、疮毒、瘀血聚于下焦结成肿块，郁久酿生湿热，形成湿热下注之证。治疗时应以清热燥湿，化瘀解毒为主。此外，患者长期调节内分泌治疗后亦可产生潮热、注意力不集中、骨质疏松等相关毒副作用，亦是致病因素之一，该方作为治疗湿热下注的基础方，具有清湿热、解疮毒之功。

【参考文献】

[1] 许伏新，侯士良.三妙散镇痛抗炎作用的实验研究[J].基层中药杂志，1999，15（1）：15.

［2］陈婷，李昌勤，徐强 . 二妙散免疫抑制活性成分的研究［J］. 中国实验方剂杂志，1995，1（1）：7.

［3］Kong LD，YangC，Ge F，et al.A Chinese herbal medicine Ermiao wan reduces serum uric acid level and ihibits liver xanthine dehydrogenase and xanthine oxidase in mice［J］.J Ethnopharmacol，2004，93（23）：325.

6. 二陈汤

【出处】宋·陈师文等《太平惠民和剂局方》。

【组成】陈皮、半夏、茯苓、甘草、生姜、乌梅。

【功用】燥湿化痰，理气和中。

【主治】

中医主治湿痰证，症见咳嗽痰多，色白易咯，恶心呕吐，胸膈痞闷，肢体困重，或头眩心悸，舌苔白滑或腻，脉滑者。

西医慢性支气管炎、慢性胃炎、梅尼埃病、神经性呕吐等可参考此方。

【方解】本方证多由脾失健运，湿无以化，湿聚成痰，郁积而成。湿痰为病，上犯于肺，致肺失宣降，则咳嗽痰多；痰湿停胃，胃失和降，则恶心呕吐；痰湿之邪阻于胸膈，气机不畅，则感痞闷不舒；痰湿留注肌肉，则肢体困重；湿阻清阳，则头目眩晕；痰浊凌心，则为心悸。治宜燥湿化痰，理气和中。方中半夏辛温性燥，善燥湿化痰，且又能和胃降逆，为君药。橘红为臣，既可理气行滞，又能燥湿化痰。君臣相配，寓意有二：一为等量合用，不仅相辅相成，增强燥湿化痰之力，而且体现治痰先理气，气顺则痰消之意；二为半夏、橘红皆以陈久者良，而无过燥之弊，故方名“二陈”。此为本方燥湿化痰的基本结构。佐以茯苓健脾渗湿，渗湿以助化痰之力，健脾以杜生痰之源。鉴于橘红、茯苓是针对痰因气滞和生痰之源而设，故二药为祛痰剂中理气化痰，健脾渗湿的常用组合。煎加生姜，既能制半夏之毒，又能协助半夏化痰降逆，和胃止呕。复用少许乌梅，收敛肺气，与半夏、橘红相伍，散中兼收，防其燥散伤正之虞，均为佐药。以甘草为佐使，健脾和中，调和诸药。

【文献摘要】

（1）《太平惠民和剂局方》卷四："治痰饮为患，或呕吐恶心，或头眩心悸，或中脘不快，或发为寒热，或因食生冷，脾胃不和。"

（2）《丹溪心法附余》："此方半夏豁痰燥湿，橘红消痰利气，茯苓降气渗湿，甘草补脾和中。盖补脾则不生湿，燥湿渗湿则不生痰，利气降气则痰消解，可谓体用兼赅，标本两尽之药也。令人但见半夏性燥，便以他药代之，殊失立方之旨。"

【科学研究】

（1）降血脂作用：孙蓉等用大鼠脂肪乳剂高血脂模型观察了二陈汤的降脂作用，在低剂量二陈汤组中，乌梅、生姜对LDL、TG有明显的影响。

（2）抗肿瘤作用：六君二陈解毒汤及其拆方能抑制小鼠Lewis肺癌肿瘤自发性肺转移的发生，其抗肿瘤转移机制可能与影响Lewis肺癌细胞VEGF和nm23-H1的表达有关。

（3）对脂肪肝作用：研究发现，二陈汤对脂肪肝大鼠肝细胞微粒体蛋白具有明显的升高作用，而对CYP2E1活性则具有明显的降低作用。

【国医经验】本方主要用于治疗湿痰证。西医慢性支气管炎、慢性胃炎、梅尼埃病、神经性呕吐等属湿痰者均可参照本方加减进行辨证治疗。刘老在临证时每遇与脾失健运有关的病证，如咳嗽痰多、胸膈痞闷等诸多症状时均会使用本方，诚如《成方便读》云："湿痰者，由于湿困脾阳，水饮积而成痰，其嗽则痰多而易出，治之又当燥湿崇土，如此方者是也。”故本方选用辛温性燥之半夏，善能燥湿化痰，且又和胃降逆，加之陈皮，既可理气行滞，又能燥湿化痰，两药相配寓意有二：一为等量合用，不仅相辅相成，增强燥湿化痰之力，而且体现治痰先理气，气顺则痰消之意；二为半夏、橘红皆以陈久者良，而无过燥之弊，故方名“二陈”。刘老在临证时常常将本方加用款冬花、胆南星、石菖蒲等药物，总方体现燥湿化痰、理气和中之理，疗效显著。

【医案举隅】

初诊：牛某，男，7岁，2015年10月初诊。

患儿因“湿疹5年余，加重5天”前来就诊。查看患儿，疹色淡红，双下肢尤甚，瘙痒难耐，形体偏胖，神疲困倦，纳差，大便稀，小便可，舌淡红，舌中苔腻微黄，患儿平素即有湿疹病史，反复发作，今为求中医治疗就诊于我院国医堂门诊，诊断为脾虚湿盛证，治以运脾化湿为法，拟方如下：

陈皮10g　　茯苓10g　　半夏10g
黄柏10g　　苍术10g　　薏苡仁20g
车前子10g　　甘草6g

二诊：1个月后复诊，诸症较前缓解，湿疹也较前减少，瘙痒减轻，上方去苍术，加牛膝，病情平稳。

【按语】“湿疹”属于中医“湿疮”等范畴，刘老将其归属于脾虚湿盛证，本患儿病程较长，病情顽固，反复发作，刘老认为从病因到病机，从症状到治疗均与湿毒密切相关。湿聚而稠浊者为痰，湿聚而清稀者为饮，一方面为水液代谢的产物，另一方面亦可成为致病因素，流散于胸膈肠胃、经络四肢、头身关节，从而导致多种疾病，所以治疗时以运脾除湿为原则。

辨证准确，二诊后诸症缓解，故在上方基础上加减治疗。三诊后诸症缓解。

【参考文献】

［1］孙蓉，刘持年，王平，等．乌梅、生姜对二陈汤降脂作用影响的实验研究［J］．中药药理与临床，2000，16（4）：10–11.

［2］崔德利，陈华圣，许爱华，等．六君二陈解毒汤及其拆方抑制Lewis 肺癌及对 VEGF 和 nm23–H1 表达的影响［J］．中药材，2010（11）：1771–1773.

［3］刘树军，黄静娟，车念聪．活血化痰基础方对大鼠非酒精性脂肪肝模型 CYP2E1 活性的影响［J］．中西医结合肝病杂志，2008，18（2）：109–111.

7. 八正散

【出处】宋·陈师文等《太平惠民和剂局方》。

【组成】车前子、瞿麦、萹蓄、滑石、栀子、甘草、木通、大黄。

【功用】清热泻火，利水通淋。

【主治】

中医主治湿热淋证，症见尿频尿急，溺时涩痛，淋沥不畅，尿色浑赤，甚则癃闭不通，小腹急满，口燥咽干，舌苔黄腻，脉滑数者。

西医膀胱炎、尿道炎、急性前列腺炎、泌尿系结石、肾盂肾炎以及术后或产后尿潴留等可参考此方。

【方解】本方为治疗热淋的常用方，其证因湿热下注膀胱所致。湿热下注蕴于膀胱，水道不利，故尿频尿急、溺时涩痛、淋沥不畅，甚则癃闭不通；湿热蕴蒸，故尿色浑赤；湿热郁遏，气机不畅，则少腹急满；津液不布，则口燥咽干。治宜清热利水通淋。方中以滑石、木通为君药。滑石善能滑利窍道，清热渗湿，利水通淋，《药品化义》谓之："体滑主利窍，味淡主渗热。"木通上清心火，下利湿热，使湿热之邪从小便而去。萹蓄、瞿麦、车前子为臣，三者均为清热利水通淋的常用之品。佐以山栀子仁清泄三焦，通利水道，以增强君、臣药清热利水通淋之功；大黄荡涤邪热，并能使湿热从大便而去。甘草调和诸药，兼能清热、缓急止痛，是为佐使之用。煎加灯心以增利水通淋之力。

【文献摘要】

（1）《太平惠民和剂局方》卷六：“治大人、小儿心经邪热，一切蕴毒，咽干口燥，大渴引饮，心忡面热，烦躁不宁，目赤睛疼，唇焦鼻衄，口舌生疮，咽喉肿痛。又治小便赤涩，或癃闭不通，及热淋、血淋，并宜服之。”

（2）《医略六书·杂病证治》卷七：“热结膀胱，不能化气而水积下焦，故小腹硬满，小便不通焉。大黄下郁热而膀胱之气自化，滑石清六腑而水道闭塞自通，瞿麦清热利水道，木通降火利小水，萹蓄泻膀胱积水，山栀清三焦郁火，车前子清热以通关窍，生草梢泻火以达茎中。为散，灯心汤煎，使热结顿化，则膀胱肃清而小便自利，小腹硬满自除矣。此泻热通闭之剂，为热结溺闭之专方。”

（3）《成方便读》：“此方以大黄导湿热直下大肠，不使其再下膀胱，庶几源清而流自洁耳。其既蓄于膀胱者，又不得不疏其流。以上诸药，或清心而下降，或导浊以分消，自然痛可止热可蠲，湿热之邪尽从溺道而出矣。”

【科学研究】

（1）治疗膀胱炎：潘英用八正散加减治疗膀胱炎35例，水煎药液200mL，每日2次口服，结果治愈28例，好转5例，无效2例，总有效率94%。

（2）治疗泌尿系感染：张文青等用八正散减木通后，加通草、灯心草、金银花、鱼腥草、丹参治疗湿热下注型急性下尿路感染30例，结果治疗组痊愈18例，显效7例，有效3例，无效1例，总有效率96.7%。

（3）治疗淋病：宫会爱用八正散减萹蓄，加蒲公英、白花蛇舌草治疗急性淋病 160 例，结果治愈 132 例，显效 24 例，好转 2 例，无效 2 例，总有效率 98.75%。

【国医经验】本方主要用于治疗湿热淋证。西医的膀胱炎、尿道炎、急性前列腺炎、泌尿系结石、肾盂肾炎以及术后或产后尿潴留等属湿热下注者亦可参照本方加减进行辨证治疗。刘老在临证时每遇与湿热下注有关的病证，如尿频尿急、淋漓不畅、口燥咽干等诸多病证时均会使用本方，因本证主要因湿热下注，蕴于膀胱所致，故选用滑石善能滑利窍道，清热渗湿，利水通淋；木通上清心火，下利湿热，使湿热之邪从小便而去；萹蓄、瞿麦、车前子三者清热利水通淋；山栀子仁清泄三焦，通利水道；大黄荡涤邪热，并能使湿热从大便而去；甘草调和诸药，兼能清热、缓急止痛。刘老在临证时常常将本方加用枳实、茅根、金钱草、田基黄等药物，总方体现清热泻火、利水通淋之理，疗效显著。

【医案举隅】

初诊：郭某，男，40 岁，干部，2017 年 3 月初诊。

患者于 2017 年 3 月突然出现左侧腰部疼痛，辗转不安，并向少腹部放射，伴有尿频尿急，查尿常规示：尿蛋白阴性，尿沉渣镜检每高倍视野下可见 4 ～ 5 个红细胞。今为求中医治疗就诊于我院国医堂门诊。症状主要表现如上，伴见少腹拘急，尿中带血，舌红，苔薄黄，脉弦数。诊断为湿热蕴结下焦，膀胱气化失司，治以清热利湿，排石通淋为法，拟方如下：

金钱草 20g　　海金沙 20g　　鸡内金 20g
山栀子 10g　　车前子 20g　　石韦 10g
灯心草 10g　　瞿麦 10g

二诊：1 个月后复诊，疼痛较前减轻，诸症较前缓解，继以清热利湿为法，病情平稳，未再复发。

【按语】“肾结石”属于中医“淋证”等范畴，刘老将其归属于湿热下注证，该病证急性期多属于热证、实证，在治疗时应侧重祛邪，用清热祛湿的苦寒药为主，在病情将愈或病程较长症见形寒肢冷、倦怠乏力等脾肾阳虚之证时，则在祛邪之后给予健脾益肾、温中祛寒等药，以达到扶正的目的。该方属于清热祛湿的祛邪方剂，但药性比较平和，若运用得当，辨证准确，患者症状均会有不同程度减轻，甚至痊愈。

【参考文献】

[1] 潘英. 八正散加减治疗膀胱炎 35 例观察 [J]. 实用中医内科杂志，2006，20（1）：85.

[2] 张文青，左琪. 加味八正散治疗湿热下注型急性下尿路感染的临床观察 [J]. 中国医药导报，2006，3（23）：142–143.

[3] 宫会爱. 八正散加减治疗急性淋病 160 例 [J]. 中国民间疗法，2004，12（8）：44–45.

8. 九味羌活汤

【出处】金·张元素《此事难知》。

【组成】羌活、防风、细辛、苍术、白芷、川芎、黄芩、生地、甘草。

【功用】辛温解表，发汗祛湿，兼清里热。

【主治】

中医主治外感风寒湿邪，内有蕴热证，症见恶寒发热，无汗，头痛项强，肢体酸楚疼痛，口苦微渴，舌苔白或微黄，脉浮者。

西医感冒、急性肌炎、风湿性关节炎、偏头痛、腰肌劳损等病可参考此方。

【方解】本方证属于外感风寒湿邪，内有蕴热所致。风寒湿邪束于肌表，皮毛闭塞，阳气不得外达，故而恶寒发热，无汗，头痛项强，肢体酸楚疼痛；口苦微渴是内有蕴热；舌苔白或微黄，脉浮乃风寒湿蕴之候。《删补名医方论》曰：“四时发散之通剂。”深得制方之意。方中羌活辛苦温，入太阳经，散表寒，祛风寒，利关节，止痹痛，为君药；防风辛甘性温，为风药中之润剂，长于祛风除湿，散寒止痛；苍术辛苦温燥，功可发汗祛湿，两药相合，协助羌活散寒除湿止痛，为臣药；细辛、白芷、川芎散寒祛风，宣痹以止头身痛；生地黄、黄芩清泻里热，并防诸辛温燥烈之品伤津，均为佐药。甘草调和诸药为使。诸药配伍，既能统治风寒湿邪，又能兼顾协调表里，发汗祛湿，兼清里热。

【文献摘要】

（1）《此事难知》曰："视其经络前后左右之不同，以其多少大小轻重之一，增损用之。"

（2）《医方考》云："邪在太阳者治以羌活，邪在阳明者治以白芷，邪在少阳者治以黄芩，邪在太阴者治以苍术，邪在少阴者治以细辛，邪在厥阴者治以川芎，而防风者又诸药之卒徒也。"

（3）《医方集解》云："羌活入足太阳，为拨乱反正之主药；苍术入足太阴，辟恶而去湿，白芷入足阳明，治头痛在额；芎䓖入足厥阴，治头痛在脑；细辛入足少阴，治本经头痛，皆驱风散寒，行气活血。而又加黄芩入手太阴，以泄气中之热；生地入手少阴，以泄血中之热；防风为风药卒徒，随所引而无不至，治一身尽痛为使；甘草甘平，用以协和诸药也。"

（4）《时方歌括》云："羌活散太阳之寒，为拨乱反正之药，能除头痛项强及一身尽痛，无汗者，以此为主。防风驱太阳之风，能除头痛项强，恶风自汗者，以此为主。又恐风寒不解，传入他经，以白芷断阳明之路，黄芩断少阳之路，苍术断太阴之路（汗者易白术），川芎断厥阴之路，细辛断少阴之路。又以甘草协和诸药，使和衷共济也。"

（5）《退思集类方歌注》："诸药气味辛温，恐其僭亢，故用黄芩苦寒以监制之，甘草以调和之。生地、川芎引诸药入血祛邪，即借以调营。徐灵胎嫌生地寒滞，易以当归。甚是，宜遵之。"

【科学研究】

（1）该方的临床应用不局限于外感风寒湿邪所致疾病，已扩展于多科杂病上。

（2）九味羌活汤联合针刺治疗带状疱疹后遗神经痛疗效确切，无明显不良反应，值得临床推广应用。

（3）九味羌活汤对于证属外感风寒湿邪，兼有里热的患者常可获得良好的治疗效果。除大量用于四时感冒、风寒湿痹外，还用于治疗带状疱疹后遗神经痛、荨麻疹、周围性面瘫等病。

（4）动物实验表明：九味羌活汤具有解热、镇痛、抗炎、镇静、抑菌等作用，值得在临床推广使用。

【国医经验】本方主要用于外感风寒湿邪，内有蕴热证。西医感冒、急性肌炎、风湿性关节炎、偏头痛、腰肌劳损等病可参考此方。刘老在临证时每遇与风邪外感有关的病证，如皮肤瘙痒、湿疮、肿毒等诸多外疡科疾病时均会使用本方，防风为诸药之徒，为祛风要药，外感头痛者若邪在太阳加羌活，邪在阳明加白芷，邪在少阳加黄芩，邪在太阴加苍术，邪在少阴加细辛，邪在厥阴加川芎。这正如《此事难知》所说："视其经络前后左右之不同，以其多少大小轻重之一，增损用之。"刘老在临证时常常将本方加用四妙勇安汤：山银花、当归、玄参；膜病要药：地肤子、白鲜皮、刺蒺藜等，总方体现"肤膜同位""肤药治膜"的诊疗理念，疗效显著。

【医案举隅】

初诊：万某，女，72 岁，退休，2016 年 11 月初诊。

患者 1 年余前无明显诱因头部出现散在黄豆至硬币大小红斑、丘疹，瘙痒剧烈，搔抓明显，起初未予重视。后逐渐加重，皮损泛发至颈部，遂就诊于当地门诊，诊断不详，给予"外用药膏"外涂治疗，经治疗症状无明显好转，红斑丘疹逐渐加重，遍及全身，伴瘙痒，近 1 周来瘙痒加重，严重影响生活及睡眠，今为求中医治疗就诊于我院国医堂门诊。症状表现为皮损区瘙痒剧烈，全身可见多处抓痕，舌红，苔黄腻，脉滑数。精神、饮食、睡眠差，二便调。诊断为湿疮之湿热蕴肤证，治以清利湿热、祛风止痒为法，拟方如下：

山银花 20g　当归 10g　川芎 10g
牡丹皮 10g　苦参 9g　羌活 10g
防风 10g　蒺藜 20g

二诊：20 天后复诊，诸症较前缓解，继以清利湿热为法，增强祛风之功，拟方如下：

石决明 20g（先煎）　山银花 20g　当归 15g
玄参 20g　地肤子 20g　白鲜皮 20g
蒺藜 20g　炒苍耳子 10g

三诊：1 周后复诊，瘙痒明显缓解，继予凉血解毒之品，以防久病耗伤阴液。

珍珠母 20g（先煎）　山银花 18g　当归 10g
玄参 20g　白花蛇舌草 20g　半枝莲 20g
青蒿 10g　蒺藜 10g

【按语】中医认为湿疮多因外感风、湿、热邪，或脾失健运，湿热内生，内外合邪，两相搏结，浸淫肌肤所致。亦与情志有关。患者每因劳累受风及情志不畅时发病，风湿邪气趁虚内侵，与气血搏结于肌肤，久而化热。故据其病机采用散风祛湿，清泻内热之法，予九味羌活汤加减治疗。首诊以九味羌活汤散其在表之湿，化其在内之瘀，二诊后外邪得去，故在上方基础上加减治疗，以膜病治之。三诊后诸症缓解，加以清热解毒之品。此方九味，并不全数照搬照用，临床可以有所变通，临证时需方随证转，药随病变，灵活处理。

【参考文献】

［1］张保国，刘庆芳.九味羌活汤药效学研究及临床加味运用［J］.中成药，2007，29（10）：1498-1500.

［2］樊菁菁，祁希希，周意.九味羌活汤联合针刺治疗带状疱疹后遗神经痛疗效观察［J］.亚太传统医药.2016，12（10）：140-141.

［3］王婕.九味羌活汤加减医案举隅［J］.现代中医药，2014（5）：61-62.

［4］张淼.九味羌活汤的临床应用研究［J］.世界最新医学信息文摘：电子版，2013（27）：170.

9. 四物汤

【出处】宋·陈师文等《太平惠民和剂局方》。

【组成】白芍药、川当归、熟地黄、川芎。

【功用】调益荣卫，滋养气血。

【主治】

中医主治气血亏虚，冲任虚损证，症见月水不调，崩中漏下，血瘕块硬，发歇疼痛，妊娠宿冷，将理失宜，胎动不安，血下不止，及产后乘虚，风寒内搏，恶露不下，结生瘕聚，少腹坚痛，时作寒热，舌淡，苔薄，脉细者。

西医免疫力低下疾病、血液系统疾病、妇科疾病、皮肤科疾病等可参考此方。

【方解】本方是治疗营血亏虚，血行不畅的常用方剂。方中当归为血病要药，补血养肝，和血调经为君；熟地黄滋阴补血为臣；白芍为缓急止痛的要药，养血柔肝和营为佐；川芎上行头目能散风通窍，下行血海能活血祛瘀，活血行气，畅通气血为使。此四药皆为补血入肝之药，四味合用，动静相宜，补中寓行，补而不滞，滋而不腻，养血活血，可使营血调和。临床尤宜于血虚血瘀之证。被后世医家称为“妇科第一方”“血证立法”“调理一切血证是其所长”及“妇女之圣药”等。

【文献摘要】

（1）《本草纲目》谓四物汤：“填骨髓、长肌肉，生精血，补五脏内伤不足，通血脉，利耳目，黑须发。”

（2）《成方便读》中有云：“四物汤，物，类也，四者相类而仍各具一性，各建一功，并行不悖，芎归入少阳主升，芍地入阴主降，芎䓖郁者达之，当归虚者补之，芍药实者泻之，地黄急者缓之。”

【科学研究】

（1）选取9例青春期女子痛经患者作为研究对象，按随机数字表法均分为两组。对照组给予常规西医方法治疗，观察组给予四物汤加减治疗，对比两组临床疗效。结果显示观察组临床总有效率为95.83%，对照组临床总有效率为60.42%，两组差异具有统计学意义（$P < 0.05$）。

（2）选取青春期女子痛经患者80例，时间为2015年1月至2016年1月，分为2组，对照组予西药进行治疗，实验组以四物汤加减治疗，对比2组治疗结果的差异。结果实验组青春期女子痛经患者治疗的总有效率（90.00%）明显优于对照组患者($P < 0.05$)。

（3）选取2015年11月至2016年11月我院收治的月经不调患者42例，并用四物汤（白芍12g，熟地黄15g，川芎6g，当归10g）加减进行治疗，所有患者连续治疗3个疗程后观察临床效果。结果经3个疗程的治疗，42例月经不调患者中，治愈28例，显效8例，好转3例，无效3例，总有效率为92.85%，全部患者在治疗过程中无不良反应，不良反应发生率为0。结论：四物汤加减治疗月经不调临床效果显著，值得推广应用。

【国医经验】

刘老常将本方用于妇女月经不调、痛经、不孕症，以及恶性肿瘤气血两虚证的治疗，效果显著。在妇女月经病的治疗方面，刘老认为女子以肝为先，肝藏血，而冲为血海，任主胞胎，冲任虚损，肝血不足，则月经量少、周期紊乱，甚至闭经；血虚则血脉无以充盈，血行不畅易致血瘀，久之而形成瘕块硬结。故治疗上以补血活血为主。方用当归，甘辛温，归肝、心、脾经，为补血良药，兼具活血作用，且为养血调经要药。川芎活血行气。肾主骨生髓，肾中精气源于先天以及后天水谷精微化生，故熟地黄补血，补肾。白芍养血补血，柔肝止痛，针对恶性肿瘤患者癌痛可适当运用白芍止痛。四药配伍，共奏补血活血之功。另外，由于肿瘤发病的基本病机为机体正气不足，加之邪气侵凌，正邪相搏结，久之气滞血瘀则产生癌块，故治疗时当养血活血行气。刘老将四物汤用于恶性肿瘤晚期或是术后气血两虚的患者，效果显著。

【医案举隅】

初诊：袁某，女，14 岁，学生，2014 年 4 月初诊。

患者 3 个月前无明显诱因出现神疲乏力，眩晕，眼睑下垂，胸闷，休息及中药内服后无明显缓解，上症日益加重。就诊于贵州省人民医院，经相关检查诊断为“重症肌无力”，并予以药物控制后稍好转，但未治愈。今为求中医治疗就诊于我院国医堂门诊。症状表现为神疲乏力，眩晕，眼睑下垂，胸闷，腰膝酸胀不适，月经量少，夹血块，舌淡红，苔薄白，脉沉细。诊断为“虚劳”，治以益气养阴，补血调经为法，拟方如下：

炙黄芪 30g	当归 6g	川芎 6g
熟地黄 20g	白芍 10g	羌活 6g
独活 6g	酒黄精 10g	桑椹 10g

二诊：15天后复诊，仍有眼睑下垂，腰膝酸软，继以益气养阴为主，增强升举之功，拟方如下：

黄芪 50g　　当归 10g　　川芎 10g
羌活 10g　　独活 10g　　白术 15g
白芍 20g　　酒升麻 10g　　千年健 10g

三诊：1个月后复诊，诸症较前缓解，稍感疲乏，加用益气养阴之品。

黄芪 50g　　当归 10g　　川芎 10g
威灵仙 20g　　玉竹 20g　　石斛 20g
酒黄精 20g　　桑椹 20g　　防风 10g
蜈蚣 4条

四诊：3个月后复诊，药后诸症消失，病情稳定，继续中药调理。

黄芪 50g　　白术 10g　　麸炒苍术 10g
白芍 20g　　法半夏 10g　　天麻 20g
羌活 10g　　独活 10g　　益智仁 10g

【按语】重症肌无力临床主要表现为部分或全身骨骼肌无力和易疲劳，活动后症状加重，经休息后减轻。刘老将其归属为虚劳、痿证一类。病因有脾胃亏虚、精微不输、肝肾亏虚、髓枯筋萎、湿邪浸淫、气血不运等，眼肌型重症肌无力主要为脾气亏虚，痰湿瘀血阻络，精不上承所致。该患者辨证准确，以黄芪为君，取其益气升举之义，配伍四物汤以养血柔肝，活血通经。二诊后仍有眼睑下垂，重用黄芪，加以升麻、白术，增强补中益气，升阳举陷之效。三诊时诸症缓解，故在上方基础上加减，以益气养阴为主，加用蜈蚣以通络解毒。四诊后诸症缓解，前方配以调理脾胃药物，使生化有源。

【参考文献】

[1] 尤爱娟，徐妃. 四物汤加减治疗青春期痛经48例临床观察[J]. 中国民族民间医药(下半月)，2017(6).

[2] 冉林红. 四物汤加减治疗青春期女子痛经的临床疗效分析[J]. 临床医药文献电子杂志，2017(4)：741.

[3] 李丽. 四物汤加减治疗月经不调42例[J]. 航空军医，2017(5)：210.

[4] 李泓涛，李胜涛. 四物汤药理作用及其应用研究[J]. 光明中医，2016，31(6)：897–898.

[5] 何瑶，王丽娟，刘婷婷，等. 基于代谢组学技术分析四物汤治疗原发性痛经证的作用机制[J]. 中国实验方剂学杂志，2017(12)：82–89.

10. 十枣汤

【出处】东汉·张仲景《伤寒论》。

【组成】芫花（熬）、甘遂、大戟。

【功用】攻逐水饮。

【主治】

中医主治悬饮、支饮、水肿，症见饮停于胸胁，咳唾胸胁引痛，心下痞硬，干呕短气，头痛目眩，或胸背掣痛不得息；水肿腹胀，二便不利，舌红苔黄，脉滑数，属于实证者。

西医肝硬化腹水，渗出性胸膜炎等见有上述症状者，可参考此方。

【方解】

本方用于太阳中风，证属痰饮停滞，水湿泛溢者。方中甘遂善行经隧水湿，大戟善泄脏腑水湿，芫花善消胸胁伏饮，三药合用，逐水之力甚强，可治全身上下水结病证。属于相须配伍，增强攻逐全身上下内外之水饮，然三药皆有毒性，故又用大枣益气护胃，缓和诸药之毒，减少药后反应。正如《伤寒论·辨太阳病脉证并治》："太阳中风，下利呕逆，表解者，乃可攻之。其人絷絷汗出，发作有时，头痛，心下痞硬满，引胁下痛，干呕短气，汗出不恶寒者，此表解里未和也，十枣汤主之。"本方不仅药物配伍有重要意义，方后指出用药剂量应因人体质强弱而异，在服药时间上宜"平旦服"，因此时为肺经气血流注时间，且空腹药力容易吸收，更有利于药力的发挥。充分体现了中医药天人合一的整体观念。

【文献摘要】

（1）《伤寒论》记述："右三味，等分，分别捣为散，以水一升半，先煮大枣肥者十枚，取八合，去滓，内药末，强人服一钱匕，羸人服半钱匕，温服之，平旦服若下后，病不除者，明日更服，加半钱，得快下利后，糜粥自养。"

（2）《本草纲目》："十枣汤驱逐里邪，使水气自大小便而泄，乃《内经》所谓洁净府，去菀陈莝法也……芫花、大戟、甘遂之性，逐水泄湿，能直达水饮窠囊隐僻之处，但可徐徐用之，取效甚捷，不可过剂，泄人真元也。"

（3）《神农本草经》："甘遂主大腹疝瘕，腹满，面目浮肿，留饮宿食，破癥坚积聚，利水谷道。"

（4）《药性论》："甘遂能泻十二种水疾，治心腹坚满，下水，去痰水，主皮肤浮肿。"

（5）《名医别录》："甘遂下五水，散膀胱留热，皮中痞，热气肿满。"

【科学研究】

（1）探索与实践方证的理论与临床。临床应用十枣汤要思考方药作用及病位，解读方药配伍以及方证辨病。运用十枣汤不能仅局限于某一病变部位或症状表现，只要审明病变证机是瘀结，用之即能取得良好治疗效果。

（2）十枣汤联合当归补血汤治疗肝硬化顽固性腹水效果显著，安全可靠。

（3）难治性腹水予十枣汤空腹送服后，腹水消退明显。将十枣汤调制成膏剂，敷贴特定部位（穴位），可减轻呕吐等副作用，且疗效长缓。

（4）甘遂有明显的泻下、抗生育和免疫抑制等作用，临床上多用于肝硬化腹水、胸腔积液、水肿、咳喘、肿瘤等病症。

（5）生、醋甘遂均具显著的泻水逐饮功效，对癌性腹水模型大鼠有良好的症状改善作用。

【国医经验】

本方证多由水饮壅盛于里，停于胸胁，或水饮泛溢肢体所致。治疗以攻逐水饮为主。临床应用以咳唾胸胁引痛，心下痞硬或水肿腹胀，二便不利，脉沉弦为辨证要点。刘老临证时对于大量胸腹水，正气不弱者，以甘遂单药冲服攻逐水饮，甘遂作用峻猛，只可暂用，不宜久服，运用应遵循“衰其大半而止”的原则，从小量开始，以免量大下多伤正，若服后下少，次日加量，在服药得快利后，食糜粥护养胃气。痰饮水湿之邪乃阴寒之物，得温阳之气则易解，得寒凉之气则易结。临证根据舌脉特点适当配伍辛温利尿之品可取得不错的疗效。刘老治疗肿瘤时常用含鳖甲、莪术的药物配伍组方，此二者为消积聚癥瘕之要药。再加冬凌草、猫爪草，四药合用，君臣分明，相使有规，具消、清、补三法。

【医案举隅】

初诊：邹某，女，59岁，退休，2016年12月初诊。

患者5个月前无明显诱因出现上腹部胀满不适，无腹痛，无发热、寒战，无里急后重，无意识障碍等症，就诊于我院，完善相关检查后诊断为“肝占位并腹腔积液”，未行手术及放化疗，出院后自行服用中药治疗。现患者再次出现腹胀，乏力等症，今为求中医治疗就诊于我院国医堂门诊。症状表现为上腹部胀闷不适，胸胁作痛，干呕短气，头痛目眩，纳眠差，二便少。舌紫暗，苔白腻，脉沉细。诊断为“鼓胀”，治以温阳利水，化瘀消癥为法，拟方如下：

醋鳖甲 20g（先煎）　莪术 10g　刘寄奴 20g

川芎 10g　草豆蔻 10g　白附片 10g（先煎）

冬凌草 20g　猫爪草 20g　醋甘遂 5g（另包）

二诊：1 个月后复诊，胁痛较前缓解，仍有腹胀，继以利水消肿为法，增强清热之功，拟方如下：

醋鳖甲 20g（先煎）　醋莪术 10g　金钱草 20g

田基黄 20g　川芎 10g　山银花 20g

冬凌草 20g　猫爪草 20g　醋甘遂 5g（另包）

三诊：3 个月后复诊，药后诸症缓解。

【按语】肝癌病因有虚、痰、瘀、毒、郁，“久病不愈，非痰则瘀”。此次就诊时水饮泛溢肢体，内聚脘腹，三焦水道受阻，故一身悉肿，腹胀喘满，二便不利；水停胸胁，气机阻滞，故胸胁作痛；水饮上迫于肺，肺气不利，故咳唾引胸胁疼痛，甚或胸背掣痛不得息；饮为阴邪，随气流动，停留心下，气结于中，气机失调，故腹胀，干呕短气；饮邪上扰清阳，故头痛目眩；饮邪结聚，胸胁疼痛，故脉沉细。综观症、舌、脉，本病当辨为鼓胀之气滞血瘀，饮停胸胁证，病位在肝，涉及脾胃，病性为虚实夹杂。甘遂善行经隧水湿，附片温阳逐寒利水，且能破癥瘕积聚。川芎活血定痛，草豆蔻利湿和胃。全方药简力专，疗效显著。

【参考文献】

[1] 王付 . 十枣汤方证思考与探索 [J]. 中华中医药杂志,2016（10）: 4084–4086.

[2] 陈健 . 十枣汤联合当归补血汤治疗肝硬化顽固性腹水的疗效观察

[J]. 深圳中西医结合杂志，2015，25（17）：52–54.

[3] 刘冲，严光俊. 严光俊教授应用十枣汤治疗肝硬化难治性腹水的临床经验 [J]. 实用中西医结合临床，2016，16（12）：50–51.

[4] 赵祥. 甘遂的中药学及临床应用文献研究概述 [J]. 中医临床研究，2016（3）：136–137.

[5] 张桥，曹亮亮，楼坚伟，等. 甘遂醋制前后对癌性腹水模型大鼠泻水逐饮功效比较 [J]. 中草药，2016，47（14）：2492–2496.

11. 千金苇茎汤

【出处】东汉·张仲景《金匮要略·肺痿肺痈咳嗽上气篇·附方》。

【组成】苇茎、薏苡仁、桃仁、瓜瓣。

【功用】清肺化痰，逐瘀排脓。

【主治】

中医主治肺痈，症见咳吐腥臭黄痰脓血，胸中肌肤甲错，隐隐作痛，咳时尤甚，口干咽燥，舌红苔黄，脉滑数者。

西医肺脓肿、肺炎、急慢性支气管炎、支气管扩张合并感染、百日咳等属于肺热者可参考此方。

【方解】

本方证属于风热痰毒壅滞于肺，进而热壅血瘀，蕴毒成痈所致，即《内经》说："热盛则肉腐，肉腐则成脓。"邪热犯肺，伤及血脉，致热壅血瘀，肺为娇脏，外邪侵袭，首先干肺，肺热叶焦，津凝成痰，肺气失于宣肃，痰气搏结，故咳嗽、咯痰；舌红苔黄脉数乃肺热痰蕴之候。本方为治肺痈名方。方中苇茎甘寒轻浮，清肺泻热为君；瓜瓣化痰排脓为臣；桃仁活血行滞，散瘀消痈，又能滑肠通下，引痰热从大便而出，薏苡仁清肺破毒肿，共为佐使。四药合用，共成清肺化痰，逐瘀排脓之功。肺痈未成或已成者均可使用。

【文献摘要】

(1)《金匮要略·肺痿肺痈咳嗽上气篇》中指出："咳而胸

满，振寒脉数，咽干不渴，时出浊唾腥臭，久久吐脓如米粥者，为肺痈。”

（2）《成方便读》：“是以肺痈之证，皆由痰血火邪互结胸中，久而成脓所致。桃仁、甜瓜子皆润降之品，一则行其瘀，一则化其浊。苇茎退热而清上；薏苡仁除湿而下行。方虽平淡，其通瘀化痰之力，实无所遗。所以病在上焦，不欲以重浊之药重伤其下也。”

（3）《类证治裁·肺痿肺痈》说：“肺痈由热蒸肺窍，至咳吐臭痰，胸胁刺痛，呼吸不利，治在利气疏痰，降火排脓，当以千金苇茎汤主之。”

（4）《备急千金要方·卷十七》明确指出：“服此方后有所见吐脓血。”

（5）《本经逢原》谈到苇茎曰：“其茎中空，专于利窍，善治肺痈，吐脓血臭痰。”

【科学研究】

（1）千金苇茎汤能显著提高重症肺炎治疗的有效率，在治疗中有积极作用。

（2）千金苇茎汤治疗肺脓肿疗效显著。

（3）千金苇茎汤水提部位可以有效促进细胞凋亡，抑制肿瘤细胞转移。

（4）千金苇茎汤可治疗恶性肿瘤放射治疗所致的放射性肺炎，值得临床推广使用。

【国医经验】

千金苇茎汤是以清热化痰药为主体的方剂，为治疗肺痈的代表方剂。临证之时以辨证有热、痰、瘀为主要应用指征。西医肺脓肿、肺炎、急慢性支气管炎、支气管扩张合并感染、百日咳等属于肺热者可参考此方。千金苇茎汤有清肺、化痰、逐痈排脓之功。诸药皆为润降之品，一则行其瘀，一则化其浊。苇茎通而清上；薏苡仁为清补淡渗之品，除湿而下行，更兼具扶正抗癌之功；冬瓜仁性味甘寒，清热化痰，尤长于利湿排脓；桃仁辛苦平性，活血祛痰，兼有止咳平喘之作用。刘老在临证时常常将本方加用宣肺化痰之桔梗，消肿生肌之白及，泻肺平喘之葶苈子等入肺经之品。另外，薏苡仁配伍桔梗可开宣肺气，开上窍，通下窍，气机通畅，就能使水液通利、二便通顺，达到升清降浊的作用。总方体现清热化痰，逐瘀排脓之理，疗效显著。

【医案举隅】

初诊：杨某，男，45岁，职员，2015年7月初诊。

患者6个月前确诊肺癌多发淋巴结转移，遂行手术及多次放化疗，同时予靶向药物配合中药内服控制，病情稳定。1周前因受凉后出现咳嗽，咳少量黄色黏痰，时有痰中带血，痰多血少，伴寒战高热、胸闷、胸痛，行胸部CT示：双肺感染，自服消炎药未见缓解，今为求中医治疗就诊于我院国医堂门诊。症状表现为咳嗽，咳黄热脓痰，量多不易咳，间断发热，胸闷喘息，动则尤甚，纳眠欠佳，二便调。诊断为“肺痈”，治以清肺化痰，止咳平喘，拟方如下：

醋鳖甲20g（先煎）	莪术10g	炒葶苈子20g（布包）
冬瓜仁20g	桔梗20g	白及20g
败酱草20g	山银花20g	甘草3g

二诊：20天后复诊，咳痰较前缓解，未见发热，感乏力气累，继以清肺排痰为法，增强养阴清热之功，拟方如下：

北沙参 20g	天冬 20g	白及 20g
冬瓜仁 20g	冬凌草 20g	败酱草 20g
桔梗 20g	山银花 20g	薏苡仁 30g

三诊：1个月后复诊，药后诸症消失。

【按语】患者有肺癌手术放化疗的基础，复感外邪，为正虚邪实之证。同时，该患者存在放射性肺损伤基础，热毒内侵，灼伤肺络，伤津耗气，痰瘀互结，正气不足，邪毒外袭，发为本病。肺痈以咳嗽、胸痛、发热、咳吐大量腥臭脓血痰为特点，是肺叶生疮，形成脓疡，病机为热壅血瘀、蕴毒化脓而成痈，初治时因风热客肺蕴毒成痈，肺叶生疮，肉败血腐，以清肺消痈解毒为主。二诊时身热渐退，咳嗽减轻，咯吐脓血渐少，气阴两伤，以益气养阴清肺为法。临证时应秉承"遵其义而不守其方，宗其法而不泥于药"的原则，随证加减，方可取得满意的疗效。

【参考文献】

[1] 杨桦，陈霁虹．合用千金苇茎汤治疗重症肺炎疗效观察[J]．浙江中医药大学学报，2011，35(1)：38-39，48.

[2] 李敬华．千金苇茎汤治疗肺脓肿临床研究[J]．中医学报，2013，28(8)：1116-1117.

[3] 蒋凤荣，蒋日磊，张旭．千金苇茎汤调控人肺小细胞癌 H446 中 caspase-3、cox-2 抗凋亡的研究[J]．南京中医药大学学报，2010，26(4)：278-279.

[4] 丁雪委，史华，程斌．千金苇茎汤内服治疗放射性肺炎临床疗效观察[J]．中华中医药学刊，2015(6)：1307-1309.

12. 大补阴丸

【出处】元·朱震亨《丹溪心法》。

【组成】黄柏、知母、熟地黄、龟甲、猪脊髓、蜜。

【功用】滋阴降火，益精填髓。

【主治】

中医主治阴虚火旺证，症见骨蒸潮热，盗汗遗精，咳嗽咯血，烦热易饥，足膝疼热，舌红少苔，脉细数者。

西医肺结核、肾病综合征、尿路感染、急慢性再生障碍性贫血、顽固性失眠等病可参考此方。

【方解】

本方证属阴虚火旺，肾水不足，相火独旺所致。水亏火炎，火热伤阴，若只滋阴不降火，则旋补旋耗，若只降火不滋阴，则火平复起，故当滋阴降火并用，水充则火自灭，水降则阴得存。方中重用熟地黄滋阴益精，龟甲育阴潜阳为君药，二者共起大补元阴，壮水之主以制阳光之效；黄柏苦寒以泻相火兼坚阴，知母滋润肺肾，清泻火热为臣药，二者泻相火以保元阴；佐以猪脊髓血肉有情之品，填精补髓，助君药以滋肾水；蜜为使药，一则以调和诸药，二则补虚润燥，诸药相合共奏滋阴降火，益精填髓之效。

【文献摘要】

（1）《丹溪心法》:“是方能骤补真阴，承制相火，较之六味功效尤捷，盖因此时以六味补水，水不能遽生，以生脉保金，金不免独燥，惟急以黄蘗之苦以坚肾，则能制龙家之火，继以知母之清以凉肺，则能全破伤之金，若不顾其本，即使病去犹恐复来，故又以熟地、龟板大补其阴，是谓培其本清其源矣，虽有是证，若食少便溏，则为胃虚，不可轻用。”

（2）《成方切用》：“治水亏火炎，耳鸣耳聋，咳逆虚热（耳为肾窍，耳鸣耳聋，皆属肾虚。不制火，则为咳逆虚热），肾脉洪大，不能受峻补者。黄柏（盐酒炒）、知母（盐水炒四两）、熟地黄（酒蒸）、败龟板（酥炙六两）、猪脊髓和蜜丸。盐汤下。四者皆滋阴补肾之药，补水所以降火，所谓壮水之主，以制阳光也。加脊髓者，取其能通肾。”

（3）《血证论》：“苦寒之品，能大伐生气，亦能大培生气，盖阴虚火旺者，非此不足以泻火滋阴，夫人之生气，根于肾中，此气全赖水阴含之，若水阴不足，则阳气亢烈，烦逆痿热，方用知柏折其亢，龟板潜其阳，熟地滋其阴，阴足阳秘，而生气不泄矣。”

【科学研究】

（1）研究发现大补阴丸可通过下调下丘脑 Kiss-1/GPR54 mRNA 的表达，以抑制下丘脑 GnRH 的合成和释放，抑制下丘脑 - 垂体 - 性腺轴的启动，达到治疗真性性早熟的目的。

（2）临床研究发现大补阴丸对于改善心烦不寐，或时寐时醒，手足心热，头晕耳鸣，心悸，健忘，颧红潮热等症具有良好的作用。

（3）大补阴丸对于改善更年期综合征具有良好作用。

【国医经验】

本方主要用于阴虚火旺证。西医肺结核、肾病综合征、尿路感染、急慢性再生障碍性贫血、顽固性失眠等亦可参照本方加减进行辨证治疗。刘教授在临证时每遇与阴虚火旺、肝肾阴亏及肿瘤放化疗后遗症等有关的病证，如骨蒸潮热，盗汗遗精，咳嗽咯血，心烦易怒，足膝疼热等均会使用本方加减进行治疗，刘教授认为肾为先天之本，藏精，精血是生命活动的物质基础，不断消耗，易损难复，故阴常不足。刘教授常说："阳邪之至，害必伤阴，五脏之伤，穷必归肾。"病邪对人体造成伤害时，必定会伤及阴液，五脏受伤，最后肾脏必定受损，"伤阴""伤肾"必将发生，大补阴丸能够滋阴与降火并用，大补真阴以治本，佐以降火以治表，特别是肿瘤后期或放化疗后真阴耗伤者，此方用之得心应手，体现了中医异病同治的治疗方法。

【医案举隅】

初诊：宋某，男，65岁，工人退休，2013年8月初诊。

患者自述每晚起夜3～4次，曾服六味地黄丸无明显疗效。症状表现为多汗，腰酸，舌质红，苔薄白，脉沉。诊断为肾阴不足之证，治以滋阴育水为法，拟方如下：

生地黄 20g　　熟地黄 20g　　龟甲 20g（先煎）

黄柏 10g　　知母 10g　　山茱萸 20g

覆盆子 20g　　王不留行 20g　　升麻 10g

二诊：15天后复诊，夜尿次数明显减少，患者自诉睡眠较差，拟方如下：

生地黄 20g　　熟地黄 20g　　龟甲 20g（先煎）

黄柏 10g　　知母 10g　　生酸枣仁 20g

熟酸枣仁 20g　　覆盆子 20g　　王不留行 20g

升麻 10g

【按语】首诊患者症状表现夜尿多，多汗，腰酸，舌质红，苔薄白，脉沉。刘老用大补阴丸化裁。本案辨证关键在于辨清是肾阴亏虚还是肾阳不足，腰为肾之府，肾主开阖，肾阴不足则开多阖少而尿多，又据朱丹溪“阳有余阴不足”之理论，当以养阴为主，助阳为辅。故方中以大补阴丸固护肾阴，生地黄、熟地黄、山茱萸取六味地黄去“三泻”补肾之意；黄柏、知母滋阴润燥；覆盆子性温，补肝肾，缩小便以助阳；王不留行性平，活血通经利小便；升麻升举阳气。全方阴中有阳，正如张景岳所说：“善补阴者，必于阳中求阴，则阴得阳升而泉源不竭。”在补阴的同时，酌情加入扶阳的药物，使阴液得到阳气的温煦和推动，方可泉源不竭。二诊患者夜尿次数明显减少，睡眠较差，故去山茱萸，加生酸枣仁、熟酸枣仁养心安神助睡眠。

【参考文献】

[1] 程敏，叶小弟，缪云萍，等. 大补阴丸治疗雌性大鼠真性性早熟的实验研究［J］. 中国中药杂志，2013，38（3）：386-390.

[2] 俞有宝. 大补阴丸治疗阴虚火旺型失眠症 60 例疗效观察［J］云南中医中药杂志，2010，31（11）：39-40.

[3] 方慧晓，沈鹏. 大补阴丸配合情志调理治疗更年期综合征 34 例［J］. 浙江中医杂志，2011，46（8）：588.

[4] 孙波. 刘尚义教授应用大补阴丸临证经验［J］. 贵阳中医学院学报，2015，37（3）：79-80.

13. 大定风珠

【出处】清・吴瑭《温病条辨》。

【组成】白芍、地黄、麦冬、麻仁、五味子、龟甲、牡蛎、炙甘草、鳖甲、阿胶、鸡子黄。

【功用】滋阴息风。

【主治】

中医主治阴虚风动证，症见手足瘛疭，形消神倦，脉气虚弱，舌绛苔少，时时欲脱者。

西医乙脑后遗症、中风后遗症、甲状腺功能亢进、神经性震颤等病可参考此方。

【方解】

本方证属温病迁延日久，邪热灼伤真阴，或因误汗、妄攻重伤真阴所致。方用血肉有情之品鸡子黄、阿胶为君，吴鞠通自释鸡子黄“为血肉有情，生生不已，乃奠安中焦之圣品……能上通心气，下达肾气……其气焦臭，故上补心，其味咸寒，故下补肾”，阿胶甘平滋润，入肝补血，入肾滋阴。二药合用，为滋阴息风的主要配伍。臣以麦冬、生地、白芍滋阴增液，养血柔肝。生龟甲、生鳖甲、生牡蛎益阴潜阳，平肝息风，六者共助君药滋阴息风之效。佐以麻子仁养阴润燥，五味子酸收，收敛欲脱之阴。甘草调和诸药，与白芍配伍，酸甘化阴。诸药合用，峻补真阴，潜阳息风，使阴液得复，筋脉得养，则虚风自息，病症可痊。

【文献摘要】

（1）《温病条辨》："热邪久羁，吸灼真阴，或因误表，或因妄攻，神倦瘛疭，脉气虚弱，舌绛苔少，时时欲脱者，大定风珠主之。"

（2）《伏邪新书》："暑邪伏久，深入足厥少二阴与足阳明经者，失治（谓不得治法）日久，阴液伤耗，大肉削脱，皮毛枯槁，脉弦涩而紧劲，或细若虾游，发为战栗，抽搐，角弓反张，或形似虚劳而有外症病移者，危（有外症病移者，尚可救治，以其正气尚能捍邪外出也，溃久则难矣）。勉救之，用大定风珠法加珍珠合增液承气。"

（3）《温病指南》："下焦温热，神倦瘛疭，舌绛苔少，脉气虚弱，时时欲脱者，热邪久羁，吸灼真阴也，大定风珠主之。（此证多因误表误攻而成）大定风珠，生白芍（六钱）、阿胶（三钱）、生龟板（四钱）、干地黄（六钱）、麻仁（二钱）、五味子（二钱）、生牡蛎（四钱）、麦冬（六钱，连心）、炙甘草（四钱）、鸡子黄（二枚，生）、鳖甲（四钱，生），水八杯，煎三杯，去滓，再入鸡子黄搅匀，分三次服。喘者加人参。自汗者加龙骨、人参、小麦。悸者加茯神、人参、小麦。"

【科学研究】

（1）大定风珠能较好改善异动症患者异动症症状及持续时间，提高患者的日常生活能力及运动功能，并且未有不良反应。

（2）大定风珠汤加味联合西药治疗肝肾阴虚型脑梗死具有良好的疗效。

（3）临床研究发现大定风珠治疗原发性震颤优于西医常规治疗。

【国医经验】

本方主要用于阴虚风动证。西医乙脑后遗症、中风后遗症、甲状腺功能亢进、神经性震颤等亦可参照本方加减进行辨证治疗。刘教授在临证时每遇与阴虚风动、中风后遗症等有关的病证，均会使用本方加减进行治疗，正如《黄帝内经》所述："诸风掉眩皆属于肝"，所以因肝血不足抑或是中风后肾精亏虚引起的阴虚风动证，症见发热、眩晕、震颤、动摇不定之症时，可用大定风珠进行治疗，并根据病人出现的兼夹症的不同，灵活加减，若病人伴有痰热，刘教授常加瓜蒌壳、法半夏、黄连、吴茱萸由小陷胸汤和左金丸化裁，治以清热化痰；若病人以低热为主，刘教授常加地骨皮、青蒿清透虚热，凉血除蒸；若病人以震颤为主，刘教授常加全蝎、蜈蚣息风镇痉，通络止痛，临床疗效显著。

【医案举隅】

初诊：龙某，男，68 岁，退休，2015 年 6 月初诊。

患者 1 年前无明显诱因出现反复腹痛，以左下腹疼痛为甚，疼痛可自行缓解，未引起重视，半年前出现大便带血，量逐渐增多，遂到贵州省人民医院就诊，经结肠镜检查及病理切片明确诊断为"直肠癌"，遂行根治手术，术后放化疗。最近 1 个月患者自述心烦头晕，难以入睡，入睡易惊，耳鸣健忘，腰酸背痛，曾找当地医生吃中药无效后遂来求治。刻下症见患者形体消瘦，乏力，盗汗，纳差，喜凉饮，舌红，少苔，脉细数。诊断为气阴两虚证，治以益气养阴散结为法，拟方如下：

鳖甲 20g（先煎）	莪术 10g	白头翁 20g
冬凌草 20g	生地黄 20g	熟地黄 20g

山茱萸 20g	麦冬 20g	百合 20g
薏苡仁 20g		

二诊：半月后复诊，入睡困难，心烦头晕，盗汗，乏力等症状明显好转，患者纳差，腹部疼痛，舌苔厚腻，拟方如下：

鳖甲 20g（先煎）	莪术 10g	白头翁 20g
天冬 20g	麦冬 20g	瓜蒌壳 20g
法夏 20g	苍术 20g	厚朴 20g
蜈蚣 4 条		

三诊：半月后复诊，诸症较前明显缓解，大便秘结，当进一步养阴散结，拟方如下：

鳖甲 20g（先煎）	莪术 10g	白头翁 20g
北沙参 20g	天冬 20g	麦冬 20g
冬凌草 20g	草决明 20g	紫菀 20g
蜈蚣 4 条		

【按语】“直肠癌”属于中医“肠蕈”等范畴，首诊患者症状表现为心烦头晕，难以入睡，入睡易惊，耳鸣健忘，腰酸背痛，乏力，盗汗，纳差，喜冷饮，舌红，少苔，脉细数。刘老用大定风珠化裁，治以益气养阴散结。鳖甲、莪术，软坚散结、消积止痛；白头翁为治疗肠癌要药，具有清热解毒、凉血止痢等功效；冬凌草清热解毒，活血止痛；生地黄、熟地黄、山茱萸滋阴补血，虚火不生；麦冬养阴生津，润肺清心；百合、薏苡仁清心安神，助睡眠，诸药齐用，共奏良效。二诊诸症较前缓解，患者纳差，舌苔厚腻，故在上方基础上进行加减治疗，去生地黄、熟地黄、山茱萸、百合、薏苡仁，加祛湿化痰的瓜蒌壳、法半夏、苍术、厚朴，因患者自述腹部偶有疼痛，故加蜈蚣 4 条。三诊患者精神状态明显好转，当进一步养阴散结，

因患者有大便秘结，故加草决明、紫菀润肠通便。

【参考文献】

［1］明康文，洪创雄．加味大定风珠治疗肝肾阴虚型帕金森病异动症临床研究［J］．新中医，2010，42（2）：23–24.

［2］刘耀东，赵城，王志强，等．大定风珠汤加味治疗脑梗塞48例［J］．内蒙古中医药，2008，27（2）：45–46.

［3］聂伟．大定风珠加减治疗原发性震颤24例［J］．江西中医药，2012，43（2）：25.

14. 大建中汤

【出处】东汉·张仲景《金匮要略》。

【组成】蜀椒、干姜、人参、饴糖。

【功用】温中补虚，降逆止痛。

【主治】

中医主治中阳衰弱，阴寒内盛证，症见心胸中大寒痛，呕不能食，腹中寒，手足厥冷，舌质淡，苔白滑，脉沉伏而迟者。

西医十二指肠球部溃疡、慢性浅表性胃炎、蛔虫性腹痛、胆囊炎、肠管狭窄性肠梗阻、习惯性便秘等病可参考此方。

【方解】

本方证属中阳衰弱，阴寒内盛所致。《金匮要略》载："心胸中大寒痛，呕不能饮食，腹中寒，上冲皮起，出见有头足，上下痛而不可触近，大建中汤主之。"寒性收引，阴寒内盛，阳失温煦，故心胸中大寒，拘急作痛，甚则上冲皮起有头足，手不可触近。中寒内盛，胃失和降，故呕而不能食。方中蜀椒温脾胃，助命火，散寒止痛，为君药。以辛热之干姜，温中散寒，助蜀椒散寒之力；饴糖温补中虚，缓急止痛，助蜀椒止痛之功，共为臣药。人参补脾益气，配合饴糖重建中脏，为佐药，诸药合用温中补虚，降逆止痛。

【文献摘要】

（1）《金匮要略释义》："《本草经》谓蜀椒主邪气，温中，逐痹痛，下气。夫大寒乃邪气也。心胸中大寒痛，呕而不能食，法当温中。寒气上冲皮起，出见有头足，又宜下气，故舍蜀椒莫与，从而可知中不受温，痛痹之不必下气者，则非蜀椒所宜矣。干姜亦温中之品，此证沉寒痼冷之在中者，性动而猖，其势向上，因用蜀椒复佐以干姜，镇以静而抑之使平。有谓附子驱寒止痛，何以舍而不用？曰：夫向上者，阴中有阳，实中有虚，何则？呕为实而有火之证，呕而不能饮食，中气大伤，自不得以附子攻也。爰用人参、饴糖补其虚乏。方名大建中汤者，宜矣。”

（2）《医方集解》：“此足太阴阳明药也，蜀椒辛热，入肺散寒，入脾暖胃，入肾命补火；干姜辛热通心，助阳逐冷散逆；人参甘温，大补脾肺之气；饴糖甘能补土，缓可和中。盖人之一身，以中气为主，用辛辣甘热之药，温健其中脏，以大祛下焦之阴，而复其上焦之阳也。”

（3）《医方论》：“非人参不能大补心脾，非姜、椒不能大祛寒气，故曰大建中。又有饴糖之甘缓以杀姜、椒之辛燥。非圣于医者，不辨有此。”

【科学研究】

（1）大建中汤可增强粘连性肠梗阻大鼠肠黏膜免疫功能，发挥肠黏膜的保护作用。

（2）临床研究观察发现，大建中汤加味联合乳果糖治疗小儿功能性便秘具有良好疗效。

（3）大建中汤可抑制脾阳虚疼痛大鼠大脑中 CaMKⅡ的表达来达到治疗疼痛的作用。

【国医经验】

本方主要用于中阳衰弱，阴寒内盛证。西医十二指肠球部溃疡、慢性浅表性胃炎、蛔虫性腹痛、胆囊炎、肠管狭窄性肠梗阻、习惯性便秘等亦可参照本方加减进行辨证治疗。刘教授在临证时每遇中阳衰弱，阴寒内盛证或胃癌、结肠癌术后并发症，症见呕不能食，腹中寒，下利腹痛，手足厥冷等均会使用本方进行治疗。刘教授认为中阳虚衰在临床发病过程中是以脾阳不足，升举与运化无力为主要病机，即“清气在下，则生飧泄”，治当缓缓建立中焦阳气，故用人参补脾气，干姜温中止呕，蜀椒温经散寒止痛又不过于燥热而伤阴。处方时不可过用温补之品，以防温过而燥，且随病情好转干姜用量当逐渐减少。用胶饴一升，取其温补中虚，以资化源。

【医案举隅】

初诊：赵某，男，52 岁，工人，2016 年 4 月初诊。

患者半年前因胃部持续疼痛就诊于贵州省人民医院，经胃镜活检确诊为“浅表性胃炎”，经多方治疗症状仍未得到缓解，近 2 周出现呕不能食，腹痛，手足冰冷等症，今为求中医治疗就诊于我院国医堂门诊。症状表现为，面色白，语声低微，纳差，饥时痛增，得温痛减，大便溏泄，舌胖淡，苔薄白而腻，脉细缓。诊断为中焦虚寒证，治以温中健脾为法，拟方如下：

鳖甲 10g（先煎）　莪术 20g　附子 10g（先煎）
干姜 10g　苍术 20g　厚朴 20g
人参 6g　徐长卿 10g

二诊：20 天后复诊，症状明显好转，症见眠差，食少纳差，拟方如下：

鳖甲 10g（先煎）　莪术 20g　附子 10g（先煎）
干姜 10g　苍术 20g　厚朴 20g
生酸枣仁 20g　熟酸枣仁 20g　徐长卿 10g

三诊：20 天后复诊，纳增神旺，当进一步温中散寒，理气止痛。

鳖甲 10g（先煎） 莪术 20g 附子 10g（先煎）

干姜 10g 苍术 20g 厚朴 20g

木香 20g 徐长卿 20g

【按语】“浅表性胃炎”属于中医的“胃痛”范畴，首诊患者症状表现为呕不能食，腹痛，手足冰冷，面色白，语声低微，纳差，饥时痛增，得温痛减，大便溏泄，舌胖淡，苔薄白而腻，脉细缓。刘老以大建中汤为基础方化裁，鳖甲、莪术软坚散结、消积止痛；附子、干姜温中散寒；苍术、厚朴燥湿健脾，下气除满；人参补中益气；徐长卿对于各种疼痛均有良好疗效。二诊，症状明显好转，患者症见眠差，食少纳差加养心安神助睡眠的生酸枣仁、熟酸枣仁。三诊患者纳增神旺，当进一步温中散寒去生酸枣仁、熟酸枣仁，加行气健脾的木香，诸药合用共奏良效。

【参考文献】

［1］陈学习，陈清阳．大建中汤对粘连性肠梗阻大鼠肠黏膜免疫系统中 $CD4^+$、$CD8^+$ 及 SIgA 表达的影响［J］．辽宁中医药大学学报，2014，16（10）：24–27.

［2］李芳．大建中汤加味治疗小儿功能性便秘 34 例［J］．浙江中医药大学学报，2009，33（3）：359–360.

［3］武静，黄顺．大建中汤对脾阳虚腹痛大鼠 CaMK Ⅱ mRNA 的影响［J］．江西中医药，2015，46（8）：23–25.

15. 大陷胸汤

【出处】东汉 · 张仲景《伤寒论》。

【组成】芒硝、大黄、甘遂。

【功用】泻热逐水。

【主治】

中医主治水热互结之结胸证，症见心下疼痛，拒按，按之硬，或从心下至少腹硬满疼痛，手不可近，伴见短气烦躁，大便秘结，舌上燥而渴，日晡小有潮热，舌红，苔黄腻或兼滑，脉沉紧或沉迟有力者。

西医急性胰腺炎、急性肠梗阻、肝脓肿、渗出性胸膜炎、胆石症、胆囊炎等病可参考此方。

【方解】

本方证因表证未解而误下，或因误下而邪气内陷，热邪与水饮搏结于胸膈所致，为大结胸证。水热内结，气不得通，轻则但见心下硬满而痛，甚则从心下至少腹硬满而痛不可近；腑气不通，故大便秘结；邪热与水饮互结，津液不得上承，故舌燥口渴；此时燥热已累及阳明，但因水热互结，故只表现为“日晡小有潮热”；因邪盛而正不虚，故脉沉紧，按之有力。水热内结，故当泻热逐水。方中甘遂善攻逐水饮，泻热破结，为君药。大黄、芒硝荡涤肠胃，泻结泄热，润燥软坚，为臣佐之用。综观全方，泻热与逐水并施，使水热之邪从大便而去，且药简量大，力专效宏，为泻热逐水之峻剂。

【文献摘要】

（1）《伤寒明理论》："结胸，由邪结在胸中，处身之高分。邪气与阳气互结，不能分解，气不通，壅于心下，为硬为痛，是邪正因结于胸中，非虚烦、膈实之所同，是须攻下之物可理。低者举之，高者陷之，以平为正。结胸为高邪，陷下以平之，故治结胸，曰陷胸汤。甘遂味苦寒，苦性泄，寒胜热，陷胸破结，是以甘遂为君。芒硝味咸寒，《内经》曰：咸味下泄为阴。又曰：咸以软之。气坚者，以咸软之；热胜者，以寒消之，是以芒硝为臣。大黄味苦寒，将军也，荡涤邪寇，除去不平，将军之功也，陷胸涤热，是以大黄为使。利药之中，此为快剂。伤寒错恶，结胸为甚，非此汤则不能通利之。剂大而数少，取其迅疾，分解结邪，此奇方之制也。"

（2）《金镜内台方议》："脉沉者，为病在里，紧为里实；心下结者，邪气上结也，此为大结胸之症。若非大下泄之，其病不去也。故用大黄为君，而荡涤邪结，苦以散之；芒硝为臣，以软其硬，盐以软之；甘遂为佐为使，以通其水，而下其邪之峻烈者也。"

（3）《医方考》："三阳经表证未解，而用承气汤以攻里者，此下之早也。下之早则里虚，里虚则表邪乘之而入，三焦皆实，故心下至少腹硬满而痛不可近也。此其为证危急，寻常药饵不能平矣，故用大黄以荡实，硝石以软坚，甘遂以直达。"

（4）《伤寒附翼》："甘遂以浚太阳之水，硝、黄以攻阳明之实。汤以荡之，是为两阳表里之下法也。"

（5）《绛雪园古方选注》："大陷胸汤，陷胸膈间与肠胃有形之垢并解，邪从心下至少腹硬满而痛不可近，邪不在一经矣。胸膈为阳明之维，太阳之门户，太阳寒水之气结于阳明，当以猛烈之剂，竟从阳明攻陷。大黄陷热结，甘遂攻水结，佐以芒硝之监制二者之苦，不令直行而下，使其引入硬满之处，软坚破结，导去热邪。”

【科学研究】

（1）大陷胸汤可使NF-κB、TNF-α和IL-6蛋白表达水平显著降低，减轻由内毒素导致的小鼠急性肺损伤。

（2）临床研究发现大陷胸汤保留灌肠治疗急性胰腺炎临床效果显著，且超声上能有一定体现。

（3）大陷胸汤对二氯化汞所致的家兔急性肾衰竭有明显保护效果，减轻病损程度，抑制血中尿素氮，其还可提高小鼠腹腔巨噬细胞吞噬能力。

【国医经验】

本方主要用于水热互结之结胸证。西医急性胰腺炎、急性肠梗阻、肝脓肿、渗出性胸膜炎、胆石症、胆囊炎等亦可参照本方加减进行辨证治疗。刘教授在临证时每遇胸膈有湿痰，肠胃有热结之证及肿瘤伴有胸腹水患者，均会使用本方，以此“上下双解”，可收到良好疗效。正如张锡纯在《医学衷中参西录》所说：“结胸之证，虽填塞于胸中异常满闷，然纯为外感之风热内陷，与胸中素蓄之水饮结成，纵有客气上干至于动膈，然仍阻于膈而未能上达，是以枳实、厚朴一切开气之药皆无须用。”故当选用大黄、芒硝以清热化痰，大黄、芒硝清泻之力虽猛烈，然而不易在短时间内起效，故以少量甘遂以增强逐水之功，以奏峻效。

【医案举隅】

初诊：杨某，女，36岁，教师，2015年8月初诊。

患者因便血于2015年1月就诊于贵州省肿瘤医院，诊断为“结肠癌”，之后采取“结肠癌根治术”并按疗程进行3周期化疗。最近一周从心下至少腹硬满疼痛，手不可近，伴见烦躁，大便秘结，口渴，潮热，今为求中医治疗就诊于我院国医堂门诊。症状表现为面色红赤，体态偏胖，烦渴，排便困难，舌质红，苔黄腻，脉滑数。诊断为胆腑热结证，治以清胆泻热，泻下攻积为法，拟方如下：

鳖甲 20g（先煎）	莪术 10g	冬凌草 20g
白头翁 10g	猫爪草 20g	黄连 6g
吴茱萸 3g	大黄 10g	芒硝 3g

二诊：15天后复诊，排便困难、腹胀症状明显缓解，患者自诉心烦、口苦、痰多，证见舌苔厚腻，治宜清热化痰解毒，拟方如下：

鳖甲 20g（先煎）	莪术 10g	白头翁 10g
瓜蒌壳 20g	法半夏 10g	猫爪草 20g
黄连 6g	吴茱萸 3g	制大黄 6g

三诊：15天后复诊，患者精神状态明显好转，当进一步益气固本，软坚散结，拟方如下：

鳖甲 20g（先煎）	莪术 10g	白头翁 20g
冬凌草 20g	葎草 20g	黄精 20g
肉苁蓉 20g	百合 20g	薏苡仁 20g

【按语】“结肠癌”属于中医“肠蕈”范畴，首诊患者症状表现为从心下至少腹硬满疼痛，手不可近，伴见烦躁，大便秘结，口渴，潮热，舌质红，苔黄腻，脉滑数等症。刘老选用大陷胸汤化裁，治以鳖甲、龟甲滋阴潜阳，软坚散结；莪术破血行气；白头翁为治疗肠癌要药；黄连、吴茱萸为左金丸清肝胃火；大黄、芒硝以清其胆腑内热，诸药齐用，共奏良效。二诊

诸症较前缓解，患者心烦、口苦、痰多，小陷胸汤化裁。三诊患者诸症均明显缓解，精神状态良好，故进一步益气固本，软坚散结。

【参考文献】

［1］蒋辰雪，范欣生，马春华，等.陷胸汤对内毒素致小鼠急性肺损伤的影响［J］.中国中药杂志，2015，40（7）：1362–1369.

［2］韩瑞，谢晴，苏世平.大陷胸汤保留灌肠治疗急性胰腺炎的临床观察［J］.中国中医急症，2015，24（4）：710–712.

［3］管喜文，龚传美，兰克信.大陷胸汤抗急性肾功能衰竭的实验研究［J］.中药药理与临床，1989，5（2）：5–7.

16. 大黄附子汤

【出处】东汉·张仲景《金匮要略》。

【组成】大黄、附子、细辛。

【功用】温里散寒，通便止痛。

【主治】

中医主治寒积里实证，症见腹痛便秘，胁下偏痛，发热，手足厥冷，舌苔白腻，脉弦紧者。

西医慢性肾功能不全、胆汁反流性胃炎、胆道结石、胆道蛔虫病、慢性盆腔炎等病可参考此方。

【方解】

本方证属寒邪与积滞互结于肠道所致，为温下剂的代表方。根据“寒者热之”“结者散之”“留者攻之”的基本治则，治宜温通并用。故方用附子之辛热以温里散寒，止腹胁疼痛为君。寒实内结，固然需要温里药以去其寒，同时需用泻下药才能去其结，故又用大黄泻下通便，以荡涤里实积滞为臣。细辛辛温宣通，散寒止痛，助附子温里散寒止痛为佐药。方中大黄性虽苦寒，但得大量附子之辛热，则苦寒之性被制，而泻下之功犹存。三药合用，共奏温下之功。

【文献摘要】

（1）《医宗金鉴》:“大黄附子汤，为寒热互结，刚柔并济之和剂。近世但知寒下一途，绝不知有温下一法。盖暴感之热结而以寒下，久积之寒结亦可寒下乎？大黄附子汤用细辛佐附子，以攻胁下寒结，即兼大黄之寒以导之。寒热合用，温攻兼施，此圣法昭然，不可思议者也。”

（2）《温病条辨》：“附子温里通阳，细辛暖水脏而散寒湿之邪；肝胆无出路，故用大黄，借胃腑以为出路也。大黄之苦，合附子、细辛之辛，苦与辛合，能降能通，通则不痛也。”

（3）《成方便读》：“阴寒成聚，偏着一处，虽有发热，亦是阳气被郁所致。是以非温不能散其寒，非下不能去其积，故以附子、细辛之辛热善走者搜散之，而后用大黄得以行其积也。”

【科学研究】

（1）大黄附子汤通过降低 pJAK2、pSTAT3 的表达，阻断 JAK2/STAT3 信号通路，抑制腹腔巨噬细胞分泌，从而减轻机体过度的炎症反应和重症急性胰腺炎的病情。

（2）大黄附子汤通过调节肾组织 JNK/Bcl-2 信号通路，减少肾组织内 TGF-β1 表达和肾小管上皮细胞凋亡，改善肾间质纤维化，最终延缓尿酸性肾病进展。

（3）临床研究发现大黄附子汤具有降低肌酐和尿素氮的作用。

【国医经验】本方主要用于寒积里实证。西医慢性肾功能不全、胆汁反流性胃炎、胆道结石、胆道蛔虫病、慢性盆腔炎等亦可参照本方加减进行辨证治疗。刘教授常说，大黄附子汤既是主治寒结证的重要代表方，又是主治寒结证夹郁热的变化方，更是诸多疑难杂病证机属于寒结不通者的常用方，刘教授在临证时每遇与寒积里实证有关的病证，如腹痛便秘、手足厥冷等均会使用本方加减，每获佳效。若夹气郁者，可加佛手、郁金疏肝理气；若寒甚者，可加附子、干姜为四逆汤化裁温阳逐寒；若夹血虚者，可加当归、川芎为当归散化裁补血活血。

本方在配伍上体现了“去性取用”之法，即用附子辛热，助阳散寒，以治其本，大黄苦寒泻下，治疗胃肠实热便秘，二者相合，寒温并用，苦辛通降，治疗寒实证，以达温里通下之效。

【医案举隅】

初诊：许某，男，46岁，公务员，2016年9月初诊。

患者因感冒咳嗽未愈，前来就诊，初诊症见：恶寒怕冷，咳嗽，腰膝酸软，精神欠佳，口不渴，舌苔薄白，脉紧。诊断为风寒束表证，治以辛温散寒为法，拟方如下：

附子10g（先煎）	细辛4g	五味子4g
紫菀20g	款冬花20g	百部20g
巴戟天20g	续断20g	补骨脂20g

二诊：七日后复诊，恶寒怕冷、咳嗽症状治愈，患者自诉长期腰膝酸软，膝盖疼痛，遇寒冷潮湿加重，继拟方如下：

巴戟天20g	续断20g	补骨脂20g
杜仲20g	骨碎补20g	威灵仙20g
木瓜10g	当归10g	

【按语】首诊患者症状表现为恶寒怕冷，咳嗽，腰膝酸软，精神欠佳，口不渴，舌苔薄白，脉紧。刘老用大黄附子汤化裁，治以辛温散寒，止咳。附子大辛大热，温里散寒，治疗四肢发冷有很好的效果；细辛辛温宣通，助附子温里散寒；五味子益气生津；紫菀、款冬花、百部为止咳平喘药对；巴戟天、续断、补骨脂补益肝肾，强腰健膝。二诊恶寒怕冷、咳嗽症状治愈，患者自诉长期腰膝酸软，膝盖疼痛，巴戟天、续断、补骨脂补益肝肾，强腰健膝，杜仲、骨碎补补肝肾、强筋骨；威灵仙、木瓜、当归祛风除湿、补血，诸药齐用，标本兼治，共奏良效。

【参考文献】

［1］吴丽，蔡宝昌，刘晓，等．大黄附子汤含药血清对重症急性胰腺炎小鼠腹腔巨噬细胞 JAK2/STAT3 信号通路的影响［J］．中草药，2013，44（22）：3195-3199.

［2］涂玥，孙伟，万毅刚，等．大黄附子汤调控 JNK/Bcl-2 信号通路而改善尿酸性肾病肾小管 / 间质损伤的机制［J］．中华中医药杂志，2013（5）：1351-1356.

［3］曲直，周密．大黄附子汤灌肠治疗慢性肾功能衰竭 30 例［J］．陕西中医，2012，33（6）：693-694.

17. 小半夏汤

【出处】东汉 · 张仲景《金匮要略》。

【组成】半夏、生姜。

【功用】和胃降逆，消痰蠲饮。

【主治】

中医主治痰饮内停证，症见心下痞闷，呕吐不渴，及胃寒呕吐，痰饮咳嗽者。

西医主要用于急慢性胃炎、胃及十二指肠溃疡、神经性呕吐、恶性肿瘤呕吐、妊娠呕吐、胃肠功能紊乱等病可参考此方。

【方解】

小半夏汤出自张仲景所著《金匮要略》痰饮咳嗽病篇，由半夏、生姜组成，功能祛痰降逆，主治痰饮停胃、胃气上逆所致的呕吐，症见呕吐清水痰涎、胸痞痰多、苔腻不渴。大凡呕吐，皆由胃气上逆所致。胃主受纳，以降为顺，胃失和降，气逆于上。由于其降逆止呕力量强大，故后世尊为止呕祖方。方中半夏燥湿祛痰、降逆和胃之力较强，是治疗痰饮呕吐的要药，佐以温胃和中、降逆止呕的生姜，不仅能增强和胃降逆之功，还能制半夏之毒，两药相合，共奏祛痰涤饮、和胃降逆之效。仲景设止呕方剂多类，然首列半夏、生姜为剂。

【文献摘要】

（1）《绛雪园古方选注》："小制之方，以脾胃二经分痰饮立治法。盖胃之支脉有饮，则胃逆为呕而不渴，主之以半夏辛温泄饮，生姜辛散行阳，独治阳明，微分表里。”

（2）《金匮玉函经二注》：“半夏之味辛，其性燥，辛可散结，燥可胜湿，用生姜以制其悍。孙真人云：生姜呕家之圣药，呕为气逆不散，故用生姜以散之。”

（3）《医宗金鉴》：“半夏、生姜温能和胃气，辛能散逆气。”

【科学研究】

（1）大量的实验研究表明方中两味药生姜、半夏具有显著的抗肿瘤和调节机体免疫功能的作用。小半夏汤治疗化疗性恶心呕吐患者121例，通过临床观察发现：小半夏汤治疗化疗性恶心呕吐有明显的疗效，且疗效优于甲氧氯普胺，并能增加患者的食欲。

（2）隋氏等报道，用小半夏加茯苓汤给小鼠灌胃后，发现小鼠的小肠蠕动减弱，表现在小肠推进百分率明显降低，并存在着量效依赖关系。煎剂和微粉制剂能促进正常小鼠小肠推进功能，且相同剂量的微粉制剂组有优于煎剂组的趋势。

（3）格拉司琼联合小半夏汤预防含顺铂化疗方案所致的呕吐的患者50例，结果示：对急性呕吐控制率为94%，对延迟性呕吐控制率为96%。

（4）小半夏汤治疗胃失和降42例，总有效率为95.2%，未见不良反应。

（5）小半夏汤治疗呕吐38例，其中25例呕吐患者，2天治愈者6例，3天治愈者15例，无效者4例。另13例妊娠恶阻患者中，2天治愈者3例，3天治愈者8例，无效者2例。

【国医经验】

本方主要用于痰饮停胃、胃气上逆证。西医神经性呕吐、幽门痉挛、幽门梗阻、心源性呕吐、厌食等亦可参照本方加减进行辨证治疗。刘教授在临证时每遇与呕吐有关的病证或放化疗后呕吐均会使用本方加减，每获佳效。刘教授临证认为，各种呕吐均可用小半夏汤加减化裁进行治疗，因呕吐一症，虽表现在不同疾病之中，但究其病理机制则同属胃失和降、胃气上逆所致，故都应和胃降逆，燥湿化痰。因生气导致呕吐伴两胁疼痛的加佛手、郁金疏肝理气解郁止吐；呕吐伴胃脘不适、舌苔黄腻的加瓜蒌壳、法半夏、黄连、吴茱萸清热化痰，降逆止呕；舌苔厚腻者加草豆蔻、苍术、厚朴化湿行气。正如《金匮要略》所述："诸呕吐，谷不得下者，小半夏汤主之。"小半夏汤可以治疗不同原因引起的各种呕吐，此亦体现了中医学"异病同治"的临床辨治特点。

【医案举隅】

初诊：王某，女，49岁，公务员，2016年3月初诊。

患者半年前因慢性胃窦炎伴息肉样变在贵州省人民医院行胃次全切除术，术后第5天发生胆汁性呕吐，持续60多天不能进食，后行二次手术松解粘连，但呕吐未能得到明显缓解。该院中医科给予中药旋覆代赭汤以及益气养阴，生津和胃等剂治疗未能得到良好疗效。今为求中医治疗就诊于我院刘教授国医堂门诊，症见四肢寒冷，呕吐清水痰涎，胃痛，纳差，心悸眩晕，舌苔薄白，脉濡缓。诊断为痰饮内停证，治以和胃降逆，消痰蠲饮为法，拟方如下：

白附片10g（先煎）	生姜10g	法半夏10g
木香10g	徐长卿10g	百合20g
薏苡仁20g	桂枝10g	炙甘草20g

二诊：15天后复诊，诸症较前缓解，能进食，继以和胃降逆为主，消痰蠲饮，拟方如下：

白附片 10g（先煎） 生姜 10g 法半夏 10g
黄连 6g 吴茱萸 3g 木香 10g
桂枝 10g 炙甘草 20g

二诊：15 天后复诊，诸症较前明显缓解，能进食，患者因 3 天前生气导致肝气不舒，肝胃不和，拟方如下：

佛手 10g 郁金 10g 半夏 10g
生姜 10g 苍术 10g 厚朴 10g
百合 20g 炙甘草 20g

【按语】急慢性胃炎、胃及十二指肠溃疡等引起的呕吐，属于中医“呕吐”等范畴，首诊患者症见四肢寒冷，呕吐清水痰涎，胃痛，纳差，心悸眩晕，舌苔薄白，脉濡缓。刘老将其归属于痰饮内停证，用小半夏汤化裁。方中白附片温里散寒；半夏、生姜和中降逆止呕；徐长卿可治疗诸痛，对患者胃痛有良效；百合、薏苡仁清心安神；桂枝、炙甘草为炙甘草汤化裁，主治患者心悸、心律不齐。二诊患者诸症较前缓解，故在上方基础上去掉木香、徐长卿加黄连、吴茱萸，为左归丸化裁。三诊患者诸症明显缓解，肝胃不和，故疏肝理气和胃，佛手、郁金为疏肝药对，苍术、厚朴和胃化湿，诸药齐用共奏良效。

【参考文献】

［1］张思访，刘静涵，蒋建勤，等．茯苓的化学成分和药理作用及开发利用［J］．中华实用中西医杂志，2006，18（2）：227.

［2］吴皓，陈龙，陆跃鸣，等．半夏及其姜制抗肿瘤细胞生长作用的比较［J］．中成药，1996，18（5）：20.

［3］李晓玲，黄九龄，胡欣．小半夏汤治疗 121 例肿瘤化疗所致呕吐的临床观察［J］．川北医学院学报，1999，14（2）：59-60.

［4］隋艳华，邱德文，李江，等．小半夏加茯等汤止吐作用的实验研究［J］．中国中医基础杂志，1998，4（3）：26–29.

［5］张晓东，张艳丽．小半夏汤不同剂型药效学比较研究［J］．河南中医学学院学报，2005，20（4）：20–21.

［6］郭彦伟，张晓勇，潘晓红．格拉司琼联合小半夏汤预防含顺铂方案化疗所致呕吐的临床观察［J］．医学理论与实践，2005，28（1）：45–47.

［7］崔文堂．小半夏汤治疗胃失和降42例临床观察［J］．中国社区医师，2007，23（2）：38.

［8］刘宝瑛．小半夏汤治疗呕吐38例临床观察［J］．山西中医学院学报，2007，8（5）：40.

18. 小建中汤

【出处】东汉·张仲景《伤寒论》。

【组成】桂枝、甘草、大枣、芍药、生姜、胶饴。

【功用】温中补虚，和里缓急。

【主治】

中医主治虚劳里急，症见腹中时痛，喜得温按，按之则痛减，舌淡苔白，或心中悸动，虚烦不宁，面色无华，或四肢酸疼，手足烦热，咽干口燥者。

西医慢性胃炎、胃十二指肠溃疡、神经衰弱、缺铁性贫血、再生障碍性贫血、功能性发热、慢性肝炎等病可参考此方。

【方解】

本方主治中焦虚寒，气血不足之证兼伤寒表证，以及脾虚腹痛兼少阳邪郁者。因其能建立中焦脾胃之气，故名“建中”。本方既有双补阴阳、调补脾胃的作用，又有调和营卫兼以解表功能。由于小建中汤配伍的多层性，故应用极为广泛。其功能温中补虚，缓急止痛主要治疗脾胃虚寒所致的脘腹挛痛，喜温喜按，或虚劳发热等症。用药上来看，胶饴、甘草、大枣，补脾而缓急痛，芍药平肝亦可缓急止痛，生姜温胃散寒，合桂枝有助肝木升发之功效，如《素问·脏气法时论》:“肝欲散，急食辛以散之，以辛补之，酸泻之。”“肝苦急，急食甘缓之。”《素问·至真要大论》:“厥阴之客，以辛补之，以酸泻之，以甘缓之。”本病病机要点为中焦虚寒，营卫俱弱，脏腑失养。

【文献摘要】

（1）《金匮要略·血痹虚劳病脉证并治》第13条曰："虚劳里急，悸，衄，腹中痛，梦失精，四肢酸痛，手足烦热，咽干口燥，小建中汤主之。"

（2）《金匮要略·黄疸病脉证并治》第22条曰："男子黄，小便自利，当与虚劳小建中汤。"

（3）《金匮要略·妇人杂病脉证并治》第18条曰："妇人腹中痛，小建中汤主之。"

【科学研究】

（1）陆秀俊等采用小建中汤合膈下逐瘀汤治疗慢性萎缩性胃炎患者150例（药用饴糖30g，桂枝9g，白芍18g，生姜9g，甘草6g，大枣6枚，五灵脂6g，当归9g，川芎6g，桃仁9g，赤芍9g，丹皮6g，乌药6g，延胡索3g），连续服药12周。治疗后，总有效率85.33%。治疗后患者胃黏膜萎缩、肠上皮化生、异型增生度等病理检查积分均明显下降（$P<0.05$）。

（2）张春蓉采用小建中汤加味重用白术60g温补脾气治疗单纯性便秘患者20例，结果显示：治疗2～4个疗程，痊愈患者16例，有效患者4例。其中治疗2个疗程痊愈患者8例，治疗3个疗程痊愈患者6例，治疗4个疗程痊愈患者2例。可见小建中汤加白术在温补脾胃的同时，可较好地促进胃肠道蠕动，有效改善老年人便秘。

（3）刘英丽等认为，老年性便秘多以中焦虚弱、阴阳不和为主，临床上采用小建中汤加减治疗。气虚明显者，可加党参15g，白术15g；若气虚下陷、肛门坠胀，可合用补中益气丸；腹胀明显者，加枳实10g，厚朴10g。治疗2～3周后，结果表明小建中汤可较好地解决老年性便秘问题，共奏温中补虚、缓急通便之功。

（4）李玉清采用小建中汤治疗小儿肠系膜淋巴结炎患者140例，随机分为治疗组69例和对照组71例，对照组采用抗生素加解痉止痛药，治疗组采用小建中汤治疗。结果显示：治疗组患者治疗总有效率95.7%，高于对照组81.7%，差异具有统计学意义（$P<0.05$），表明小建中汤治疗小儿肠系膜淋巴结炎效果明显。

【国医经验】本方主要用于中焦虚寒，肝脾不和证。西医胃及十二指肠溃疡、慢性肝炎、神经衰弱、再生障碍性贫血（再障）、功能性发热属于中气虚寒，阴阳气血失调者亦可参照本方加减进行辨证治疗。刘教授在临证时每遇与脾胃虚寒所致的脘腹挛痛、喜温喜按或虚劳等症均会使用本方加减，每获佳效。刘教授临证认为，脾胃为后天之本，中焦虚寒，肝脾不和，化源不足是基本病机。虚劳者因气血阴阳俱不足，若补阳则可能耗阴，补阴则可能碍阳。如是者，可以甘温之法治之小建中汤。五脏俱虚时，因脾胃居中州，为全身气机之枢纽，气血生化之源，故重在温建中焦脾胃之气。以甘温之药缓补中焦脾胃，中焦土建，气血化源自足，则病可愈。长期伴四肢厥冷刘教授常加附子、干姜、细辛以温阳祛寒。

【医案举隅】

初诊：李某，38岁，女，公务员，2017年1月初诊。

患者因产后失血过多，又加天气严寒，而腹中疼痛，痛时自觉肚皮向里抽动。此时，必须用热物温暖，方能缓解。就诊于我院国医堂刘教授门诊，症见四肢寒冷，腹痛绵绵，痛时喜按，时作时止，面色无华，切其脉弦细而弱，视其舌淡嫩，苔薄。诊断为中虚脏寒证，治以温中补虚为法，拟方如下：

白附片 10g（先煎）	麻黄 10g	白芍 20g
干姜 6g	细辛 3g	五味子 6g
桂枝 10g	当归 10g	益母草 20g

二诊：15 天后复诊，患者诸症较前明显缓解，自诉有咳嗽，拟方如下：

白附片 10g（先煎）	干姜 6g	细辛 3g
五味子 4g	当归 10g	益母草 20g
紫菀 20g	款冬花 20g	百部 20g

【按语】胃肠痉挛，肠易激综合征等疾病属于中医“腹痛”等范畴。刘老辨证此病时认为，该病多由中焦虚寒，血虚不能养肝，肝急刑脾所致，以腹中急痛，时作时止，喜温喜按，面色无华，舌淡苔白，脉沉细为特征。中阳不足，脏腑失于温养，故腹痛绵绵，中虚则生寒，寒气时聚时散，故腹痛时作时散，可用小建中汤化裁，缓急止痛。患者初诊症见四肢寒冷，腹痛绵绵，痛时喜按，时作时止，面色无华，切其脉弦细而弱，视其舌淡嫩，苔薄。白附片、麻黄散寒止痛，白芍养阴敛营，缓急止痛，干姜、细辛、五味子温胃散寒，桂枝散寒止痛，温经通阳，当归、益母草补血活血调经。二诊，患者诸症较前明显缓解，自诉有咳嗽，处方调整去麻黄、细辛加紫菀、款冬花、百部润肺化痰止咳。

【参考文献】

［1］陆秀俊 . 小建中汤合膈下逐瘀汤治疗慢性萎缩性胃炎 150 例［J］. 中国医药指南，2014（12）：259–260.

［2］张春蓉 . 小建中汤加白术治疗习惯性便秘 20 例［J］. 新中医，2004，36（2）：61.

［3］刘英丽．加味小建中汤治疗老年性便秘68例［J］．中国民间疗法，2010，18（2）：34.

［4］谢言嵩．小建中汤治疗习惯性便秘［J］．河南中医,2003,23（4）：67.

［5］李玉清．小建中汤治疗小儿肠系膜淋巴结炎临床疗效观察［J］．河南医学研究，2015（8）：122.

19. 小青龙汤

【出处】东汉·张仲景《伤寒论》。

【组成】麻黄、桂枝、白芍、细辛、甘草、干姜、半夏、五味子。

【功用】解表蠲饮，止咳平喘。

【主治】

中医主治风寒客表，水饮内停证，症见恶寒发热，无汗，咳喘，痰多而稀，舌苔白滑，脉浮；溢饮，身体重痛，肌肤悉肿者。

西医慢性支气管炎、支气管哮喘、肺气肿、肺水肿、肺心病等属外感风寒，内有停饮者可参考此方。

【方解】

本方证属于风寒客表，水饮内停所致。风寒束表，皮毛闭塞，卫阳被遏，营阴郁滞，故见恶寒发热，无汗，身体疼痛；素有水饮之人，一旦感受外邪，每致表寒引动内饮，水寒相搏，饮动不居，水寒射肺，肺失宣降，故咳喘痰多而稀；水停心下，阻滞气机，故胸痞；水流胃中，胃气上逆，故干呕；水饮溢于肌肤，故浮肿身重；舌苔白滑，脉浮，是为外寒内饮之佐证。对此外寒内饮之证，单纯发汗散寒，则水饮不化，单纯温肺化饮，则风寒不散，唯解表化饮，表里同治为宜。本方具有解表散寒，温肺化饮，止咳平喘的功效。传统用于外感风寒，内停水饮所致的恶寒发热，无汗，咳嗽痰白清稀，微喘，甚则喘息不得卧，身体痛重，头面四肢浮肿，舌苔白滑，脉浮等症。方中麻黄、桂枝解表发汗，宣肺平喘；干姜、细辛温肺化饮，半夏燥湿化痰；芍药配桂枝调和营卫；五味子敛肺止咳，并防诸药温散太过而耗散肺气；炙甘草缓和药性，益气和中。合用而成解表化饮，止咳平喘之剂。

【文献摘要】

（1）《玉机微义》卷十四方之小青龙汤具有发表温中之功效。主治感寒发热，头痛，脉沉细，或呕或咳，或利或噎，或小便不利，少腹满，或喘；肺痈肺痿，恶寒喘嗽，寒邪内蕴；伤风冒寒，咳嗽喘急，肺胀胸满，鼻塞流涕，或干呕热咳，或作渴。

（2）《易简方》之小青龙汤治久年咳嗽，痰涎壅盛，夜不得睡；脚气喘急。

（3）《罗氏会约医镜》卷十九方之小青龙汤治肺经受寒，咳嗽喘急，将成肺痈。

（4）《太平圣惠方》卷九方之小青龙汤治伤寒四日，因下后大渴，服冷药过多喘急者。肺经受寒，咳嗽喘急。

【科学研究】

（1）王末群等选择急性支气管炎患儿，治疗组 285 例用小青龙颗粒加抗生素、抗病毒药及其他止咳药物治疗，对照组 80 例单纯应用同样的抗生素、抗病毒药及其他止咳药。结果表明，治疗组和对照组总有效率分别为 96.64%、77.5%（$P<0.01$）。

（2）罗文坤等选择支气管哮喘急性发作期患者 60 例，治疗组 30 例予小青龙汤结合西医治疗，对照组 30 例只用西医治疗。结果治疗组总有效率 86.7%，对照组总有效率 76.7%（$P<0.05$）。治疗组在改善症状、肺功能以及降低 EOS 水平方面比对照组具

有更好效果（P<0.05）。

（3）杨胜辉等选择慢性阻塞性肺疾病（COPD）治疗组60例以小青龙汤雾化吸入加常规西药治疗，对照组60例只给予西药常规治疗。结果治疗组和对照组总有效率分别为85.0%、75.0%（P<0.05）。实验室检查的改善情况治疗组均优于对照组（P<0.05）。

（4）黄开珍等选择肺心病证属寒饮伏肺型患者进行研究，对照组40例以吸氧、抗炎、解痉平喘等西药治疗为主，治疗组80例在对照组治疗的基础上用小青龙汤加减煎服。结果表明，治疗组和对照组总有效率分别为92.5%、80.0%（P<0.05）。

（5）马莉娜从现代研究角度探讨了小青龙汤方证的本质，总结为6点：一是降低IL-5及EOS在气道内的作用；二是调节肺组织糖皮质激素受体和β-肾上腺素能受体的作用；三是升高肺组织转化生长因子的作用；四是对I型变态反应的作用；五是降低内皮素和一氧化氮作用；六是抑制Thl/Th2型细胞因子水平的作用。

【国医经验】

本方主要用于风寒客表，水饮内停证。西医慢性支气管炎、支气管哮喘、肺气肿、肺水肿、肺心病等属外感风寒，内有停饮者等病可参考此方辨证用药。小青龙汤为温阳宣肺、蠲痰涤饮之剂，刘教授常说，临床应用凡见咳、喘、痰、满，或甚则喘息不得卧，或肢体浮肿因“外感风寒，内有寒饮”所致者，均可辨证应用本方，必获良效。刘教授治疗久咳患者常加葶苈子、款冬花、百部止咳平喘化痰；痰多不易咳出者常加桔梗、贝母止咳祛痰；伴四肢厥冷者常加附子、干姜、细辛温阳祛寒。现代研究认为，小青龙汤具有良好的止咳、平喘、抗炎、解热、抑菌、抗过敏作用，且能增强人体免疫，还对部分脏器癌有抑制作用。根据传统中医学理论和现代医学研究成果，目前临床已将该方应用于呼吸、循环、消化等多系统疾病的治疗，且取得了显著的治疗效果。今后，随着对该方研究的深入，更多的新用途将会被不断挖掘出来。

【医案举隅】

初诊：吴某，男，44岁，工人，2009年4月2日初诊。

患者主诉咳喘反复发作已3余年，诱发加重5天。3年以来咳喘反复发作，每当天气急剧变化，抵抗力弱时就诱发加重。西医诊为“慢性支气管炎”，经治暂时缓解，今为求中医治疗就诊于我院国医堂门诊。症状表现：咳嗽，气喘，恶寒，四肢冷，无汗，吐白色泡沫痰，舌质淡红，苔薄白，脉弦滑。诊断为外寒内饮证，治宜解表散寒，温肺化饮，拟方如下：

白附片10g（先煎）　干姜6g　细辛3g
五味子6g　桂枝10g　芍药10g
紫菀20g　款冬花20g　百部20g

二诊：15天后复诊，诸症较前缓解，继以温肺化痰，拟方如下：

白附片10g（先煎）　胆南星10g　川芎10g
细辛3g　干姜6g　五味子6g
紫菀20g　冬凌草20g

三诊：15日后复诊，患者诸症明显缓解，咳嗽有痰，拟方如下：

白附片10g（先煎）　葶苈子20g（布包）　紫菀20g
款冬花20g　百部20g　细辛3g
五味子6g　川贝母10g

【**按语**】“慢性支气管炎”等属于中医“喘证”等范畴，咳嗽，气喘，恶寒，无汗，吐白色泡沫痰，便秘，舌质淡红，苔薄白，脉弦滑，为“外寒内饮证”。

刘老认为，本病多由于久病耗气过多，影响及脾，脾气虚弱，运化失职，痰饮内停，使肺失宣降，导致咳嗽痰多等症，这是发病的原因；腠理疏松，卫外不固，易为外邪所侵袭，外邪引动伏痰，一触即发，这是反复发作的原因。根据本病既有外感风寒，又有痰饮，按照《金匮要略》“病痰饮者，当以温药和之”的原则，故用小青龙汤化裁，“当发其汗”以和之。方中用白附片、桂枝祛风散寒；干姜、细辛、五味子温化痰饮，宣肺止咳；加紫菀、款冬花、百部以增强化痰止咳作用。二诊患者诸症较前缓解。三诊患者咳嗽有痰，采用温肺化痰之法。用药合理，紧扣病症，故能向愈。

【参考文献】

［1］王末群，李爱香．小青龙颗粒治疗365例支气管炎疗效观察［J］．医学理论与实践，2005，18（6）：679.

［2］罗文坤，黄肖玲，胡柱佳．小青龙汤治疗支气管哮喘急性发作期临床研究［J］．中国中医药信息杂志，2011，18（3）：16-18.

［3］杨胜辉，唐明杰，孔祥建．小青龙汤雾化吸入治疗慢性阻塞性肺疾病急性加重期的临床研究［J］．中医药导报，2009，15（9）：6-8.

［4］黄开珍，冼寒梅，王朝晖，等．加味小青龙汤治疗肺心病急性发作期80例观察［J］．亚太传统医药，2007，3（9）：52-54.

［5］马莉娜，杨涛．小青龙汤方证及方药作用机理研究［J］.2007，27（5）：6-8.

20. 小陷胸汤

【出处】东汉·张仲景《伤寒论》。

【组成】瓜蒌、黄连、半夏。

【功用】清热化痰，宽胸散结。

【主治】

中医主治小结胸病，症见痰热互结，胸脘痞闷，按之则痛，或咳痰黄稠，舌苔黄腻，脉滑数者。

西医急慢性胃炎、胸膜炎、胸膜粘连、急性支气管炎、肋间神经痛、心绞痛等属痰热互结者等病可参考此方。

【方解】

本方证属于伤寒表证误下，邪热内陷，痰热结于心下的小结胸病。痰热互结证，治宜清热化痰，理气散结。方中以瓜蒌实为君，清热化痰，理气宽胸，通胸膈之痹。黄连为臣，助瓜蒌清热降火，开心下之结。半夏为佐，降逆化痰，助瓜蒌消痰散结，散心下之痞。黄连、半夏合用，一苦一辛，苦降辛开。半夏与瓜蒌相伍，润燥相得，清热涤痰，如此则清热化痰、宽胸散结之功益著。三药相合，使痰去热除，结开痛止，为治胸脘痞痛之良剂。临证不仅用于伤寒之小结胸病，而且内科杂症属痰热互结者，亦甚有效。

【文献摘要】

（1）《古今名医方论》："以半夏之辛散之，黄连之苦泻之，栝楼之苦润涤之，所以除热散结于胸中也。先煮栝楼，分温三服，皆以缓治上之法。”

（2）《医宗金鉴》：“黄连涤热，半夏导饮，栝楼润燥下行，合之以涤胸膈痰热，开胸膈气结，攻虽不峻，亦能突围而入，故名小陷胸汤。”

（3）《医林纂要》：“黄连以泄结热，半夏以通阴阳，瓜蒌甘寒润滑，以清心肺之热，以荡上焦垢腻。胸中热必伤肺，此实以瓜蒌为君。热结未深，独在上焦，未近阳明之分，则无庸芒硝、大黄之下达。保肺去热，洁其膻中，无使阴阳汗格而已。”

（4）《医方考》：“黄连能泻胸中之热，半夏能散胸中之结，栝楼能下胸中之气。”

【科学研究】

（1）瓜蒌煎剂对腹水癌细胞有杀死作用，对肉瘤有一定抑制作用，瓜蒌子中提取的碱性糖蛋白可选择性抑杀白血病细胞。黄连及小檗碱通过抑制癌细胞呼吸，阻碍癌细胞嘌呤和核酸的合成，干扰癌细胞代谢等途径产生抗癌作用。半夏多糖组分具有使多形核白细胞活化作用和抗肿瘤作用。

（2）君药瓜蒌所含总氨基酸有良好的祛痰作用。黄连及小檗碱具有刺激颈动脉窦的化学感受器的作用，使血压升高，呼吸兴奋。半夏煎剂具有明显的祛痰、镇咳作用；同时姜半夏制剂对实验性硅沉着肺的发展有抑制作用，可使全肺胶原蛋白量减少，病理改变减轻，预防给药效果更好。

（3）周玉来等用小陷胸汤加味治疗痰热蕴胃型慢性胃炎 68 例，其中，充血渗出性胃炎 43 例，扁平糜烂型胃炎 8 例，隆起糜烂型胃炎 3 例，萎缩型胃炎 3 例，出血型胃炎 3 例，反流型胃炎 7 例，皱襞增生型胃炎 1 例，痊愈 35 例，好转 22 例，无效 11 例。

（4）李景君等用加味小陷胸汤治疗不稳定型心绞痛，选择符合诊断标准的不稳定型心绞痛患者 30 例，其中，低危险组 7 例，中危险组 15 例，高危险组 8 例，心绞痛分 I 级 3 例，II 级 4 例，III 级 8 例，IV 级 15 例，以中医证候疗效及前后心电图 NST（ST 段升高的心电图数）、∑ST（胸导联心电图 ST 段抬高总毫伏数）变化为指标，总有效率为 90%。

【国医经验】本方用于痰热互结之小结胸证。西医急慢性胃炎、胸膜炎、胸膜粘连、急性支气管炎、肋间神经痛、心绞痛等属痰热互结者等病可参考此方。刘教授认为，凡临床上出现以胸脘痞闷、按之则痛、舌苔黄腻、脉滑数等为主要表现者，即可使用本方加减治疗。若兼胁肋疼痛者，可加佛手、郁金以疏肝止痛；痰稠难咳者，加胆南星、川贝母以加强清热化痰之力；若痰热蕴肺，胸闷气急者，加葶苈子、百部、杏仁以宣泄肺热。同时，刘教授也指出：方中瓜蒌壳有缓泻作用，故脾胃虚寒，大便溏薄者慎用。方中黄连、半夏合用，一苦一辛，苦降辛开。半夏与瓜蒌相伍，润燥相得，清热涤痰，如此则清热化痰、宽胸散结之功益著。三药相合，使痰去热除，结开痛止，为治胸脘痞痛之良剂。

【医案举隅】

初诊：路某，男，36 岁，工人，2017 年 3 月初诊。

患者近 5 天来自感胸脘痞闷，咳痰黄稠，今为求中医治疗就诊于我院国医堂门诊，症见胸脘痞闷，咳痰黄稠，纳差，口臭，舌苔厚腻，脉滑数。诊断为痰湿热盛证，治以清热化痰，宽胸散结为法，拟方药如下：

瓜蒌壳 20g　　法半夏 10g　　黄连 6g
吴茱萸 3g　　草豆蔻 6g　　桔梗 20g
冬凌草 20g　　甘松 10g

二诊：15 天后复诊，胸脘痞闷，咳痰黄稠，纳差，明显缓解。患者自诉最近便秘、腹痛，拟方如下：

瓜蒌壳 20g　　法半夏 10g　　黄连 6g
吴茱萸 3g　　紫菀 10g　　草决明 6g
木香 10g　　徐长卿 10g

【按语】《伤寒论》："小结胸病，正在心下，按之则痛，脉浮滑者，小陷胸汤主之。"主治痰热结于胸下之系列病证。小陷胸汤以黄连、半夏、瓜蒌三味成方，三药相伍，辛开苦降，寒温并用，黄连苦寒，以清泄心下之热；半夏辛温，化痰散结而和胃；瓜蒌甘寒，清热涤痰，开结而兼润下，共奏清热涤痰，宽胸开结之功。仲景伍方钤妙，刘教授擅灵活应用，对于痰热蕴结于胸，舌苔厚腻病人，通常采用小陷胸汤加左金丸加减，本案首诊患者症见胸脘痞闷，咳痰黄稠，纳差，口臭，舌苔厚腻，脉滑数者。瓜蒌壳、法半夏、黄连、吴茱萸为小陷胸汤加左金丸，因患者舌苔厚腻故用草豆蔻；桔梗治疗患者痰多；甘松为治疗口臭良药；诸药合用共奏佳效。二诊患者便秘、腹痛，故用紫菀、草决明通便；广木香、徐长卿理气止痛。

【参考文献】

[1] 李炳照等 . 实用中医方剂双解与临床［M］. 北京：科学技术文献出版社，2008：600–601.

[2] 周玉来，周芳 . 小陷胸汤加味治疗痰热蕴胃型慢性胃炎 68 例

[J]. 中医研究，2007，20（3）：47-48.

[3] 李景君，王蕊，徐京育 . 加味小陷胸汤治疗不稳定型心绞痛临床观察 [J]. 中医药学报，2010，38（2）：123-124.

21. 丹栀逍遥散

【出处】明·薛己《内科摘要》。

【组成】当归、芍药、茯苓、白术、柴胡、牡丹皮、山栀、甘草。

【功用】养血和营，清肝健脾。

【主治】

中医主治肝脾血虚发热，或潮热晡热，或自汗盗汗，或头痛目涩，或怔忡不宁，或颊赤口干，或月经不调，或肚腹作痛，或小腹重坠，水道涩痛，或肿痛出脓，内热作渴。

西医慢性肝炎、肝硬化、慢性胃炎、经前期紧张症、更年期综合征、胃肠神经官能症、抑郁症等病均可参考此方。

【方解】本方证属于肝郁脾虚，化火生热所致。原书谓该方："治肝郁血虚发热，或潮热，或自汗盗汗……或小腹重坠、小便涩痛。"根据《内经》"木郁达之"的原则，首先顺其条达之性，开其郁遏之气，并宜养营血而健脾土，以达养阴补脾之目的。丹栀逍遥散方中柴胡为君，疏肝解郁，使肝气条达，以复肝用。本品的疏肝之效，历来被前贤所推崇，《滇南本草》卷一指出："柴胡行肝经逆结之气，止左胁肝气疼痛。"《药品化义》曰："柴胡性轻清，主升散，味微苦，主疏肝。"臣以当归、白芍二药，当归味甘、辛，性温，归肝、心、脾经，具有补血、活血、调经、止痛之功效。《景岳全书·本草正》谓："当归，其味甘而重，故专能补血；其气轻而辛，故又能行血，补中有动，行中有补，诚血中之气药，亦血中之圣药也。”白芍味苦、酸、甘，性微寒，归肝、脾经，具有平肝止痛、养血调经之效。二药皆入肝经，均能补血，养血柔肝，合用相得益彰，既养肝体助肝用，以治血虚，又防柴胡劫肝阴。佐以白术、茯苓、甘草健脾益气，为补气健脾之要药，三药合用使脾气运化有权，化气生血。正如《本草衍义》指出："茯苓行水之功多，益心脾不可厥也。”朱震亨云："泻三焦火，清胃脘血，治热厥心痛，解热郁，行结气。”牡丹皮亦能入肝胆血分，清血中之浮火。《本草经疏》谓本品："其味苦而微辛，其气寒而无毒。辛以散结聚，苦寒除血热，入血分，凉血热之要药。”

【文献摘要】

(1)《本草备要》曰："补血、泻肝、益脾、敛肝阴。”

(2)《本草汇言》指出："白术乃扶植脾胃、散湿除痹、消食除痞之要药。佐以牡丹皮、栀子皆能清热凉血，其中栀子入营分，能引上焦心肺之热，屈曲下行，尚可泻火除烦。”

(3)《校注妇人良方》卷二十四方之丹栀逍遥散："功能疏肝解郁，清热除烦。治肝脾血虚有热，遍身瘙痒，或口燥咽干，发热盗汗，食少嗜卧，小便涩滞，及瘰疬流注等。”

【科学研究】

(1) 将 MCF-7 细胞建立裸鼠皮下移植瘤模型分为模型组，丹栀逍遥散高、中、低剂量组，丹栀逍遥散组每日灌胃给予丹栀逍遥散连续 15 天，模型组灌胃给予等容积的生理盐水。研究结果表明，与模型组比较，丹栀逍遥散高、中剂量组对肿瘤组织质量有显著抑制作用（$P<0.05$），可改善肿瘤组织形态学，增加肿瘤组织被 Tunel 染色的细胞数目，增加肿瘤细胞凋亡率（$P<0.01$）。

（2）应用皮下埋植左旋 18- 甲基炔诺酮硅胶棒联合人绒毛膜促性腺激素注射复制 PCOS 模型，观察丹栀逍遥散对多囊卵巢综合征（PCOS）大鼠差异蛋白质表达谱的影响。研究表明，丹栀逍遥散 3.75g/kg 显著改善大鼠卵巢增大及卵泡扩张，质谱成功鉴定 8 个蛋白点，其中点 5 为 β 抑制蛋白 2（β-arrestin 2，β-arr2），β-arr2 在模型组显著降低，丹栀逍遥散显著增加其表达（P<0.01）。因此，丹栀逍遥散通过增加 β-arr2 表达，调控 β-arr2 介导的信号通路防治 PCOS。

（3）有临床研究以观察丹栀逍遥散治疗抑郁症的临床疗效及不良反应。分别用麦普替林（西药组 31 例）和丹栀逍遥散（中药组 32 例）治疗。结果表明，两组临床疗效比较差异无显著性；两组治疗后 HAMD、SDS 和 SAS 积分均明显低于治疗前（P<0.05），但两组间比较差异无显著性；Asberg 副反应量表分值中药组低于西药组（P<0.05）。因此说明，丹栀逍遥散治疗抑郁症疗效与麦普替林相当，而不良反应明显少于麦普替林。

【国医经验】本方主要用于肝脾血虚发热，或潮热晡热，或自汗盗汗，或头痛目涩，或怔忡不宁，或颊赤口干，或月经不调，或肚腹作痛，或小腹重坠，水道涩痛，或肿痛出脓，内热作渴者。西医慢性肝炎、肝硬化、慢性胃炎、经前期紧张症、更年期综合征、胃肠神经官能症、抑郁症等病均可参考此方辨证用药。刘教授常言，现代社会快节奏、高效率的工作环境给职业女性带来较大的精神压力，长期不良的精神刺激干扰其脏腑功能、气血运行，造成阴阳失调、气血不畅，气机郁滞，郁而化火，火热伤阴，肝强脾弱等易引起失眠、月经不调、大便不调等病症。如遇失眠刘教授常加生酸枣仁、熟酸枣仁或薏苡仁、百合养心安神；见月经不调常加益母草、当归、川芎等活血补血调经；见便秘者常加制大黄或紫菀、草决明润肠通便。现代药理研究显示丹栀逍遥散具有抗抑郁、抗焦虑、改善心理应激变化等作用。

【医案举隅】

初诊：杨某，男，55岁，会计，2017年02月初诊。

患者因胸痛阵作半年余，加重2周就诊于我院国医堂。现病史：患者胸痛阵作半年余，近2周来因家庭矛盾，胸痛频发，每次胸痛几分钟不等，常彻及后背，周身略有乏力，纳食可，二便调，寐差。舌质红，舌苔薄白，脉弦。中医诊断：胸痹，气滞心胸证。西医诊断：冠心病。治则：疏肝理气，活血通络。处方：丹栀逍遥散加减，处方如下：

牡丹皮 10g　　栀子 10g　　柴胡 10g

白芍 20g　　当归 10g　　延胡索 10g

莲子心 6g　　川芎 10g　　木香 10g

蜈蚣 1 条

7剂，水煎服，每日1剂。

二诊：15天后复诊，患者胸痛频次明显减少，睡眠好转，拟方如下：

牡丹皮 10g　　栀子 10g　　柴胡 10g

白芍 20g　　当归 10g　　延胡索 10g

茯神 10g　　川芎 10g　　木香 10g

柏子仁 10g

7剂，水煎服，每日1剂。

【按语】《杂病源流犀烛·心病源流》曰："总之七情之由作心痛，七情失调可致气血耗逆，心脉失畅，痹阻不通而发心痛。"患者因家庭矛盾使病情加重，考虑其肝郁明显，舌质红，已有化火之相。本方在丹栀逍遥散基础上加用延胡索、木香以疏肝理气；檀香、川芎行气止痛；莲子心既可清火又可养心安神；酸枣仁、远志有助于改善睡眠。徐慧教授在临床中发现，对于一些老年病患者，仅使用一般活血化瘀药，疗效甚微，需根据病情加入一些化瘀通络的虫类药，如蜈蚣。

【参考文献】

[1] 李然，刘立萍，王哲丹，等．栀逍遥散对人乳腺癌 MCF-7 细胞株裸鼠移植瘤的影响［J］．中国实验方剂学杂志，2016，22（2）：78-81.

[2] 张丽华，靖林林，黄璜，等．丹栀逍遥散防治大鼠多囊卵巢综合征的蛋白质组学研究［J］．中药药理与临床，2013，29（1）：1-6.

[3] 罗和春，钱瑞琴，赵学英，等．丹栀逍遥散治疗抑郁症的临床疗效观察［J］．中国中西医结合杂志，2006，26（3）：213-215.

22. 五味消毒饮

【出处】清·吴谦《医宗金鉴》。

【组成】金银花、野菊花、蒲公英、紫花地丁、紫背天葵子、白酒。

【功用】清热解毒，消散疔疮。

【主治】

中医主治疔疮初起，症见发热恶寒，疮形如粟，坚硬根深，状如铁钉，以及痈疡疖肿，红肿热痛，舌红苔黄，脉数者。

西医蜂窝织炎、多发性疖、肿、乳腺炎等多种感染性疾病属热毒者可参考此方。

【方解】本方证属于热毒蕴蒸肌肤，致生疔疮痈肿初起者。方中银花、公英、野菊花清热解毒，消散痈肿；地丁、天葵为治疔毒要药，配合前三味，加强消散疔疮痈肿的作用。方中重用金银花清热解毒，消散痈疮疔肿，为君药。蒲公英、紫花地丁、紫背天葵子、野菊花共为臣药，这4味药的作用相似，具有较强的清热解毒作用，且可清热凉血、散结消肿，是治疗痈疮最常用的药物。白酒通行血脉以助药力，为佐药。诸药合用，功专力宏，共奏清热解毒、消散疔疮之功。痈疮疔毒多为脏腑蕴热，火毒结聚，故治用清热解毒为主，以使积热火毒清解消散。加酒少量，是行血脉以助药效。故对各种疔毒初起，常以本方为主加减使用。

【文献摘要】

（1）《方剂学》:“痈疮疔毒，多由脏腑蕴热，火毒结聚。故治用清热解毒为主，以便积热火毒清解消散。方以银花两清气血热毒为主。紫花地丁、紫背天葵、蒲公英、野菊花均各有清热解毒之功，配合使用，其清解之力尤强，并能凉血散结以消肿痛。加酒少量是行血脉以助药效。”

（2）《外科探源》:“治疗疔毒、痈疮的方剂。方中金银花清热解毒、消散痈肿，为主药；紫花地丁、紫背天葵为治疗毒要药，亦通用于痈疮肿毒；蒲公英、野菊花清热解毒、消散痈肿，均为辅佐药。各药合用，其清热解毒之力甚强，或加酒少量以助药势，可加强消散疔疮作用。”

（3）《中医杂志》（1984）:“方中金银花、野菊花，功擅清热解毒散结，金银花入肺胃，可解中上焦之热毒，野菊花入肝经，专清肝胆之火，二药相配，善清气分热结；蒲公英、紫花地丁均具清热解毒之功，为痈疮疔毒之要药；蒲公英兼能利水通淋，泻下焦之湿热，与紫花地丁相配，善清血分之热结；紫背天葵能入三焦，善除三焦之火。五药合用，气血同清，三焦同治，兼能开三焦热结，利湿消肿。”

【科学研究】

（1）陈学武等将60例口服EGFR–TKIs出现皮疹的肺癌患者随机分为试验组和对照组。两组均给予常规治疗．对照组在常规治疗基础上每日于患处外涂尿素软膏3或4次．试验组在常规治疗基础上给予五味消毒饮口服联合外洗，每日1剂．两组疗程均为2周。结果表明，试验组临床疗效及中医证候疗效总有效率分别为73.3%、80.0%，对照组分别为40.0%、50.0%。治疗后30天试验组患者生活质量评分明显低于对照组

（$P<0.05$）。试验组治疗后皮疹严重程度分级及超敏C反应蛋白和IL-6水平均明显下降（$P<0.05$）。

（2）研究发现，五味消毒饮中金银花通过兴奋垂体-肾上腺轴对炎性渗出、肉芽肿及肉芽增生有抑制作用。野菊花水提取液能保护GSH-Px及CAT活性，显著升高其抗氧化作用，抑制心、脑、肝、肾组织脂质过氧化以及H_2O_2引起的溶血。蒲公英提取物总黄酮具有类SOD的作用，能有效清除超氧阴离子及羟基，抑制不饱和脂肪酸的氧化。

（3）陈略等研究表明五味消毒饮给药后对煤焦油引起的兔耳实验性痤疮形成有较好的抑制作用。提示五味消毒饮能明显降低兔耳痤疮形成强度、耳痤疮反应强度，且能降低丙酸杆菌所致的大鼠耳廓肿胀度，具有明显的抗痤疮作用。

【国医经验】本方主要用于疔疮初起西医蜂窝织炎、多发性疖、肿、乳腺炎等多种感染性疾病属热毒者可参考此方。刘教授常用该方是治疗疔毒、痈疮、痤疮、湿疹等。方中金银花清热解毒、消散痈肿，为主药；紫花地丁、紫背天葵为治疗毒要药，亦通用于痈疮肿毒；蒲公英、野菊花清热解毒、消散痈肿，均为辅佐药。金银花入胃，可解中、上焦之热结，野菊花入肝经，专清肝胆之火，二药相配，善清气分热结；蒲公英能利水通淋，泻下焦之湿热，与紫花地丁相配，善清血分之热结；紫背天葵子能入三焦，善除三焦之火。五药合用，气血同清，三焦同治，兼能开三焦热结，利湿消肿。各药合用，其清热解毒之力甚强，或加酒少量以助药势，可加强消散疔疮作用。

【医案举隅】

初诊：杨某，女，22岁，学生，2016年12月初诊。

患者面部、背部反复出现痤疮3年，面部发红，较多出油，形成丘疹脓包结节，有破溃，曾接受西医治疗，服用替硝唑、B族维生素、四环素治疗1月余，病情得到缓解，停药后再次复发，今为求中医治疗就诊于我院国医堂门诊。症状表现为：额头、两颊、两腮处均可见脓包和结节，并相互融合，红肿、疼痛。患者大便干结，小便黄赤，舌红，苔黄，脉滑数。诊断为热毒阻滞证，治以清热解毒为法，拟方如下：

山银花 20g　　当归 10g　　紫花地丁 20g
白花蛇舌草 20g　　茵陈 20g　　地肤皮 20g
白鲜皮 20g　　川芎 10g　　制大黄 10g

二诊：15天后复诊，诸症较前明显缓解，无大便秘结，继以清热解毒为法，拟方如下：

山银花 20g　　当归 10g　　玄参 20g
紫花地丁 20g　　白花蛇舌草 20g　　茵陈 20g
苦参 20g　　刺蒺藜 20g

三诊：15天后复诊，痤疮症状进一步缓解，自诉月经不调，拟方如下：

山银花 20g　　当归 10g　　玄参 20g
紫花地丁 20g　　白花蛇舌草 20g　　茵陈 20g
白鲜皮 20g　　川芎 20g　　益母草 20g

【按语】蜂窝织炎、多发性疖、肿等属于中医“疔疮”等范畴。刘教授认为，凡疔疮疖肿初起阶段，同时具备疔疮疖肿局部伴有红、肿、热、痛，舌红，脉数者，均可使用本方进行辨证加减治疗。本案患者额头、两颊、两腮处均可见脓包和结节，并相互融合，红肿、疼痛，大便干结，小便黄赤，舌红，苔黄，脉滑数。诊断为“热毒阻滞证”，治以清热解毒为法。山银花，紫花地丁、蛇舌草清热解毒，地肤皮、白鲜皮为治疗皮肤性疾病常用药对，对皮肤性疾病有良好疗效，川芎活血行气，制大黄通便泻热；二诊诸症较前明显缓解，无大便秘结，继以清热解毒为法；三诊患者痤疮进一步缓解，因月经不调，用川芎、益母草调理月经，诸药合用，共奏佳效。若热毒盛者，可加黄连、栀子、连翘等以清泄热毒；脓已成而不溃或溃而脓不易流出者，可加皂角刺、桃仁等以排泄脓液；若用于治疗乳痈，可加瓜蒌壳、青皮、浙贝母等散结消肿。

【参考文献】

［1］陈学武，姜靖雯，林海峰．五味消毒饮治疗肺癌患者表皮生长因子受体酪氨酸激酶抑制剂相关皮疹30例临床观察［J］．中医杂志，2016，57（10）：847-850.

［2］李炳照．实用中医方剂双解与临床［M］．北京：科学技术文献出版社，2008：654-655.

［3］陈略，陈志明．五味消毒饮治疗痤疮的实验研究［J］．新医学，2013，44（10）：676-679.

23. 五苓散

【出处】东汉·张仲景《伤寒论》。

【组成】猪苓、白术、茯苓、泽泻、桂枝。

【功用】利水渗湿，温阳化气。

【主治】

中医主治膀胱气化不利之蓄水证。症见内停水湿，小便不利，头痛发热，烦渴欲饮或水入即吐，苔白脉浮者等。

西医急慢性肾炎水肿、肝硬化腹水、心源性水肿、急性肠炎、尿潴留等病可参考此方。

【方解】本方所治病之病机为水湿内生，膀胱气化不利。乃太阳表邪未解，内传脏腑，以致膀胱气化不利，而成太阳经腑同病之蓄水证。表邪未解，故见头痛身热；膀胱气化失司，故见小便不利；水湿内停，津不上承，且内蕴化热，故见口渴欲饮水。饮入之水，无有去路，甚则水入即吐，而成“水逆证”。故治疗当以利水渗湿为主，兼以温阳化气。方中重用泽泻为君，其性寒味甘淡，直达肾与膀胱，利水渗湿。臣以茯苓、猪苓之淡渗，增强利水渗湿之力。佐以白术健脾而运化水湿。膀胱气化有赖于阳气的蒸腾，故佐以桂枝，一则可外解太阳之表，二则可助温阳化气，以达助利小便之功。诸药合用，利水渗湿为主，辅以温阳化气，使水湿从小便而出，则蓄水留饮诸症自除。

【文献摘要】

（1）《医方考》："茯苓、猪苓、泽泻、白术，虽有或润或燥之殊，然其为淡则一也，故均足以利水。桂性辛热，辛热则能化气。"

（2）《古今名医方论》引赵羽皇："五苓散一方，为行膀胱之水而设，亦为逐内外水饮之首剂也。方用白术以培土，土旺而阴水有制也；茯苓以益金，金清而通调水道也；桂味辛热，且达下焦，味辛则能化气，性热专主流通，州都温暖，寒水自行；再以泽泻、猪苓之淡渗者佐之，禹功可奏矣。"

（3）《医方集解》："二苓甘淡，入肺而通膀胱为君；泽泻甘咸，入肾、膀胱，同利水道为臣；益土所以制水，故以白术苦温健脾去湿为佐；膀胱者津液藏焉，气化则能出矣，故以肉桂辛热为使，热因热用，引入膀胱以化其气，使湿热之邪皆从小水而出也。"

（4）《绛雪园古方选注》："苓，臣药也，二苓相辅则五者之中可为君药矣，故曰五苓。猪苓、泽泻相须，借泽泻之咸以润下；茯苓、白术相须，借白术之燥以升精，脾精升则湿热散，而小便利，即东垣欲降先升之理也；然欲小便利者，又难越膀胱一腑，故以肉桂热因热用，内通阳道，使太阳里水引而竭之。"

【科学研究】

（1）有研究通过实验组采用中药五苓散制剂联合甘露醇作为脱水剂，对照组单纯使用甘露醇治疗，以比较两组对于临床各种病因所致的脑水肿患者的疗效情况。结果显示，治疗组总有效率为86.67%，对照组为66.67%。所以，实验组利水效果好，能显著降低脑水肿程度，明显改善颅高压患者的临床症状，而且还能够减轻甘露醇对电解质的影响。

（2）有研究观察五苓散提取液对肾性高血压大鼠的治疗效果及其对大鼠尿量和血电解质的影响。结果显示，五苓散组均能降低肾性高血压大鼠的血压，同时，五苓散组对大鼠有显著利尿作用，但对电解质无明显影响。所以，五苓散提取液对肾性高血压大鼠具有利尿、降压作用，且不造成电解质紊乱。

（3）有研究观察五苓散对高脂膳食诱导小鼠胰岛素抵抗的影响。结果发现，五苓散各剂量组小鼠体质量、腹围均明显降低，脏脂肪变性改善，脂肪含量、脂肪细胞体积和数目以及FPG、FINS、TC、TG、IRI水平明显降低，ISI明显升高。所以五苓散具有改善小鼠胰岛素抵抗的作用。

【国医经验】本方常用于治疗水湿内停，小便不利之膀胱气化不利之蓄水证。因本方具有利尿的作用，故临床上，西医一些症见水肿的疾病亦可使用，如肾性水肿、心源性水肿、肝硬化腹水等，可服用以通过利小便达消肿目的。刘老在临床上，亦常辨证使用，常运用方中泽泻、白术、桂枝。泽泻，是刘老临床常用的利水之品，且其具有泄热之效，正如《纲目》中曰："泽泻，气平，味甘而淡，淡能渗泄，气味俱薄，所以利水而泄下。脾胃有湿热，则头重而目昏耳鸣。"《本草正义》："泽泻，最善渗泄水道，专能通行小便。取其白术，乃取一举两用之目的。"《药性论》中曰："治水肿胀满。"《日华子本草》："治水气，利小便。"同时白术有健脾之效，脾脏与水液代谢密切相关，故培土以制水。两药相用，标本兼治，两药皆可利水渗湿以治标，同时使得脾气健运，水湿得化。刘老遵《素问·灵兰秘典论》谓："膀胱者，洲都之官，津液藏焉，气化则能出矣。"故刘老仍保留桂枝，以助膀胱气化而通小便。刘老取其方中三味之药，即达利水消肿之效，兼顾全局，如患者久病顽疾，效果不显，刘老则配伍其他利水渗湿之品以增其效。

【医案举隅】

初诊：李某，男，66岁，退休职工，2017年5月就诊。

患者2年余前确诊为“肾病综合征”，常出现双下肢水肿。今次就诊见颜面浮肿，双下肢水肿，按之凹陷，腹胀，小便少，约每天300mL，舌红，苔薄黄，脉浮滑。患者老年男性，肾脏衰弱，肾主气化，且与膀胱相表里，导致膀胱气化失司，水道不通，水湿不出，内蓄体内，而见颜面、双下肢肿。故治宜利湿泻浊为主，拟方如下：

泽泻20g	白术10g	桂枝10g
车前草20g	六月雪20g	萆薢20g
莪术10g	川芎10g	刘寄奴20g

二诊：10日后复诊，颜面水肿已退，双下肢仍有水肿，但较前减轻，感腰酸痛，故去车前草、萆薢，加巴戟天、补骨脂，益肾健腰，拟方如下：

泽泻20g	白术10g	桂枝10g
巴戟天20g	六月雪20g	补骨脂20g
莪术10g	川芎10g	刘寄奴20g

三诊：一个月后复诊，患者水肿消退，故治疗以活血通经，改善肾脏循环为主。

【按语】患者男性，年老肾衰，加之患肾脏疾患，肾与水液代谢息息相关，主气化，且肾与膀胱互为表里，致膀胱失于气化，水道不通，而小便不畅，内积体内发为本病。急者治其标，故初诊治疗当以利水渗湿，通利小便为主，刘老取五苓散里三药，取其方义，一来利水渗湿，二来培土制水，三来辅以气化。并配合其他清热利湿之品，则利水之效力增，水肿得消。

【参考文献】

[1] 吴扬龙 . 五苓散治疗脑水肿的疗效观察 [D]. 福建中医药大学，2013.

[2] 韩宇萍，王宁生，宓穗卿，等 . 五苓散对肾性高血压大鼠降压作用的实验研究 [J]. 中西医结合学报，2003，1（4）：285–288.

[3] 杨洋，王丹，杨楚枫，等 . 五苓散对高脂膳食诱导小鼠胰岛素抵抗的影响 [J]. 中国中医药信息杂志，2015，22（3）：73–76.

24. 化肝煎

【出处】明·张景岳《景岳全书》。

【组成】青皮、陈皮、白芍、牡丹皮、炒栀子、泽泻、土贝母。

【功用】疏肝解郁，降气泻火。

【主治】

中医主治怒气伤肝，症见气逆动火，胁痛胀满，烦热动血等症。

西医反流性食管炎、慢性胃炎、消化性溃疡等病可参考此方。

【方解】本方善解肝气之郁，平气逆而解郁火，主治怒气伤肝，气逆动火，胁痛胀满，烦热动血等症。临床上常用于治疗肝胃郁热之各种消化系统疾病。怒气伤肝，致肝气上逆，血随气行，故见动血之症；肝郁不舒，则见胁痛胀满；气郁化火，则见烦热等症。方中牡丹皮、栀子清肝泻火；陈皮、青皮疏肝理气和胃；土贝母抑酸散结；白芍柔肝止痛，且防他药疏肝太过；泽泻清热利湿，给热邪以出入。纵观全方，其善解肝气之郁，平气逆而泻火，做到散中有敛，升中有降。

【文献摘要】

(1)《景岳全书·新八方阵》中所载化肝煎主治怒气伤肝，气逆动火，胁痛胀满，烦热动血等症。用水220mL，煎至160mL，空腹时温服。若大便下血，加地榆一钱半；小便尿血，加木通一钱半；恶寒发热，加柴胡一钱；火盛，加黄芩一至二钱；胁腹胀痛，加白芥子一钱；胀甚者，去芍药。

（2）《景岳全书·新八方阵》："化肝煎，青皮、陈皮、芍药各二钱，牡丹皮、炒栀子、泽泻（血见下部者用甘草）各一钱半，土贝母二至三钱。"

【科学研究】

（1）有研究通过随机对照试验，以探讨化肝煎加减治疗慢性萎缩性胃炎肝胃郁热型患者的临床疗效。对照组给予西医常规治疗，观察组在对照组的基础上给予化肝煎加减治疗。结果显示，治疗后，实验组中医症状积分低于对照组，两组均未见明显不良反应。且通过随访发现，实验组复发率低于对照组。所以，化肝煎加减治疗慢性萎缩性胃炎肝胃郁热型患者具有较好的临床疗效，且具有较高的安全性和较低的复发率。

（2）研究通过观察组采用化肝煎加减联合西药治疗，与单纯西药组对比，以观察化肝煎加减联合西药治疗肝胃郁热型反流性食管炎（RE）的临床疗效和复发情况。最终得出，虽然化肝煎联合西药治疗对进一步提高治疗效果不显著，但在改善患者的次要症状，提高患者的生活质量方面具有显著优势。且降低肝胃郁热型 RE 患者的复发率。

（3）研究对 68 例属于肝胃郁热型消化性溃疡患者进行分组实验，分别给予化肝煎颗粒加奥美拉唑和单用奥美拉唑口服，以观察两组临床症状改善及内镜下溃疡愈合质量。结果中西药结合组症状改善总有效率及内镜下溃疡愈合总有效率均优于西药组。所以化肝煎颗粒联合奥美拉唑治疗肝胃郁热型消化性溃疡临床疗效确切、溃疡愈合质量较好。

【国医经验】本方常用于治疗怒气伤肝，而气逆动火，胁痛胀满，烦热动血等症。临床上，常用其治疗消化系统疾病，证属肝胃郁热者，如消化道溃疡、慢性胃炎、反流性胃食管病等。刘老在临床上，常取其方中青皮、陈皮、白芍以行疏肝解郁和胃之效，用于治疗患者胁痛，脘腹胀满，呃逆，纳差等肝郁不舒，肝气犯胃之症，配合他药辨证使用。青皮取其入肝经，破气之功，如《本草汇言》:“青橘皮，破滞气，削坚积之药也，凡病郁怒气逆而胁肋刺痛，或疝气冲筑而小腹牵弦，二者乃肝气不和之病也。”配合陈皮，入胃经，《本草经疏》曰之:“辛能散，苦能泻，温能通行，则逆气下，呕嗽止，胸中瘕热消矣。”青皮善行肝胆之气，陈皮能调脾胃气机，正如《珍珠囊》曰之:“陈皮治高，青皮治低。”两药用之，可解肝气不舒，肝气犯胃，胃气阻滞之症。因肝体阴而用阳，为防疏肝太过，故配伍白芍，以敛阴柔肝。刘老取三药，达肝胃兼治，收敛兼成之意。

【医案举隅】

初诊：张某，男，36岁，职员，2016年2月就诊。

患者1年余前确诊为“慢性萎缩性胃炎”，今次就诊见脘腹胀满，胸闷不舒，呃逆，反酸，舌红，苔薄黄，脉弦。患者男性，职业压力大，常觉胸闷不舒，加之饮食不规律，致胃腑受累，而见上症。故治宜疏肝和胃，降逆止呃为主，拟方如下：

黄连6g	吴茱萸2g	青皮10g
陈皮10g	白芍10g	牡蛎20g（先煎）
柿蒂6g	郁金10g	益智仁10g

二诊：10日后复诊，患者脘腹胀满，胸闷不舒有所缓解，无呃逆，反酸，感纳食不香，故去方中青皮、陈皮、白芍、牡蛎、柿蒂，加佛手、黄芩、半夏、徐长卿以疏肝和胃，拟方如下：

黄连 6g	吴茱萸 2g	黄芩 10g
半夏 10g	佛手 10g	郁金 10g
益智仁 10g	徐长卿 10g	

三诊：15 日后复诊，患者脘腹胀满，胸闷不舒进一步改善，纳食改善，治疗继以疏肝和胃为主，上方加减服用。

【按语】患者职业压力大，思绪繁多，久之伤肝，肝气不舒，肝气横逆反胃，胃气上逆，故发为本病。故此病，刘老兼顾肝胃。一诊时，患者胸闷不舒严重，故刘老选用青皮以疏肝破气，然二诊时，患者胸闷不舒有所缓解，刘老辨证，减去青皮，而换疏肝之效稍缓的佛手、郁金，因遵得李杲："青皮，有滞气则破滞气，无滞气则损真气。"诸药相用，疏肝气，调胃腑，气机调畅，则诸症缓解。

【参考文献】

［1］虞芬兰，唐跃华．化肝煎加减治疗慢性萎缩性胃炎肝胃郁热型 63 例观察［J］．浙江中医杂志，2015，50（5）：326-327.

［2］吕彬．化肝煎联合西药治疗肝胃郁热型反流性食管炎疗效观察［D］．广州中医药大学，2016.

［3］郑国军，张学文，徐雪峰．化肝煎合奥美拉唑治疗消化性溃疡 34 例［J］．中国中医药现代远程教育，2015，13（7）：54-55.

25. 化痰玉壶丸

【出处】宋·陈师文等《太平惠民和剂局方》。

【组成】天南星、半夏、天麻、头白面。

【功用】祛风止眩，化痰降逆。

【主治】

中医主治风痰吐逆，头痛目眩，胸膈烦满，饮食不下，及咳嗽痰盛，呕吐涎沫。小儿久吐。

西医高血压、脑梗死、脑肿瘤等病可参考此方。

【方解】本方证多因风痰内蕴所致。风痰上扰清窍，故见头痛目眩；痰浊中阻，影响脾胃运化，则见胸膈烦满，饮食不下，呕吐涎沫；痰浊内蕴胸中，则见咳嗽痰盛。故治疗宜祛风止眩，化痰降逆。临床中，高血压、脑梗等病症见头昏、呕吐等不适，证属风痰内蕴者均可辨证加减使用。方中天南星燥湿化痰，祛风止痉；半夏燥湿化痰，和胃止呕；天麻平肝息风，祛风止痛，凡肝风内动、头目眩晕之症，不论虚实均可；头白面为小麦最里面的组织磨出来的面粉，一方面便于做丸，另一方面有健脾燥湿之效。

【文献摘要】

（1）《太平惠民和剂局方》："治风痰吐逆，头痛目眩，胸膈烦满，饮食不下，及咳嗽痰盛，呕吐涎沫。天南星（生）、半夏（生）各一两，天麻半两，头白面三两，上为细末，滴水为丸，如梧桐子大。每服三十丸，用水一大盏，先煎令沸，下药煮五七沸，候药浮即熟，漉出放温，别用生姜汤下，不计时候服。”

（2）《儒门事亲》：“南星半夏（并生用）、天麻，以上各半两，白面三两，上为细末，滴水丸，如桐子大。每服三十丸，用水一大盏，先煎令沸，下药煮，候浮即熟，漉出放温，另用生姜汤下，不拘时服。”

（3）《医学启源》：“南星、半夏（生）、天麻各一两、白面三两，上为细末，滴水丸梧子大，每服二十丸，用水一大盏，先煎令沸，下药煮，候浮，漉出，方熟。放温，别用生姜汤下，不拘时候。”

（4）《医学纲目》：“治风痰吐逆，头痛目眩，嗽，呕吐。天南星、半夏（生），各一两，天麻半两，白面三两，上为细末，滴水为丸，如桐子大。每服三十丸，水煮令药浮，漉出放温，姜汤下。”

【科学研究】因现代科学对化痰玉壶丸研究较少，故对其主要成分进行罗列。

（1）半夏：半夏醇提取物有显著的镇静催眠作用；半夏能诱导 HeLa 细胞凋亡，从而有抗肿瘤的作用；半夏生物碱通过中枢抑制，有止呕的作用，对顺铂、吗啡所致的呕吐均有抑制作用；半夏生物碱能抑制炎症因子 PGE2 的产生与释放，从而具有抗炎作用；半夏提取物有明显化痰镇咳作用。

（2）天麻：天麻通过降低脑内多巴胺和去甲肾上腺素含量而有镇静、催眠的作用；天麻中所含的香草醛（0.292g/kg）有抗惊厥作用；天麻有镇痛作用；天麻素有降低血压作用；天麻有抗炎作用；天麻素有增强免疫的作用；天麻素对神经细胞的缺血再灌注损伤有保护作用。

（3）天南星：研究证明天南星复方三生针液对 Lewis 肺癌、肝癌、艾氏腹水癌等多种移植性肿瘤有抑制作用，对体外培养的胃癌、肺癌和肝癌细胞亦有杀伤和抑制作用；天南星煎剂腹腔注射对家兔、大鼠均有明显的镇静作用；天南星生品有抗惊厥作用；各种天南星炮制品的水煎液均具有促凝血作用。

【国医经验】本方主治风痰吐逆，头痛目眩，胸膈烦满，饮食不下，及咳嗽痰盛，呕吐涎沫，小儿久吐。本方主药仅有三味，而刘老临床上，常取其中两味，天麻和半夏。天麻止头风痛，为治眩晕、头痛之要药，无论虚实均可配伍使用。如《本草汇言》曰之："主头风，头痛，头晕虚旋，癫痫强痉，四肢挛急，语言不顺，一切中风、风痰。"所以天麻是刘老常用的治疗头痛、头晕之药。半夏有燥湿化痰，降逆止呃之功，可用于湿痰、寒痰证，《名医别录》曰之："消心腹胸膈痰热满结，咳嗽上气，心下急痛坚痞，时气呕逆；消痈肿，堕胎，疗痿黄，悦泽面目。生令人吐，熟令人下。"一善祛风，一善化痰，两药相用，风痰得消。且刘老临床常将此两味药配合羌活，羌活有祛风之功，亦有引药上行之效，使药理聚于头部。三药相用，为刘老临床常用的治疗头部疾患药对。

【医案举隅】

初诊：黄某，男，45 岁，职员，2017 年 6 月就诊。

患者 6 月余前确诊肺癌脑转移。今次就诊感头昏，偶有咳嗽，查患者舌红，苔白腻，脉滑数。故治宜清热解毒，祛湿止眩为主，拟方如下：

鳖甲 20g（先下）	莪术 20g	葶苈子 20g（布包）
冬凌草 20g	猫爪草 20g	葎草 20g
半夏 10g	天麻 20g	蜈蚣 4 条

二诊：15 日后复诊，服药后患者咳嗽缓解，无头昏，故后续治疗以解毒抗癌为主，拟方如下：

鳖甲 20g（先下）	莪术 20g	葶苈子 20g（布包）
冬凌草 20g	猫爪草 20g	蜈蚣 4 条
黄精 20g	肉苁蓉 20g	当归 10g

三诊：1 个月后复诊，患者病情稳定，拟行头部放疗，故后续治疗可以解毒抗癌为主，辅以防治放疗副作用。

【按语】患者肺癌脑部转移，现见头昏，故刘老在解毒抗癌防转移的基础上，配合天麻、半夏以治标，缓解其头昏症状。半夏辛温，具有燥湿化痰之效。天麻甘平，有息风止痉，平肝潜阳，祛风通络的作用。半夏、天麻在古方中亦为常用药对，如半夏白术天麻汤，《脾胃论》曰之："此头痛苦甚，谓之足太阴痰厥头痛，非半夏不能疗；眼黑头旋，风虚内作，非天麻不能除，其苗为定风草，独不为风所动也。"两药配伍使用，对治疗风、湿、痰邪上扰清窍所致的头昏、头痛甚有效果。

【参考文献】

［1］詹爱萍，王平，陈科力．半夏、掌叶半夏和水半夏对小鼠镇静催眠作用的比较研究［J］．中药材，2006（9）：964–965.

［2］李娟，陈科力，黄必胜，等．半夏类药材提取物抗 HeLa 细胞活性研究［J］．中国医院药学杂志，2010（2）：146–148.

［3］王蕾，赵永娟，张媛媛，等．半夏生物碱含量测定及止呕研究［J］．中国药理学通报，2005（7）：864–867.

［4］周倩，吴皓．半夏总生物碱抗炎作用研究［J］．中药药理与临床，2006（Z1）：87–89.

［5］白权，李敏，贾敏如，等．不同产地半夏祛痰镇咳作用研究

[A]. 中国中西医结合学会中药专业委员会. 全国中药研究学术讨论会论文集[C]. 中国中西医结合学会中药专业委员会，003：1.

[6] 杨超，吕紫媛，伍瑞云. 天麻的化学成分与药理机制研究进展[J]. 中国现代医生，2012，17：27-28，31.

[7] 程黎晖. 天麻及其有效成分的药理作用与临床应用[J]. 西北药学杂志，2008（3）：188-190.

[8] 曾昭贤，肖逸，张廷华，等. 复方三生针注射液抗癌作用机制的初步研究[J] 中药通报，1987，12（11）：45-46.

[9] 汤建华，任雁林，刘克勤，等. 天南星药理作用和临床应用研究概况[J]. 陕西中医，2010，31（4）：478-479.

[10] 杨忠林，朱谧，顾萱. 天南星各种炮制品的药效学初步研究[J]. 中国药科大学学报，198，29（5）：342-344.

[11] 钟凌云，吴皓. 天南星科植物中黏膜刺激性成分的研究现状与分析[J]. 中国中药杂志，2006，18（9）：1561-1563.

26. 天王补心丹

【出处】宋·陈自明《校注妇人良方》。

【组成】生地黄、当归、天门冬、麦门冬、柏子仁、炒酸枣仁、人参、玄参、丹参、茯苓、远志、五味子、桔梗、朱砂。

【功用】滋阴清热，养血安神。

【主治】

中医主治阴虚血少，神志不安证。症见心悸，怔忡，心烦，失眠，健忘，手足身热，遗精，口舌生疮，大便干结，舌红苔少，脉细数者。

西医神经衰弱，精神分裂症，甲状腺功能亢进等病可参考此方。

【方解】本方证多由心肾两虚，阴虚血少，虚火内扰所致。阴虚血少，心失所养，故见心悸，怔忡，失眠，健忘；阴虚内热，故手足心热，心烦，遗精，口舌生疮。故治疗当以滋阴清热，养血安神为法。方中生地黄滋阴养血，为君药。天冬、麦冬滋阴清热；酸枣仁、柏子仁养心安神；当归补血养血，共为臣药。人参补气以生血，且可宁心安神；五味子敛心阴，安心神；茯苓、远志养心安神，又可交通心肾；玄参滋阴降火；丹参清心活血，使之补而不滞；朱砂镇心安神，兼治其标，共为佐药。桔梗为使药，载药上行，使药理留于心间。综合全方，以滋阴养血、补心安神为主，兼可滋阴降火，交通心肾。

【文献摘要】

（1）《医方考》："心者，神明之脏，过于忧愁思虑，久久则成心劳。心劳则神明伤矣，故忽忽喜忘；心主血，血濡则大便润，血燥故大便难；或时溏利者，心火不足以生脾土也；口内生疮者，心虚而火内灼也。人参养心气，当归养心血，天、麦门冬所以益心津，生地、丹、玄所以解心热，柏仁、远志所以养心神，五味、枣仁所以收心液，茯苓能补虚，桔梗能利膈。诸药专于补心，劳心之人宜常服也。"

（2）《医方集解》："此手少阴药也。生地、元参，北方之药，补水所以制火，取既济之义也。丹参、当归，所以生心血。血生于气，人参、茯苓所以益心气。人参合麦冬、五味，又为生脉散，益心主脉，肺为心之华盖而朝百脉，补肺生脉，所以使天气下降也。天冬苦入心而寒泻火，与麦冬同为滋水润燥之剂。远志、枣仁、柏仁，所以养心神，而枣仁、五味酸以收之，又以敛心气之耗散也。桔梗清肺利膈，取其载药上浮而归于心，故以为使。朱砂色赤入心，寒泻热而重宁神。读书之人，所当常服。"

（3）《医略六书·杂病证治》："血虚挟热，虚热生风而心神失养，故怔忡、惊悸不已。生地、元参壮水制火，枣仁、柏仁养心安神，人参助心气，当归养心血，天冬、麦冬清心润燥，茯神、远志渗湿交心，丹参理心血，五味收心阴，少佐桔梗载药上行，俾诸药入心。若心火太旺，加黄连以直折之。此是心虚挟热惊悸、怔忡之 方。炼蜜为丸，朱砂为衣，使火降神宁，则虚风自息，而心悸诸证无不痊矣。"

（4）《时方歌括》："心字篆文，只是一倒火耳。火不欲炎上，故以生地黄补水，使水上交于心；以元参、丹参、二冬泻火，使火下交于肾；又佐参、茯以和心气，当归以生心血，二仁以安心神，远志以宣其滞，五味以收其散；更假桔梗之浮为向导。心得所养，而何有健忘、怔忡、津液干枯、舌疮、秘结之苦哉？”

【科学研究】

（1）研究观察天王补心丹加味治疗以失眠为主症的焦虑症的疗效。结果显示，治疗组（天王补心丹加味）和对照组（劳拉西泮片）患者的失眠均改善，治疗组其他焦虑症状改善较对照组明显，且副作用小于对照组。所以，天王补心丹加味对于改善以失眠为主的焦虑症有明确疗效。

（2）研究探讨天王补心丹对阴虚火旺型失眠患者下丘脑—垂体—甲状腺轴激素水平的影响。结果发现，治疗组（天王补心丹汤剂）治疗后睡眠情况优于对照组（艾司唑仑片）。且治疗组治疗后 T3、T4、TRH、TSH 均较本组治疗前明显下降，且较对照组治疗后下降明显。所以，天王补心丹可改善阴虚火旺型失眠患者睡眠状态及血清 T3、T4、TSH、TRH 水平。

（3）研究观察天王补心丹加减方治疗脓毒症性心衰病（气阴两虚型）的临床疗效。结果发现，治疗组（天王补心丹加减方 + 西医治疗）的中医症状改善方面优于对照组（西医治疗）；心衰及脓毒症的病情变化上，治疗组仍优于对照组。所以，天王补心丹加减方联合西药治疗脓毒症性心衰病（气阴两虚型）疗效较单纯西药治疗疗效好。

（4）研究探讨天王补心丹加减治疗中风后焦虑症的临床疗效。结果显示，治疗组（针刺 + 常规治疗 + 天王补心丹加减）总有效率 86.7%，对照组（针刺 + 常规治疗 + 文法拉辛）总有效率 63.3%，治疗组疗效优于对照组，所以，天王补心丹加减治疗中风后焦虑症疗效确切。

【国医经验】本方主治阴虚血少，神志不安而见心悸，怔忡，心烦，失眠，健忘，手足身热，遗精，口舌生疮，大便干结，舌红苔少，脉细数等症者。临床上，对于神经衰弱、精神分裂症、甲状腺功能亢进等病所致失眠，心悸，口舌生疮，记忆力下降等可辨证加减此方使用。其方名为"补心"，即"补心之用"，如《绛雪园古方选注》："补心者，补心之用也。心藏神，而神之所用者，魂、魄、意、智、精与志也，补其用而心能任物矣。"《本神篇》曰："随神往来者谓之魂，当归、柏子仁、丹参流动之药，以悦其魂；心之所忆谓之意，人参、茯神调中之药，以存其意；因思虑而处物谓之智，以枣仁静招乎动而益其智；并精出入者为之魄，以天冬、麦冬、五味子宁静之药而安其魄；生之来谓之精，以生地、元参填下之药定其精；意之所存谓之志，以远志、桔梗动生于静而通其志。"而对于此方，刘老常拆分辨证使用，眠差，善忘者，取炒酸枣仁、远志以安神益智，并可配合生酸枣仁、百合以增其效，如血热扰神者，则配合朱砂水飞以清热镇心安神。根据临床症状，取其所需之药，辨证施治。

【医案举隅】

初诊：彭某，女，72岁，退休职员，2017年5月就诊。

患者长期睡眠欠佳1年余。今次就诊症见心慌，手足心热，查患者舌红，苔少，脉细数。患者老年女性，本身脏腑渐衰，阴血渐亏，故治宜滋阴清热，养心安神为主，拟方如下：

北沙参 20g	天冬 20g	麦冬 20g
五味子 6g	生地黄 10g	远志 20g
茯神 20g	黄精 20g	山茱萸 20g

二诊：15 日后复诊，服药后患者睡眠欠佳有所改善，睡眠时间延长，手足心热较前改善，故治疗继予滋阴安神为主，予原方加减，拟方如下：

北沙参 20g	天冬 20g	麦冬 20g
五味子 6g	生地黄 10g	远志 20g
茯神 20g	酸枣仁 20g	百合 20g

三诊：1 个月后复诊，患者睡眠欠佳、心悸、手足心热进一步缓解，诸症改善。

【按语】患者睡眠欠佳，结合患者舌脉症，当辨为阴虚，心神失养所致。故刘老采用天王补心丹化裁以滋补阴血，养心安神，且将茯苓换用茯神以增安神助眠之效。并配合黄精、山茱萸以滋肾养心，以助元阴，使得心肾相交。二诊，刘老加入酸枣仁、百合，以助滋阴养血安神之效。诸药服之，阴血得养，心神得安。

【参考文献】

［1］李炳照 . 实用中医方剂双解与临床［M］. 北京：科学技术文献出版社，2008：331–332.

［2］黄小容，周绍华，司维，等 . 天王补心丹加味治疗失眠为主焦虑症［J］. 世界中医药，2012，7（6）：521–522.

［3］陈维铭，钱涯邻，宋小平，等 . 天王补心丹对阴虚火旺型失眠患者下丘脑—垂体—甲状腺轴激素水平的影响［J］. 河北中医，2012，34（10）：1454–1456.

［4］周姿余 . 天王补心丹加减方治疗脓毒症心衰病（气阴两虚型）的临床疗效观察［D］. 中国中医科学院，2016.

［5］秦东平，卞海明，张红菊 . 天王补心丹加减治疗中风后焦虑症疗效观察［J］. 河北中医，2010，32（8）：1161–1162.

27. 天台乌药散

【出处】 宋·太医院《圣济总录》。

【组成】 乌药、木香、小茴香、青皮、高良姜、槟榔、川楝子、巴豆。

【功用】 行气疏肝，散寒止痛。

【主治】

中医主治肝经寒凝气滞证。如小肠疝气牵引脐腹疼痛，睾丸偏坠肿胀，妇人瘕聚，痛经等。

西医疝气、睾丸炎、附睾炎、胃及十二指肠溃疡、慢性胃炎等病可参考此方。

【方解】 本方主治为寒凝肝脉，气机阻滞所致的病证。足厥阴肝经循少腹、络阴器，寒客肝脉，气机阻滞，不通则痛，故可见少腹疼痛，痛引睾丸，偏坠肿胀。《景岳全书》曰："治疝必先治气，故治疝之法总不离行气疏肝。"方中乌药辛温，行气疏肝，散寒止痛，为君药。青皮入肝经，有疏肝破气之效，木香行气止痛，小茴香暖肝散寒，高良姜散寒止痛，四药皆辛温芳香之品，合用以加强乌药的行气散结、祛寒止痛之效，共为臣药。槟榔直达下焦，下气导滞而破坚；取苦寒之川楝子与辛热之巴豆同炒，去巴豆而用川楝子，既能增强川楝子行气散结之力，又可减其苦寒之性，共为佐使药。综观全方，是行气药与散寒药配伍，共成行气疏肝、散寒止痛之剂，诸药相用，寒凝得散，气滞得通，肝络得疏，则疝痛、腹痛可愈。

【文献摘要】

（1）《医方集解》："此足厥阴手太阴药也。乌药散膀胱冷气，能消肿止痛；川楝导小肠邪热，引小便下行；木香、青皮行气而平肝；良姜、茴香散寒而暖肾；槟榔性如铁石，能下水溃坚；巴豆斩关夺门，破血瘕寒积；皆行气祛湿散寒之品也。"

（2）《温病条辨》："乌药祛膀胱冷气，能消肿止痛；木香透络定痛；青皮行气伐肝；良姜温脏祛寒；茴香温关元、暖腰肾，又能透络定痛；槟榔至坚，直达肛门，散结气，使坚者溃，聚者散，引诸药逐浊气，由肛门而出；川楝导小肠湿热由小便下行，炒以斩关夺门之巴豆，用气味而不用形质，使巴豆帅气药散无形之寒，随槟榔下出肛门，川楝得巴豆迅烈之气，逐有形之湿，从小便而出，俾有形、无形之结邪一齐解散而病根拔矣。"

（3）《成方便读》："方中乌药、木香辛温香烈，善行善散，能上能下，以宣气中之滞；茴香暖下而祛寒，良姜温中而止痛；青皮入肝破气；槟榔导积下行。其妙用在巴豆与川楝二味同炒，去巴豆不用，但取其荡涤攻坚刚猛直前之性味，同川楝入肝，导之下行，又不欲其直下之意。一如用兵之法：巴、楝钦点之上将也，青、槟前导之先锋也，乌药、茴香为偏稗之将，茴香、良姜为守营之官。立方之神，真战无不克也。"

【科学研究】

（1）有研究通过治疗组患者口服天台乌药散联合金黄膏局部外敷治疗急性睾丸炎，对照组患者常规抗生素静脉滴注治疗，以比较两组患者的临床症状、体征、睾丸彩超及实验室检查。结果显示，治疗组患者的临床症状，体征及睾丸彩超和实验室检查均优于对照组。所以天台乌药散口服联合金黄膏外敷治疗急性睾丸炎疗效满意。

（2）研究通过对照试验，治疗组患者给予天台乌药散加减，对照组患者给予抗感染治疗（头孢噻肟钠 + 丁胺卡那霉素 + 甲硝唑），以此观察中药配伍治疗慢性阑尾炎的效果。结果显示，治疗组治愈率 85%，总有效率 95%，对照组治愈率 28.21%，总有效率 69.23%，两组比较有明显差异。所以，天台乌药散化裁治疗慢性阑尾炎效果显著。

（3）研究采用随机对照实验进行比较，将 105 例证属肝气犯胃之慢性胃炎患者随机分组，实验组患者采用天台乌药散治疗，对照组采用西医治疗（果胶铋 + 阿莫西林 + 甲硝唑），以观察两组疗效。最后实验组有效率高于对照组，天台乌药散加减治疗肝气犯胃之慢性胃炎者有效。

（4）有研究对 120 例慢性前列腺炎患者进行随机分组比较，治疗组患者采用天台乌药散加减治疗，对照组采用利复星治疗，以观察治疗后两组患者尿频、尿道灼热感、腰骶部疼痛等症状改善情况及实验室检查 EPS 的结果。最后，两组患者效果无明显差异，所以，天台乌药散加减治疗慢性前列腺炎具有良好效果，临床值得探讨。

【国医经验】临床上，凡属气滞寒凝的睾丸炎、附睾炎、前列腺炎、阑尾炎、胃及十二指肠溃疡、慢性胃炎、妇人腹痛皆可加减运用。而在临床中，气滞寒凝不一定时常兼见，如见气滞血瘀、肝气不舒、血瘀寒凝者，可加减运用。临床辨证中，刘老常取其方中几味中药配伍，常取用的有乌药、青皮、木香、槟榔，如见寒者，取之君药乌药，乌药可行气散寒止痛，治气滞寒凝疼痛，《日华子本草》曰乌药“治一切气，除一切冷”。妇人以肝为先天，易受情绪波动，子宫、卵巢皆位于少腹，故临床更多见女性患者少腹疼痛，《本草经疏》曰之："治女人一切气病，不知气有虚有实，有寒有热，冷气、暴气用之固宜，气虚、气热用之，能无贻害耶。"故对于女性患者气滞寒凝腹痛者，刘老时有配伍乌药用之。而气滞甚者，常用青皮以疏肝破气，更甚者，加之槟榔、木香，较轻者，独用槟榔、木香。青皮归肝经，有破气之功，是临床治疗肝郁气滞甚者常用药物。因中焦为一身气机升降出入枢纽，又肝、胃左右处之，故刘老常用归脾、胃两经的槟榔、木香以调理气机。刘老取其方中精粹药物以用之，常有佳馈。

【医案举隅】

初诊：黄某，女，66岁，退休工人，2017年2月就诊。

患者1年前因"卵巢癌"行手术治疗，术后予化疗。患者术后时常出现少腹疼痛，以胀痛为主，并可闻及肠鸣音，揉搓小腹，屁行后可缓解。今次就诊感少腹疼痛较前频繁、加重，揉搓小腹后未见明显缓解，故前来就诊，查患者舌暗，苔薄白，脉弦涩。患者老年女性，患病后常情绪不佳，肝气不舒，加之手术易导致气滞血瘀，不通则痛，故治宜养疏肝行气，活血散结，解毒消瘤为主，拟方如下：

鳖甲 20g（先煎）　莪术 10g　木香 10g
槟榔 10g　青皮 10g　川芎 10g
当归 10g　冬凌草 20g　猫爪草 20g

二诊：10日后复诊，药后少腹疼痛明显减轻，故治疗去破气之青皮以减行气之效，加白芍，一则防疏肝太过，以敛阴柔肝，一则取白芍解痉之效，以缓急止痛，拟方如下：

鳖甲 20g（先煎）　莪术 10g　木香 10g
槟榔 10g　白芍 10g　川芎 10g

当归 10g　　　　冬凌草 20g　　　　猫爪草 20g

三诊：10 日后复诊，患者腹痛痊愈，患者为肿瘤患者，故后续治疗以抗肿瘤，防治复发、转移为主，兼顾扶正与祛邪。

【按语】患者老年女性，因患肿瘤后心理压力较大，常情绪不佳，导致肝气不舒，加之手术损伤人体气血，气虚无力推动血液运行，血液阻滞影响气机调达，易形成气滞血瘀之候，故该患者可辨为腹痛之气滞血瘀，以气滞为主。刘老取天台乌药散里的两位臣药，青皮及木香，并配合直达下焦的槟榔，三药合用疏肝行气，并用当归、川芎以活血，诸药相合，气调血行，腹痛得消。

【参考文献】

［1］郑文郁，孔祥运，王朝阳，等．天台乌药散口服联合金黄膏外敷治疗急性睾丸炎 36 例［J］．河南中医，2013，33（8）：1280–1281.

［2］谢永侠，张素梅，王福玲．天台乌药散治疗慢性阑尾炎 40 例［J］．陕西中医，2005，26（6）：515–516.

［3］胡志明，曾玉芬．天台乌药散治疗慢性浅表性胃炎 65 例［J］．湖南中医杂志，2006（5）：53–54.

［4］赵德柱．天台乌药散加味治疗慢性前列腺炎 60 例［J］．黑龙江医学，2004，28（12）：960.

28. 天麻钩藤饮

【出处】胡光慈《中医内科杂病证治新义》。

【组成】天麻、钩藤、石决明、栀子、黄芩、川牛膝、杜仲、益母草、桑寄生、夜交藤、朱茯神。

【功用】平肝息风，清热活血，补益肝肾。

【主治】

中医主治肝阳偏亢，肝风上扰证。症见头痛，眩晕，失眠，多梦，面红，舌红，苔黄，脉弦或弦数者。

西医高血压病、脑血管病、梅尼埃病等病可参考此方。

【方解】本方主治肝肾不足，肝阳偏亢，肝阳化风所致病症。肝阳化风，肝风上扰，故见头痛，眩晕，面红；肝阳化热，热扰心神，故见失眠，多梦等。方中天麻、钩藤平肝息风，用以为君。石决明平肝潜阳、除热明目，与天麻、钩藤合用，加强平肝息风之力；川牛膝引血下行，共为臣药。栀子、黄芩清热泻火，使肝经之热不致上扰；益母草活血利水；杜仲、桑寄生补益肝肾；夜交藤、朱茯神安神定志，均为佐药。合而用之，共成平肝息风、清热活血、补益肝肾之剂。

【文献摘要】

（1）《中医内科杂病证治新义》："治高血压头痛、眩晕、失眠。"

（2）《中医内科杂病证治新义》："本方为平肝降逆之剂。以天麻、钩藤、生决明平肝祛风降逆为主，辅以清降之山栀、黄芩，活血之牛膝，滋补肝肾之桑寄生、杜仲等，滋肾平肝之逆；并辅以夜交藤、朱茯神以镇静安神，缓其失眠，故为用于肝厥头痛、眩晕、失眠之良剂。若以高血压而论，本方所用之黄芩、杜仲、益母草、桑寄生等，均经研究有降低血压之作用，故有镇静安神，降压缓痛之功。”

【科学研究】

（1）研究探讨天麻钩藤饮对自发性高血压大鼠（SHR）的血管平滑肌细胞钙通道电生理特征的影响。天麻钩藤饮组、硝苯地平组明显减少血管平滑肌细胞 ICa-L 内流，石决明组作用较弱，天麻钩藤饮去石决明组、生理盐水组没有此作用。所以，天麻钩藤饮可以提高血清游离钙离子浓度有明显的阻滞血管平滑肌细胞 L 型钙离子通道的作用。

（2）研究观察天麻钩藤饮对高血压病患者血清前胶原Ⅲ（PC Ⅲ）、醛固酮（ALDO）、血管紧张素Ⅱ（Ang Ⅱ）水平的影响。最终发现天麻钩藤饮是通过抑制 ALDO 和 Ang Ⅱ的表达来发挥抑制心肌纤维化的作用。联合应用卡托普利和天麻钩藤饮无论在降压方面，还是在抑制心肌纤维化方面均明显优于单用药的效果。

（3）研究探讨天麻钩藤饮对肾血管性高血压大鼠转化生长因子 β1（TGF-β1）和胰岛素样生长因子 1（IGF-1）的影响。结果发现，天麻钩藤饮组大鼠的 LVW、LVI 和 Coll 指标均有显著降低，天麻钩藤饮对 TGF-β1 有显著的抑制作用。所以天麻钩藤饮能够缓解和逆转心肌纤维化，可能同抑制心肌组织 TGF-β1 的表达有关。

（4）研究观察天麻钩藤饮对帕金森病（PD）大鼠神经行为学及氧化应激的影响。结果发现，天麻钩藤饮组大鼠旋转圈数显著减少，治疗前后比较差异显著。模型组活性氧、MDA 明显升高，GSH、GSH-Px、SOD 明显降低，而天麻钩藤饮对其均有明显的改善作用。所以，天麻钩藤饮可以明显改善 PD 大鼠的神经行为学变化，并可以提高机体的抗氧化和清除自由基的能力。

【国医经验】本方主治肝阳偏亢，肝风上扰所致头痛，眩晕，失眠，多梦等病症。临床上，高血压病、脑血管病、梅尼埃病等病可辨证使用。对于此方，刘老在临床上常用于治疗头昏，头痛，耳鸣，脑鸣等证属肝阳偏亢，肝风上扰者，且常取其中天麻、石决明、黄芩、杜仲、桑寄生、夜交藤。天麻为“治风要药”，无论内风、外风，均可配伍使用。石决明则是刘老常用的清热平肝药物，《医学衷中参西录》曰：“石决明味微咸，性微凉，为凉肝镇肝之要药。肝开窍于目，是以其性善明目……为其能凉肝，兼能镇肝，故善治脑中充血作疼作眩晕，因此证多系肝气、肝火挟血上冲也。”《要药分剂》：“石决明大补肝阴，肝经不足者，断不可少。一来潜平肝阳，二来养肝阴而制肝阳。”两药为刘老常用的平肝息风药对。同时根据症状加减，如风阳化热，则加黄芩；肾脏虚弱者，加杜仲、桑寄生；扰神不寐者，加夜交藤。对于经方，刘老常取其方中几味精妙之物，辨证施治，常有佳馈。

【医案举隅】

初诊：李某，女，70 岁，退休教师，2016 年 7 月就诊。

患者高血压病史 5 年余。今次就诊感头昏，偶有头痛、耳鸣，面颊泛红，腰酸，查患者舌红，苔黄，脉弦数。患者老年女性，肝肾亏虚，阴不制阳，肝阳上亢化风故见此症，治疗以平肝息风，补益肝肾为主，拟方如下：

龟甲 20g（先下）　石决明 20g（先下）　天麻 20g
羌活 10g　杜仲 20g　桑寄生 20g
当归 10g　黄芩 10g

二诊：15 日后复诊，服药后头昏、头痛有所缓解，仍感耳鸣，且影响睡眠，夜不能寐，查患者舌红，薄苔，脉弦数。故治疗继予滋阴息风为主，予原方加减，拟方如下：

龟甲 20g（先下）　石决明 20g（先下）　天麻 20g
羌活 10g　杜仲 20g　桑寄生 20g
当归 10g　百合 20g　夜交藤 20g

三诊：20 日后复诊，患者头昏较前进一步缓解，无头痛，耳鸣有所缓解，故治疗继予补益肝肾，养阴潜阳为主，继予原方辨证加减

【按语】患者年老，脏腑渐亏，肝肾阴虚，无以制阳，肝阳化风上扰而见本症。患者初诊时，刘老取天麻钩藤饮方中石决明、天麻、杜仲、桑寄生以补益肝肾，平肝潜阳息风。同时配伍龟甲，一方面滋阴潜阳，另一方面填精益肾。根据多年经验，刘老常言“补肾一条羌”，故予羌活益肾。“治风先治血，血行风自灭”，故刘老亦配伍当归以活血。诸药相用，标本兼治，后期随症加减。

【参考文献】

［1］魏睦新，王刚．方剂一本通［M］．北京：科学技术文献出版社，2009.

［2］陈孝银，汪学军，叶开河．天麻钩藤饮对 SHR 血清 Ca^{2+} 浓度及血管平滑肌细胞钙通道的影响［J］．中国病理生理杂志，2008，24（1）：68-72.

［3］胡世云，冼绍祥，赵立诚，等．天麻钩藤饮对高血压病患者血清前胶原Ⅲ、醛固酮、血管紧张素Ⅱ水平的影响［J］．中西医结合心脑血管病杂志，2009，7（5）：512–513.

［4］胡世云，冼绍祥，赵立诚，等．天麻钩藤饮对肾性高血压大鼠 TGF–β1 和 IGF–1 表达的影响［J］．中药新药与临床药理，2009，20（1）：11–14.

［5］王文武，何建成，丁宏娟．天麻钩藤饮对帕金森病大鼠神经行为学及氧化应激反应的影响［J］．中国老年学杂志，2010，30（12）：1657–1659.

29. 木香枳术丸

【出处】金·李杲《内外伤辨惑论》。

【组成】木香、枳实、白术。

【功用】理气化滞，开胃进食。

【主治】

中医主治食积气滞证，症见胸脘痞满，腹胀，饮食乏味，舌淡苔白，脉虚缓者。

西医消化不良、胃下垂、胃肠神经官能症、慢性胃炎、胃柿石、脱肛、胃溃疡、胃痛、反流性食管炎、胃肠功能紊乱等病可参考此方。

【方解】本方证由脾虚气滞，饮食不慎；或暴饮暴食，损伤脾胃，食积不消，气机阻滞而致。脾虚不运，食积不化，气机停滞，故见饮食乏味，食后腹胀，或胸脘痞满。治宜理气化滞，开胃进食。方中白术，健脾祛湿，助脾运化，为君药；枳实下气化滞，消痞除满，为臣，二药相伍，一补一消，且白术用量重于枳实一倍，乃补重于消，寓消于补之中，共奏健脾消滞之功。木香行气止痛，健脾消食，平肝行气，使木不克土。复以荷叶烧饭为丸，取其升养脾胃之清气，以助白术健脾益胃之功；与木香、枳实同用，升清降浊而和脾胃，正合“脾宜升则健，胃宜降则和”之理。诸药合用，共奏理气化滞、开胃进食之功。

【文献摘要】

（1）《医方集解》:“此足太阴阳明药也，李东垣曰：白术甘温，补脾胃之气，其苦味除胃中湿热，利腰脐间血，过于枳实克化之药一倍。枳实苦寒，泄胃中痞闷，化胃中所伤，是先补其虚，而后化其伤，则不峻矣。荷叶中空色青，形仰象震，在人为少阳瞻，生化之根蒂也。饮食入胃，营气上行，即少阳甲胆之气也。胃气元气谷气，甲胆上升之气也，食药感此气化，胃气何由不上升乎。烧饭与白术协力滋养谷气，补令胃厚，不至再伤，其利广矣。”

（2）《伤寒金匮方证类解》:“枳实苦酸微寒，破气消积，化痰除痞，利膈宽胸；白术苦温而燥，健脾燥湿行水，二药成汤，一攻一补，善消胃口凝痰水饮，所以方后云：‘腹中软，即当散也。’”

（3）《绛雪园古方选注》:“《文堂集验方》卷一之枳术丸主治食积泻，或胀或痛，痛甚而泻，泻后痛减，得食又痛，粪色白者。”

（4）《金匮玉函经二注》:“心下，胃土脘也，胃气弱，则所饮之水，入而不消，痞结而坚，必强其胃，乃可消痞。白术健脾强胃，枳实善消心下痞，逐停水，散滞血。”

【科学研究】

（1）传统中医药在外科围手术期的应用中亦占有举足轻重的地位，而如何减少手术应激，加速患者术后胃肠恢复亦是当下研究的热点。研究证实，加味枳术汤在腹腔镜结直肠癌根治术后可起到促进胃肠功能恢复的作用，在促进术后胃肠蠕动，提早肛门排气排便时间，改善术后腹胀、腹痛和胃肠反应等方面具有较好的作用。

（2）研究报道双枳术汤治疗功能性消化不良脾虚气滞证患者，收效良好，研究将56例患者按照随机数字表法随机分为对照组和治疗组，对照组采用西医常规治疗，而治疗组采用双枳术汤治疗，结果发现，治疗组在症状总积分改善情况上显著优于对照组（$P<0.05$），且治疗组临床治愈率和总有效率亦显著高于对照组（$P<0.05$）。

（3）研究表明，便秘的主要症状为排便困难，粪质坚硬，常伴有腹部不适，长期的便秘会增加痔疮、结肠癌的发病率，其常见诱因主要为胃肠动力减弱，而木香枳术丸具有行气消滞，增强胃肠运动功能，故对于便秘的治疗有独特疗效，能明显增强胃肠蠕动，促进排气、排便的频率增加，从而改善排便困难等症状。

（4）临床研究，以加味枳术汤治疗慢性萎缩性胃炎，可健脾理气，和胃止痛，促进水肿的胃黏膜吸收、愈合，每收良效。

【国医经验】本方主要用于食积气滞证。现代西医学上的消化不良、胃下垂、胃肠神经官能症、慢性胃炎、胃柿石、脱肛、胃炎、胃溃疡、胃痛、反流性食管炎、胃肠功能紊乱等病可参考本方。刘老在临证时，遇诸多脾胃不和者，均会使用本方加减化裁，而本方消补兼施而以补为主，重在健脾助运，寓行于补，寓降于升，使补而不滞，纳运得复。正如《医宗金鉴》对枳术丸的记载："上脘结硬如盘，边旋如杯，谓时大时小，水气所作，非有形食滞也。用枳实以破结气，白术以除水湿，温服三服，则腹软结开而硬消矣。此方君枳实，是以泻为主也。然一缓一急，一补一泻，其用不同，只此多寡转换之间耳。清升浊降，脾健积消，则诸证自除。"刘老临证用药时，对于食积不化，嗳腐吞酸者，加神曲、麦芽、炒莱菔子以消食和胃；针对胃热反酸，恶心呕吐者，加予法半夏、酒黄连、酒黄芩、吴茱萸以清胃降逆止呕；针对肝气不舒者，又加予佛手、郁金、徐长卿等以疏肝理气。

【医案举隅】

初诊：孙某，男，58 岁。

患者因“发现右胁下肿块 2 周”就诊于我院。症见：右胁下肿块，右胁部胀痛，压之疼痛加剧，胸闷不舒，善太息，纳呆食少，时感腹胀，大便干结，舌质紫暗，苔薄腻，脉弦。临床诊断为肝积之肝脾不和证。患者平素性情暴躁，肝郁日久不解，气滞血瘀，络脉阻滞，而见胁下痞块；肝气郁滞，疏泄失职，可见胁痛，脘腹胀满，胸闷不舒，善太息；气机郁滞，若按压则使气机更加阻滞，故疼痛加剧而拒按；肝气不舒，脾胃升降失和，无力运化水谷，故纳呆食少，时感腹胀；脾气虚，无力推动肠道运行，故大便干；舌质紫暗，苔薄腻，脉弦为肝脾不和之象。综观症、舌、脉，本病当辨为肝积之肝脾不和证，病位在肝，涉及脾胃，病性为虚实夹杂。中医治疗以标本兼治为原则，以疏肝理气，健脾和胃为法，拟方如下：

鳖甲 20g（先煎）	莪术 10g	姜厚朴 10g
法半夏 10g	白术 10g	酒黄连 6g
吴茱萸 3g	木香 10g	郁金 10g

二诊：半个月后复诊，患者腹胀、疼痛较前缓解，但仍有胸闷不舒，善太息，纳呆食少等症，患者舌苔薄腻，脉弦。继守方 7 剂，日 1 剂，嘱不适随诊。

【按语】临证用药，应注意见肝之病，知肝传脾，当先实脾。患者初诊时考虑肝占位，属于中医“肝积”范畴，肝气不舒，肝失于疏泄，则胸胁胀闷不舒；气机受阻，瘀血阻络，则局部疼痛；脾失健运，则纳呆食少，当治以疏肝理气，健脾和胃。同时当抓住胸胁胀闷不舒，脘腹痞满，不思饮食为辨证要点，方中鳖甲、莪术化瘕消肿，散结化瘀；法半夏、厚朴、白术健脾化湿；酒黄连、吴茱萸、木香、郁金疏肝理气，和胃降逆。寓行于补，寓降于升，使补而不滞，调理肝脾，进而脾胃升降有序，则诸症自除。

【参考文献】

［1］杨双. 加味枳术汤促进腹腔镜下结直肠癌术后快速康复的研究［D］. 广州中医药大学，2015.

［2］周槐娜，周玉平. 双枳术汤治疗功能性消化不良脾虚气滞证临床观察［J］. 光明中医，2014（8）：1641–1643.

［3］曹菲，谷云飞. 枳术丸治疗老年功能性便秘的疗效观察［J］. 实用老年医学，2014（9）：777–779.

［4］张丽娜，单进有. 加味枳术汤治疗慢性萎缩性胃炎［J］. 牡丹江医学院学报，2002，23（5）：22–23.

30. 木香顺气丸

【出处】《中华人民共和国药典》2010 年版一部。

【组成】木香、砂仁、香附（醋制）、槟榔、甘草、陈皮、厚朴（制）、枳壳（炒）、苍术、青皮。

【功用】行气化湿，健脾和胃。

【主治】

中医主治湿浊中阻、脾胃不和所致的胸膈痞闷、脘腹胀痛、呕吐恶心、嗳气纳呆等症。

西医功能性胃肠病、功能性消化不良、慢性胃炎等病可参考此方。

【方解】本方证由湿浊中阻、脾胃不和所致。湿浊中阻、脾失健运，气机为之阻滞，则胸膈痞闷；湿浊阻滞中焦，脾胃升降失常，则脘腹胀痛，呕吐恶心，嗳气纳呆。故治宜行气化湿，健脾和胃。方中木香气芳香而辛散温通，擅长调中宣滞，行气止痛；香附辛味甚烈，香气颇浓，善治气结为病，疏肝解郁，行气止痛，两者共为君药以疏肝理气，和中止痛。厚朴、青皮、陈皮、苍术皆为辛甘温之品，四者合用具有行气燥湿，散结消积之功；砂仁善化湿行气，为醒脾和胃之良品，与陈皮合用，理气化湿和中；枳壳、槟榔苦泄辛散，破气除胀，消积导滞，共为臣药。甘草为使药，调和诸药。全方配伍，共奏行气化湿、健脾和胃之功。

【文献摘要】

（1）《仁术便览》:“治胸膈噎塞，气不升降，气滞不行，腹中水声，呕吐痰逆，不思饮食，宽黑牵牛（头末）十二两，广木香一两，补骨脂（炒）、荜澄茄各四两，槟榔（酸粟米饭裹），湿纸包，火中煨，令纸焦去，饭四两，上为末，水丸绿豆大。每三十丸，茶汤、温水任下。一方无槟榔、荜澄茄，加大腹皮、萝卜子、香附子。”

（2）《饲鹤亭集方》之木香顺气丸主治阴阳壅滞，气不宣通，胸痞腹胀，大便不利。

（3）《杨氏家藏方》卷五之木香顺气丸主治脏腑停滞，气结不散，腹胁膨胀，脐腹作疼，流注腰脚，沉重疼痛，胸膈痞满，不思饮食。

（4）《御药院方》卷三之木香顺气丸主治停饮迟化，中气不和。《女科百问》卷上方之木香顺气散功在理卫气，顺三焦。主治妇人之病，因气而生者。

（5）《东医宝鉴·内景篇》卷一引《丹溪心法》之木香顺气丸主治诸气痞滞刺痛。

【科学研究】

（1）随着原发性肝癌早期诊断率的提高，如何有效处理原发性肝癌术后肠胀气，是临床面临的难题之一。有学者用经方木香顺气丸来治疗原发性肝癌术后肠胀气，通过临床研究发现木香顺气丸可有效改善原发性肝癌术后肠胀气临床症状，从而提高患者的生活质量，进一步延长患者生存周期。

（2）研究发现奥美拉唑联合木香顺气丸治疗反流性食管炎（RE），具有作用迅速、有效、安全的特点，该临床研究将 115 例 RE 患者随机分为治疗组 60 例和对照组 55 例。治疗组给予奥美拉唑、木香顺气丸口服，对照组给予雷贝拉唑口服，比较两组疗效和药物不良反应，结果提示治疗组总有效率为86.7%，对照组的70.9%，治疗组总有效率优于对照组总有效率。

（3）在木香顺气丸联合莫沙必利治疗便秘型肠易激综合征的疗效及安全性研究中，治疗组74例，用枸橼酸莫沙必利分散片联合木香顺气丸均餐前30分钟服用，对照组74例单用枸橼酸莫沙必利分散片，结果发现治疗组在腹痛或不适、腹胀、排便频率、大便性状、排便异常及精神问题方面症状改善明显优于对照组（$P<0.05$），且治疗组总有效率为94.59%，高于对照组的83.78%，同时，治疗前后未发现药物相关不良反应。

（4）有学者在治疗恶性腹腔积液腹胀研究中，治疗组给予木香顺气丸治疗，对照组口服枸橼酸莫沙必利分散片，治疗后观察两组腹胀改善情况及两次腹腔穿刺引流间隔时间，结果发现两组在有效率上差异无统计学意义，治疗组与对照组间隔时间分别为（9.63 ± 3.05）天和（7.27 ± 2.81）天，治疗组优于对照组，表明木香顺气丸可显著治疗恶性腹腔积液腹胀。

【国医经验】本方主要用于湿浊中阻、脾胃不和所致的胸膈痞闷、脘腹胀痛、呕吐恶心、嗳气纳呆等症。现代亦常用于治疗胃肠神经官能症、不完全性肠梗阻、消化不良、慢性肝炎、早期肝硬化、腹部手术后肠麻痹、肠胀气等病。因脾为湿土之脏，生痰之源，脾虚失于健运，水谷不能化为精微，聚而成湿，痰湿困脾，致脾胃不和而发病。刘老在临证时以胸闷脘胀、苔腻为辨证要点，抓住湿阻中焦，脾胃失和的病机，在调理中焦气机的同时，除给予燥湿行气之品，还给予健脾和胃的药物，从而标本兼治。刘老临证用药时，每遇此而以本方加减化裁，当嗳气频作时，加予公丁香、柿蒂以降气；胃中反酸、嘈杂不适，与左金丸合用以和胃降逆；大便溏泻，加薏苡仁、泽泻以利湿止泻，或加肉豆蔻、肉桂以温涩止泻。

【医案举隅】

初诊：刘某，男，65岁。

患者因胃癌综合治疗1年后就诊。现症见：胃脘痞闷胀痛，胸胁部胀痛，呕恶纳呆，身重困倦，舌暗苔白厚腻，脉沉滑。临床诊断为胃癌之痰湿内阻证，兼见血瘀。治当以燥湿化痰，活血散结为法，拟方如下：

醋鳖甲20g（先煎）	莪术10g	瓜蒌皮10g
法半夏10g	酒黄连6g	木香10g
槟榔10g	砂仁6g（后下）	柿蒂10g
陈皮10g	香附10g	枳壳10g

二诊：半个月后复诊，患者上述症状较前明显缓解，胃脘部胀闷不舒，无恶心呕吐，无头身困重等，上方去砂仁、柿蒂，加酒黄芩、吴茱萸以疏肝和胃，软坚散结。

三诊：10天后复诊，上症基本消失，继予上方加减以巩固疗效。

【按语】患者平素嗜食肥甘厚味，脾胃虚弱，水湿运化失职，湿郁于内，久成湿毒，湿毒不化，日久凝结为痰，痰毒互结，遂成癌瘤。痰湿困阻中焦，脾失健运，中焦气机不畅，则胃脘痞闷，湿困阳气，则身重困倦，脾胃升降失司，故呕恶纳呆，舌暗苔白厚腻，脉沉滑为痰湿内阻，兼有血瘀之象。方中鳖甲滋阴潜阳，退热除蒸，软坚散结；莪术破血行气，消癥止痛，二药合用散结消癥共为君药。半夏苦辛温燥，善能散结消痞，和胃降逆；黄连苦寒清降，清泻里热以和阳；瓜蒌皮清热化痰，胸宽散结；木香、槟榔行气导滞，调中止痛，消脘腹胀满；陈皮、香附、枳壳疏肝理气；砂仁醒脾和胃；柿蒂降逆止呕，诸药合用，使痰湿得化，气机得畅，升降复常，则痞、呕自愈。全方在燥湿化痰的同时，加入行气的木香、槟榔，所谓“气滞则胀、血瘀则痛”。胃以和为贵，当升降有序，气血并举，则脾胃元气自复，诸症自消。

【参考文献】

［1］黄建东，农田泉．木香顺气丸治疗原发性肝癌术后肠胀气疗效观察［J］．现代中西医结合杂志，2011，20（24）：3046–3047.

［2］安永亮．奥美拉唑联合木香顺气丸治疗反流性食管炎疗效观察［J］．临床合理用药杂志，2009，2（20）：44.

［3］李志涵．木香顺气丸联合莫沙必利治疗便秘型肠易激综合征的疗效观察［J］．现代药物与临床，2015（8）：999–1003.

［4］崔虎军．木香顺气丸治疗恶性腹腔积液腹胀的临床研究［J］．中医学报，2012，27（8）：999–1000.

31. 木香槟榔丸

【出处】金·张从正《儒门事亲》。

【组成】木香、槟榔、青皮、陈皮、莪术、枳壳、黄连、黄柏、大黄、香附、牵牛。

【功用】行气导滞，攻积泄热。

【主治】

中医主治积滞内停，湿蕴生热证。症见脘腹痞满胀痛，赤白痢疾，里急后重，或大便秘结，舌苔黄腻，脉沉实者。

西医急性细菌性痢疾、急慢性胆囊炎、急性胃肠炎、胃结石、消化不良、肠梗阻等病可参考此方。

【方解】本方主治湿热食积证，其病机核心为食积停滞，壅塞气机，生湿蕴热，治宜行气导滞、攻积泄热。方中用木香、槟榔行气导滞，调中止痛，消脘腹胀满，除里急后重，为君药。大黄、牵牛攻积导滞，泄热通便；青皮、香附疏肝理气，消积止痛，助木香、槟榔行气导滞，共为臣药。莪术祛瘀行气，散结止痛；陈皮理气和胃，健脾燥湿；黄连、黄柏清热燥湿而止痢，均为佐药。诸药合用，以行气导滞为主，配以清热、攻下、活血之品，共奏行气导滞、攻积泄热之功。

【文献摘要】

（1）《医方集解》："湿热在三焦气分，木香、香附行气之药，能通三焦，解六郁，陈皮理上焦肺气，青皮平下焦肝气，枳壳宽肠而利气，而黑丑、槟榔又下气之最速者也，气行则无痞满后重之患矣，疟痢由于湿热郁结，气血不和，黄柏、黄连燥湿清热，三棱能破血中气滞，莪术能破气中血滞，大黄、芒硝血分之药，能除血中伏热，通行积滞，并为摧坚化痞之峻品。湿热积滞去，则二便调而三焦通泰矣。盖宿垢不净，清阳终不得升，故必假此以推荡之，亦通因通用之意。然非实积，不可轻投。”

（2）《儒门事亲》卷十二方之木香槟榔丸功能行气导滞，攻积泄热。治积滞内停，脘腹痞满胀痛，大便秘结，以及赤白痢疾，里急后重等。或食积内停，脘腹胀满，大便秘结，舌苔黄腻，脉沉实。近代常用于急性胃肠炎、细菌性痢疾、单纯性肠梗阻等湿热积滞较重者。

（3）《太平惠民和剂局方》卷三方之木香槟榔丸主治痰食停积，三焦气滞，脘腹痞满，大便秘结。

【科学研究】

（1）研究报道木香槟榔丸加减治疗因食积气滞所致的腹痛，疗效显著，吴冬方回顾性地分析 60 例小儿腹痛患者，均具有腹痛，恶心呕吐，食欲不振，嗳气频繁，矢气臭秽，舌苔白腻，脉滑等症，以木香槟榔丸加减化裁治疗。研究发现治愈率 75%，好转率 20%，无效占 5%，总有效率为 95%，疗效满意。

（2）研究发现木香槟榔丸加减治疗脑出血患者急性期的疗效确切，还能够缩小血肿体积，对患者神经功能恢复具有促进作用，岳姣姣等以 63 例脑出血急性期患者作为研究对象，治疗组在对照组的基础上加用木香槟榔丸加减治疗，结果发现治疗组总有效率 90.9%，明显优于对照组的 73.3%，同时治疗组血肿体积以及周围血肿体积的改善情况均优于对照组。

（3）研究报道木香槟榔丸治疗结肠直肠狭窄，疗效令人满意，秦振东收集相关病例23例，对于导致结肠直肠狭窄的原发病给予中西医结合方法进行治疗，而针对结肠直肠狭窄给予木香槟榔丸加减治疗，结果痊愈13例，好转7例，无效3例，总有效率87%，收效显著。

（4）对于便秘型肠易激综合征，有学者应用木香槟榔汤治疗，其疗效显著，在排便困难、腹痛、肠鸣、嗳气等症状以及排便频率方面，治疗组能明显改善症状，其疗效优于对照组，且两组治疗期间均未发生不良反应，表明木香槟榔汤可有效治疗肠道气滞型便秘型肠易激综合征，能够消除或改善临床症状，缓解患者的痛苦。

【国医经验】本方主要用于治疗积滞内停，湿蕴生热证。西医急性细菌性痢疾、急慢性胆囊炎、急性胃肠炎、胃结石、消化不良、肠梗阻等亦可参照本方加减进行辨证治疗。刘老在临证时每遇与上述有关的病证，如脘腹痞满胀痛等诸多疾病时均会使用本方加减化裁，并提出“肝胃不和则胃不安”的理念，注重行气消滞的治疗原则，并以此为切入点，使用本方加减，收效显著。刘老在临证时常常将本方加用法半夏、姜厚朴、徐长卿等加强下气消滞之力；对于女性常因情志变化所致肝胃不和者，加予佛手、郁金以疏肝理气；对于肠癌脓血便，以本方取木香、槟榔行气导滞，加予川芎、莪术、刘寄奴以活血化瘀，体现“行血则脓血自愈，调气则厚重自除”之意，每收奇效。

【医案举隅】

初诊：曾某，男，39岁，公务员。

患者因“确诊肠癌2年余”就诊于我院国医堂门诊，刻下症见：发热，腹胀腹痛，大便脓血相间，肛门处有下坠感，里急后重，消瘦，面色萎黄，神疲乏力，口干咽燥，喜冷饮，舌暗苔腻，脉滞涩。临床诊断为肠蕈之瘀毒内结型，治以行气活血，解毒散结为法，拟方如下：

醋鳖甲 20g（先煎）	莪术 10g	白头翁 10g
川芎 10g	刘寄奴 20g	姜厚朴 10g
苍术 10g	木香 10g	槟榔 10g
冬凌草 20g	败酱草 20g	酒升麻 10g

二诊：1 周后复诊患者精神好转，腹胀改善，里急后重之感有所缓解，仍有脓血，治疗继以行气活血，化瘀软坚为法，处方如下：

醋鳖甲 20g（先煎）	莪术 10g	白头翁 10g
川芎 10g	刘寄奴 20g	酒升麻 10g
木香 10g	槟榔 10g	冬凌草 20g
生大黄 6g	熟大黄 6g	

三诊：半个月后复诊，患者精神好转，腹胀腹痛减轻，里急后重减轻，脓血量稍减轻，处方继予上方加减以巩固疗效。

【按语】患者既往嗜食辛辣厚味，致脾胃受损，运化水谷精微失司，久病五脏虚衰，正气不足，易受外邪，邪毒滞肠道，发为本病，瘀毒留于肠道，故腹部积块，疼痛；且瘀毒阻滞肠道，大肠气机下迫，则里急后重；瘀滞肠络受伤，则大便脓血；邪毒郁久生热，则口干咽燥，喜冷饮；脾胃受损，气血生化不足，机体无以濡养，故消瘦，神疲乏力，面色萎黄。舌暗苔腻，脉滞涩为瘀毒内结之佐证。综合舌脉症，病位在大肠，证属本虚标实，与脾胃有关。故首诊以鳖甲、莪术消癥散结，白头翁、冬凌草、败酱草清热解毒化脓，酒升麻升阳举陷，姜厚朴、麸炒苍术健脾化湿，川芎、刘寄奴活血消肿，木香、槟榔行气导滞。二诊加予生大黄、熟大黄通腑泻浊。三次诊疗均以行气活血，软坚散结为原则，体现“行血则脓血自愈，调气则厚重自除”之意。

【参考文献】

［1］吴冬芳．木香槟榔丸治疗小儿腹痛 60 例［J］．实用中医药杂志，2002，18（3）：18–19.

［2］岳姣姣，李华华．木香槟榔丸加减治疗脑出血患者急性期的临床分析［J］．中西医结合心血管病电子杂志，2015（14）：122–123.

［3］秦振东．木香槟榔丸治疗结肠直肠狭窄 23 例［J］．广西中医药，1999（2）：33.

［4］刘雪艳．木香槟榔汤治疗便秘型肠易激综合征（肠道气滞型）的临床观察［D］．山东中医药大学，2012.

32. 止嗽散

【出处】清·程国彭《医学心悟》。

【组成】桔梗、荆芥、紫菀、百部、白前、甘草、陈皮。

【功用】疏风宣肺，止咳化痰。

【主治】

中医主治外感咳嗽，症见咳而咽痒，咯痰不爽，或微有恶风发热，舌苔薄白，脉浮缓者。

西医上呼吸道感染、支气管炎、百日咳等病可参考此方。

【方解】本方证属于风邪犯肺，肺失宣降，津聚成痰所致。风邪侵袭肌肤，而肺外合皮毛，致肺气不宣，失于宣降，津停而凝聚成痰，故可见咳嗽咽痒，咳痰不爽；另一方面，表证未解，故见微恶风发热，脉浮等症。其病机为风邪犯肺，肺失宣降，治宜疏风宣肺，止咳化痰。方中紫菀、百部甘苦温润，入肺经，润肺化痰，降逆止咳，对于新久咳嗽都能使用，为君药。桔梗、白前味辛平，亦入肺经，桔梗苦辛微温，善于开宣肺气，泻火散寒，治痰壅喘促，鼻塞咽痛；白前辛甘微寒，长于下痰止嗽，治肺气盛实之咳嗽，两者协同，一宣一降，以复肺气之宣降，增强君药止咳化痰之力，为臣药。荆芥辛而微温，芳香而散，疏风解表利咽，以除在表之余邪；陈皮理气化痰，均为佐药。甘草缓急和中，调和诸药，合桔梗、荆芥又有利咽止咳之功，是为佐使之用。综观本方，药味虽少，量极轻微，具有温而不燥，润而不腻，散寒不助热，解表不伤正的特点，诸药合用共奏疏风宣肺，化痰止咳之功。故对于新久咳嗽，咳痰不爽者，加减运用得宜，都可获效。

【文献摘要】

（1）《血证论》："普明子制此方，并论注其妙，而未明指药之治法，余因即其注而增损之曰：肺体属金，畏火者也，遇热则咳，用紫菀、百部以清热；金性刚燥，恶冷者也，遇寒则咳，用白前、陈皮以治寒；且肺为娇脏，外主皮毛，最易受邪，不行表散则邪气流连而不解，故用荆芥以散表；肺有二窍，一在鼻，一在喉，鼻窍贵开而不贵闭，喉窍贵闭不贵开，今鼻窍不通，则喉窍启而为咳，故用桔梗以开鼻窍。此方温润和平，不寒不热，肺气安宁。"

（2）《方剂学》："方中紫菀、白前、百部止咳化痰，治咳嗽不分新久，皆可取效；以桔梗、橘红宣降肺气，止咳消痰；荆芥祛风解表，甘草调和诸药，二者与桔梗配合，更能清利咽喉。诸药合用，温润和平，不寒不热，既无攻击过当之虞，大有启门驱贼之势。是以客邪易散，肺气安宁。"

【科学研究】

（1）研究报道止嗽散可应用于咳嗽变异性哮喘且疗效显著。徐和祥以止嗽散加减配合消食口服液治疗咳嗽变异性哮喘，对照组采用阶梯方法：①吸入糖皮质激素，可同时加用或口服缓释茶碱；②根据症状吸入 β2 激动剂。治疗组口服止嗽散加减。结果发现治疗组显效率为 90.6%，优于对照组的 76.7%，具有显著性差异。

（2）临床研究报道，以 80 例急性支气管炎患者作为研究对象，观察止嗽散加减治疗急性支气管炎的临床疗效，治疗组在对照组基础上采用止嗽散加减治疗，发现治疗组总有效率为

92.5%，对照组总有效率为 77.5%，提示治疗组总有效率明显高于对照组，而具有显著差异性。

（3）有学者在探讨止嗽散加减对肺癌咳嗽的影响中，采用随机数字表法将该 123 例肺癌咳嗽患者分为观察组 62 例，采用止嗽散加减治疗；对照组 61 例，采用复方甘草片治疗。结果对照组有效率 68.85%，药物不良反应率 18.03%；观察组治疗有效率 91.94%，药物不良反应率 3.23%；表明观察组有效率明显高于对照组，且药物不良反应也明显低于对照组，疗效显著。

（4）在止嗽散加减治疗感染后咳嗽的临床疗效观察中，实验组予止嗽散加减联合西药安慰剂治疗，对照组予西药联合止嗽散加减安慰剂治疗，结果表明止嗽散加减治疗感染后咳嗽在疗效及安全性上，实验组优于对照组，并且止嗽散加减具有抑制气道神经源性炎症介质的作用。

【国医经验】本方主要应用于外感咳嗽。西医上呼吸道感染、支气管炎、百日咳等病可在本方基础上加减化裁。风为百病之长，四季均可致病。而《素问·骨空论》亦曰："风者，百病之始也。外感六淫，风淫为始，风邪为外感疾病初起的主要邪气。"风邪侵犯于肺，致肺卫不固，卫外功能失常，遇外邪则易生变化。刘老在临证时每遇与咳嗽相关的病证，如以咳嗽，咽痛，咽痒为主，兼见恶风发热，头身疼痛，鼻塞，流涕等诸多外感症候时均会使用本方，肺主气属卫，而与皮毛相表里，故外感风邪而易致肺失宣降，肺气上逆，而见咳嗽，咽痒等症。止嗽散方中紫菀、百部味苦，性温润，均入肺经而温肺化痰止咳；另一方面，白前祛痰而又能降气；桔梗苦辛，开宣肺气而利胸膈咽喉，一宣一降，可复肺气之宣降，而又能增强君药止咳化痰之力；佐以荆芥祛风解表，使邪从表去。对于痰湿内蕴，而见咳嗽痰多者，临证时可加用胆南星、浙贝母、半夏、白芥子等，每收奇效。

【医案举隅】

初诊：胡某，女，62岁，退休工人。

患者胸膺满闷，气急咳喘，喉间有声，不能平卧，痰多色黄，纳少，倦态乏力，大便偏稀，舌淡苔黄腻，脉滑。临床诊断为肺胀之痰浊壅肺证，治以泻肺平喘，止咳化痰为法，拟方如下：

白附片10g（先煎）	胆南星10g	炒葶苈子20g（布包）
蜜紫菀20g	蜜款冬花20g	百部20g
桔梗10g	浙贝母10g	地龙10g

二诊：一周后，咯痰减少、色白，精神好转，便可，但仍是咳喘，胸膈满闷，舌暗苔白，脉细数。治以泻肺祛痰，理气平喘为法，拟方如下：

白附片10g（先煎）	胆南星10g	炒葶苈子20g（布包）
蜜紫菀20g	蜜款冬花20g	降香10g
莪术10g	川芎10g	炙甘草30g

三诊：半个月后复诊，症状均有缓解，仍微有咳喘，干咳无痰，口干口渴，烦躁，舌红苔少，脉细数。治以养阴清热，泻肺平喘为法，拟方如下：

醋龟甲20g（先煎）	玉竹20g	石斛20g
生地黄20g	天冬20g	麦冬20g
北沙参20g	炒葶苈子20g（布包）	冬凌草20g

一周后复诊，诸证缓解，继予上方内服巩固疗效。

【按语】患者痰浊阻肺，气机不利，肺气不降，故胸膈满闷，气急咳喘，痰多色白，不能平卧；痰湿阻滞，则倦怠乏力，大便偏稀；痰浊夹瘀，则唇甲紫暗；舌暗苔黄腻、脉弦滑为痰浊壅肺之征，故初诊以泻肺平喘，止咳化痰为主，方中白附片温阳化湿，炒葶苈子泻肺祛痰平喘，蜜紫菀、蜜款冬花、百部止咳化痰，胆南星、桔梗、浙贝母清肺化痰，地龙清热通络平喘。二诊，患者仍有咳喘，胸膈满闷，舌暗苔白，故加入理气的降香、川芎，使邪散肺畅，气顺痰消，诸证自愈。三诊患者干咳无痰，口干口渴，烦躁，舌红苔少，脉细数，阴虚症状明显，故予以一派养阴清热之品，共奏养阴清热，泻肺平喘之功。

【参考文献】

［1］徐和祥．止嗽散加减联合消食口服液治疗儿童咳嗽变异性哮喘43例临床观察［J］．时珍国医国药，2013，24（5）：1185-1186.

［2］何锋．止嗽散加减治疗急性支气管炎疗效观察［J］．陕西中医，2014（4）：396-397.

［3］曾祥学，张跃强，刘安家．止嗽散加减对肺癌咳嗽的影响［J］．光明中医，2016，31（23）：3459-3460.

［4］张旺生．止嗽散加减治疗感染后咳嗽的疗效及对神经源性气道炎症介质的影响［D］．福建中医药大学，2013.

33. 仙方活命饮

【出处】明·薛己《校注妇人良方》。

【组成】白芷、贝母、防风、赤芍药、当归尾、甘草节、皂角刺（炒）、穿山甲（炙）、天花粉、乳香、没药、金银花、陈皮。

【功用】清热解毒，消肿散结，活血止痛。

【主治】

中医主治阳证痈疡肿毒初起，症见红肿焮痛，或身热凛寒，苔薄白或黄，脉数有力者。

西医蜂窝织炎、化脓性扁桃体炎、乳腺炎、脓疱疮等化脓性炎症可参考此方。

【方解】本证多由热毒壅聚，气滞血瘀痰结所致。治疗以清热解毒，消肿散结，活血止痛为主。热毒壅聚，营气郁滞，气滞血瘀，聚而成形，故见局部红肿热痛；邪正交争于表，故身热凛寒；正邪俱盛，相搏于经，则脉数有力。方中金银花性味甘寒，清热解毒疗疮，故重用为君。当归尾、赤芍、乳香、没药、陈皮行气活血通络，消肿止痛，共为臣药。疮疡初起，其邪多羁留于肌肤腠理之间，与白芷、防风相配，通滞散结，热毒外透；贝母、天花粉清热化痰散结，消未成之脓；穿山甲、皂刺通行经络，透脓溃坚，可使脓成即溃，均为佐药。甘草清热解毒，并调和诸药；煎药加酒者，借其通瘀而行周身，助药力直达病所，共为使药。诸药合用，共奏清热解毒、消肿溃坚、活血止痛之功。

【文献摘要】

（1）《血证论》卷八："此方纯用行血之药，加防风、白芷，使达肤表；加山甲、皂刺，使透乎经脉。然血无气不行，故以陈皮、贝母散利其气，血因火结，故以银花、花粉清解其火。为疮证散肿之第一方。诚能窥及疮由血结之所以然，其真方也。第其方乃平剂，再视疮之阴阳，加寒热之品，无不应手取效。"

（2）《校注妇人良方》卷二十四："治一切疮疡，未成者即散，已成者即溃，又止痛消毒之良剂也。"

【科学研究】

（1）实验研究发现仙方活命饮具有抑菌作用。李建平等通过对仙方活命饮体外抑菌的实验研究，发现活命饮可抑制球菌、金黄色葡萄球菌，且组方中的每一味药都具有不同强度的抑菌作用。研究结果提示仙方活命饮抑菌作用机制可能与提高机体免疫力、改善局部环境条件、提高自身的抗感染机能有关。

（2）研究报道，仙方活命饮加减治疗糖尿病足，收效显著。邓伟明等将 71 例患者随机分为治疗组和对照组，均给予基础治疗和局部治疗，治疗组在此基础上加予仙方活命饮加减，结果表明治疗组痊愈率 25.00%，显效率 36.11%，有效率 36.11%，总有效率 97.22%，与对照组比较具有统计学意义（$P<0.05$）。

（3）研究报道仙方活命饮联合西医治疗急性肛周脓肿的机制探讨，单纯西医治疗和在此基础上给予仙方活命饮，从住院时间与愈合时间，以及术后脓肿复发率和肛瘘形成率以及两组的临床治疗总有效率比较两组患者，结果表明使用仙方活命饮联合西医治疗急性肛周脓肿临床效果明显，同时可以有效改善患者术后脓肿复发率和肛瘘形成率，且无显著的安全性问题。

（4）在胃肠道疾病中，消化性溃疡主要指发生在胃和十二指肠的慢性溃疡，临床研究发现仙方活命饮联合奥美拉唑可有效治疗消化性溃疡，通过胃镜检查，前后对比发现联合治疗不仅能提高溃疡的愈合率，同时还能改善溃疡的愈合质量，减少溃疡复发率。

【国医经验】本方主要应用于阳证痈疡肿毒初起。现代西医蜂窝织炎、疖肿、化脓性扁桃体炎、乳腺炎、脓疱疮等化脓性炎症等疾病均可参考此方加减化裁。阳证痈疡多为热毒壅聚，气滞血瘀痰结而成。正如《灵枢·痈疡篇》说："营卫稽留于经脉之中，则血泣不行，不行则卫气从之而不通，壅遏不得行，故热。大热不止，热盛则肉腐，肉腐则为脓，故命曰痈。"热毒壅聚，营气郁滞，气滞血瘀，聚而成形，故见局部红肿热痛；邪正交争于表，故身热凛寒；正邪俱盛，相搏于经，则脉数有力。在治疗上宜以清热解毒为主，配合理气活血、消肿散结之法。前人称本方为"疮疡之圣药，外科之首方"，可用于各类疮疡肿毒。若用之得当，则"脓未成者即消，已成者即溃"。刘老临证用药亦是基于此，对于肿瘤包块，尤其对于未溃者，让其向外破溃，使邪有路出，正如"匪"字，围而不堵，使其有一面逃跑的机会，是为"匪"，加用紫花地丁、蒲公英清热解毒之品，收效显著。

【医案举隅】

初诊：杨某，女，67岁，退休工人。

患者因乳腺癌术后复发就诊。刻下症见乳房肿块，疼痛隐隐，皮肤发红，未破溃，肤温稍高，口干咽燥，嗳气，遇劳加重，舌红少苔，脉细数。临床诊断为乳岩之阴虚毒蕴证，治宜滋阴清热，解毒消癥，拟方如下：

醋鳖甲 20g（先煎） 莪术 10g 醋穿山甲 6g（先煎）
玉竹 20g 石斛 20g 天丁 20g
山银花 20g 玄参 20g 冬凌草 20g

二诊：患者阴虚症状基本缓解，乳房包块有向外破溃趋势，触之疼痛，皮肤发红，肤温稍高，治以清热解毒，散结消肿为法，继予上方加减，拟方如下：

醋鳖甲 20g（先煎） 莪术 10g 醋穿山甲 6g（先煎）
山银花 20g 当归 10g 玄参 20g
冬凌草 20g 猫爪草 20g 蒲公英 20g
紫花地丁 20g

三诊：1 个月后复诊，患者乳房包块破溃，见脓性分泌物，口干，舌红苔少，脉细数。治以养阴清热，解毒透脓为法，继以前方加减治疗。

四诊：20 天后复诊，乳房包块破溃处部分结痂，偶有脓性分泌物流出，继以上方巩固治疗。

【按语】前人称本方为“疮疡之圣药，外科之首方”，适用于阳证而体实的各类疮疡肿毒。若用之得当，则“脓未成者即消，已成者即溃”。本方以清热解毒，活血化瘀，通经溃坚诸法为主，佐以透表、行气、化痰散结之品。方中鳖甲滋阴潜阳，退热除蒸，软坚散结；莪术破血行气，消癥止痛，二药合用散结消癥共为君药。玉竹、石斛、玄参养阴生津。醋穿山甲、天丁消肿排脓。山银花、冬凌草、蒲公英清热解毒。其药物配伍较全面地体现了外科阳证疮疡内治消法的配伍特点，因患者初诊时阴虚症状明显，故佐以养阴清热解毒之品。二诊时，患者阴虚症状缓解，乳房包块有向外破溃趋势，触之疼痛，皮肤发红，肤温稍高，故加猫爪草、蒲公英、紫花地丁以加强清热解毒之力，使邪有出路。此外，还可以根据疮疡肿毒所在部位的不同，适当加入引经药，以使药力直达病所。

【参考文献】

［1］李建平，成玉明，王桂霞，等．仙方活命饮体外抑菌实验研究［J］．中国实验方剂学杂志，2003，9（6）：61.

［2］邓伟明，钟秀驰，简小兵，等．仙方活命饮加减治疗糖尿病足36例临床观察［J］．四川中医，2006，24（5）：68-69.

［3］刘小球，袁浩，方芳，等．仙方活命饮联合西医治疗急性肛周脓肿的机制探讨［J］．世界临床医学，2017，11（2）：235-237.

［4］曾铭文．仙方活命饮联合奥美拉唑治疗消化性溃疡85例［J］．中医临床研究，2013（14）：60-61.

34. 半夏白术天麻汤

【出处】清·程国彭《医学心悟》。

【组成】半夏、天麻、茯苓、橘红、白术、甘草 。

【功用】化痰息风，健脾祛湿。

【主治】

中医主治风痰上扰证。症见眩晕，头痛，胸膈痞闷，恶心呕吐，舌苔白腻，脉弦滑者。

西医耳源性眩晕、高血压病、神经性眩晕、癫痫、面神经瘫痪等病可参考此方。

【方解】本方证由脾虚失运，聚湿生痰，湿痰壅遏，引动肝风，风痰上扰清空所致。风痰上扰，蒙蔽清阳，故眩晕头痛；痰阻气滞，升降失司，故胸膈痞闷、恶心呕吐；内有痰浊，则舌苔白腻；脉来弦滑，主风主痰。本证以肝风夹痰上扰为标，脾虚不运为本，治宜化痰息风以治标，健脾祛湿以治本。方中半夏燥湿化痰，降逆止呕；天麻平肝潜阳，息风而止头眩，两者伍用，为治风痰眩晕头痛之要药。李东垣在《脾胃论》中说："足太阴痰厥头痛，非半夏不能疗；眼黑头眩，风虚内作，非天麻不能除。"故以两味为君药。白术、茯苓健脾祛湿，既消已生之痰，又杜生痰之源，是为臣药。佐以橘红理气化痰，使气顺则痰消。煎加姜、枣调和脾胃，生姜兼制半夏之毒，共为佐药。甘草健脾益气，调药和中，为佐使药。诸药合用，使风息痰消，气顺脾健，眩晕自愈。

【文献摘要】

（1）《脾胃论》：“此头痛苦甚，谓之足太阴痰厥头痛，非半夏不能疗；眼黑头旋，风虚内作，非天麻不能除，其苗为定风草，独不为风所动也；黄芪甘温，泻火补元气；人参甘温，泻火补中益气；二术俱苦温甘，除湿补中益气；泽、苓利小便导湿；橘皮苦温，益气调中升阳；曲消食，荡胃中滞气；大麦蘖面，宽中助胃气；干姜辛热，以涤中寒；黄柏苦大寒，酒洗以主冬天少火在泉发燥也。”

（2）《医略六书》：“脾气大亏，痰食滞逆，不能统运于中，故厥逆头痛眩晕不已焉。苍术燥痰湿以强脾，白术健脾元以燥湿，人参扶元补气，黄芪补气固中，天麻法风湿以豁痰，泽泻泻浊阴以却湿，神曲消食积开胃，麦芽化湿和中，茯苓渗脾湿；半夏燥湿痰，橘红利气和胃，生姜快膈散痰，黄柏清湿热，干姜温中气也，使气健脾强，则自能为胃行其津液，而痰厥自平，良远温服，俾痰化气行，则胃气融和而清阳上奉，头痛眩晕无不保矣。此温凉并济，补泻兼施之剂，为气虚痰厥头痛眩晕之专方。”

（3）《医学心悟》卷四：“眩，谓眼黑，晕者，头旋也，古称头旋眼花是也。其中有肝火内动者，经云：‘诸风掉眩，皆属肝木是也，逍遥散主之。’有湿痰壅遏者，书云：‘头旋眼花，非天麻、半夏不除是也，半夏白术天麻汤主之。’有气虚夹痰者，书曰：‘清阳不升，浊阴不降，则上重下轻也，六君子汤主之。’亦有肾水不足，虚火上炎者，六味汤。亦有命门火衰，真阳上泛者，八味汤。此治眩之大法也。”

【科学研究】

（1）研究报道半夏白术天麻汤加减治疗梅尼埃病收效良好，

金菊将96例梅尼埃病患者随机分为治疗组和对照组各48例，对照组予西比灵5mg，1次/日，眩晕停25mg，3次/日，口服，治疗组予半夏白术天麻汤加减治疗。结果发现治疗组总有效率89.6%，明显优于对照组的75%，表明半夏白术天麻汤加减对梅尼埃病的治疗有良好的效果。

（2）有学者为探究半夏白术天麻汤加减治疗高血压的临床疗效，对照组仅使用纯西药的方法进行治疗，试验组给予半夏白术天麻汤加减进行治疗，比较两组患者的临床疗效及血压水平，结果提示试验组患者的临床总有效率为96.0%，明显优于对照组患者的78.0%，差异存在统计学意义（$P<0.05$），表明半夏白术天麻汤加减对高血压的治疗有显著疗效。

（3）研究报道半夏白术天麻汤加减治疗椎－基底动脉供血不足性眩晕收效显著。该临床研究中，对照组给予常规治疗，研究组在对照组的基础上加服半夏白术天麻汤，结果提示研究组总有效率90%，明显优于对照组的72.5%，两组TCD检测结果比较，Vp、Vd、Vm均有显著升高，但研究组升高更显著，差异具有统计学意义（$P<0.01$）。

（4）实验研究发现半夏白术天麻汤在降血压方面与卡托普利作用相类似，但在改善自发性高血压大鼠肠系膜上动脉内皮功能方面效果更为显著，另一方面，该研究结果提示其作用机制可能与其抑制iN-OS和IL-1表达，改善血管微环境的氧化应激状态有关。

【国医经验】本方主要用于风痰上扰所致眩晕头痛。西医耳源性眩晕、高血压病、神经性眩晕、癫痫、面神经瘫痪等亦可参照本方加减进行辨证治疗。刘老在临证时每遇与上述有关的病证，如头痛、眩晕、高血压、胸膈痞闷、恶心呕吐等均会使用本方。以半夏、天麻两味为君药，燥湿化痰，平肝潜阳，息风以止头眩。白术、茯苓为臣，健脾祛湿，能治生痰之源。佐以橘红理气化痰，俾气顺则痰消。使以甘草和中调药。煎加姜、枣调和脾胃，生姜兼制半夏之毒。刘老在临证时以本方加减化裁，常加用当归、川芎、蜈蚣以活血化瘀，通络止痛，或加用苍术、厚朴、浙贝母、胆南星等除湿化痰之品；对于头晕甚者，加用僵蚕、胆南星以加强化痰息风之力；对于头痛剧烈者，加用蔓荆子、藁本、羌活以止痛，疗效显著。

【医案举隅】

初诊：谢某，男，43岁，公务员，2016年2月。

患者因“反复头晕、头痛2年”就诊于我院国医堂门诊，症见：眩晕有旋转感，头痛，头重如裹，胸闷，恶心，少食，舌胖苔浊腻，脉滑。本病当诊断为风痰上扰之眩晕，治宜燥湿祛痰，息风止痛，拟方如下：

白附片10g（先煎）	胆南星10g	姜厚朴10g
苍术10g	法半夏10g	川芎10g
当归10g	天麻20g	羌活10g
独活10g		

二诊：患者服上方半个月后前来就诊，诉头晕较前缓解，时感头痛，苔白厚腻，继予前方加减，拟方如下：

白附片10g（先煎）	胆南星10g	川芎10g
法半夏10g	天麻20g	羌活10g
蔓荆子20g	藁本20g	

三诊：一个月后复诊，药后诸症较前明显缓解，继予上方加减，巩固疗效。

【按语】风痰上扰，蒙蔽清阳，故眩晕头痛；痰阻气滞，升降失司，故胸膈痞闷、恶心呕吐；脾虚湿聚，则头重如裹；舌胖苔浊腻，脉滑，为内有痰浊之象。故初诊时治以燥湿祛痰，息风止痛为主，方中羌活、独活二药合用，既辛散周身，又舒利经络，通痹止痛；苍术、厚朴、半夏燥湿宽中，理气消胀；当归、川芎辛温通窍，活血止痛；白附子散寒止痛；胆南星、天麻息风以止痛。二诊，患者头晕较前减轻，刻下以头痛为主，故加予蔓荆子、藁本以祛风胜湿止痛。三诊患者诸证明显缓解，故继予上方加减巩固疗效。百病皆由痰作祟，而无痰不作眩，因此，对于眩晕的诊疗，当以祛痰为主，兼顾风、火、瘀等病理因素，标本兼治，诸证自除。

【参考文献】

［1］金菊．半夏白术天麻汤加减治疗美尼埃病48例［J］．中国民间疗法，2009，17（5）：30.

［2］张样．半夏白术天麻汤加减治疗高血压的临床疗效观察［J］，临床医学研究与实践，2016，1（26）：124–125.

［3］张春阳，刘海仁，邓伟宏，等．半夏白术天麻汤加减治疗椎－基底动脉供血不足性眩晕80例疗效观察［J］．中国民族民间医药，2017，26（1）：107–108.

［4］王现珍，蒋嘉烨，罗珊珊，等．半夏白术天麻汤对自发性高血压大鼠血管内皮功能的影响［J］．中国中西医结合杂志，2011，31（6）：811–815.

35. 半夏厚朴汤

【出处】东汉·张仲景《金匮要略》。

【组成】半夏、厚朴、茯苓、生姜、紫苏叶。

【功用】行气散结，降逆化痰。

【主治】

中医主治梅核气，症见咽中如有异物，咯之不出，吞咽不下，胸膈满闷，或咳或呕，舌苔白润或滑，脉弦滑或弦缓者。

西医主治慢性咽炎、慢性支气管炎、癔症、食道痉挛等气滞痰阻者可参考此方。

【方解】本方证基本病机为痰气郁结于咽喉。病因为情志不遂，肝气郁结，肺胃失于宣降，津液不布，聚而为痰，痰气相搏，阻于咽喉，故见咽中有物阻，咯吐不出，吞咽不下；肺胃失于宣降，致胸中气机不畅，而见胸胁满闷、咳嗽喘息、恶心呕吐等。气不行则郁不解，痰不化则结难散，故治宜行气散结，降逆化痰。方中半夏辛温入肺胃，化痰散结，降逆和胃，为君药。厚朴辛苦性温，下气除满，助半夏降逆散结，为臣药。茯苓甘淡渗湿健脾，助半夏化痰；生姜辛温散结，和胃止呕，制半夏之毒；苏叶芳香行气，理肺疏肝，助厚朴行气宽胸，宣通郁结之气，共为佐药。全方辛苦合用，辛以行气散结，苦以燥湿降逆，使得气郁得舒，痰结得化，梅核气自除。

【文献摘要】

（1）《金匮要略·妇人杂病脉证并治》："妇人咽中如有炙

脔，半夏厚朴汤主之。”

（2）《医宗金鉴·订正仲景全书·金匮要略注》卷二十三：“咽中如有炙脔，谓咽中有痰涎，如同炙肉，咯之不出，咽之不下者，即今之梅核气病也。”

【科学研究】

（1）有研究系统评价半夏厚朴汤治疗梅核气的临床疗效。采用 Cochrane 协作网提供的 Rev Man 5.2.0 分析软件进行 Meta 分析。共纳入 6 项临床随机对照研究，包括 649 例梅核气患者。Meta 分析结果显示，半夏厚朴汤与西药比较治疗梅核气的总体疗效 RR=1.15，95%CI（1.08，1.23）；半夏厚朴汤合西医治疗与单纯西医治疗梅核气的总体疗效 RR=1.43，95%CI（1.19，1.73）。故单用半夏厚朴汤或联用西医治疗梅核气疗效均优于单用西医治疗者，且无明显副作用。

（2）有研究探讨半夏厚朴汤单用或联合西药治疗胃食管反流病（GERD）的有效性。采用 RevMan5.3 对 11 个随机对照研究进行 Meta 分析。结果显示半夏厚朴汤单用或联合西药治疗 GERD 优于单用西药治疗，在总治愈率（OR=2.41，95%CI=1.43 ～ 4.04）、总有效率（OR=4.59，95%CI=3.21 ～ 6.56）和复发率上差异均具有统计学意义（$P<0.05$，$P<0.01$）。

（3）马家驹等从《伤寒论》《金匮要略》《温病条辨》等经典出发阐述了水饮致咳的理论源流，而且从方证分析、医案举例方面论述了临床可运用半夏厚朴汤利饮降逆来治疗。

（4）将 90 例癔球症患者随机分为观察组和对照组各 45 例。观察组采用半夏厚朴汤联合电针治疗，每周治疗 5 次，共治疗 8 周。对照组采用帕罗西汀片治疗，每日 20 ～ 40mg，每日 1 次。结果观察组临床疗效总有效率为 97.8%，对照组为 88.9%，观察组总有效率明显优于对照组（P<0.05）。

【国医经验】刘老熟读医家经典，领悟经方配伍要领。认为此方的基本病机都归结为痰气郁结。病因大多为情志不遂，津液不布，聚而为痰，痰气相搏。气不行则郁不解，痰不化则结难散，故治宜行气散结，降逆化痰。故常将半夏、厚朴化痰降逆，常用此方治疗梅核气、咽炎、癔症等。而半夏辛温入肺胃，化痰散结；厚朴辛苦温，下气除满；茯苓甘淡渗湿健脾，助半夏化痰；生姜辛温散结，制半夏之毒；苏叶芳香行气，理肺疏肝，宣通郁结之气。全方辛苦合用，使得气郁得舒，痰得化。刘老临证时常常加用疏肝理气之药，如女性大多加佛手、郁金；苔厚腻者多加化痰药草豆蔻、苍术、以助化痰行气之功；咳嗽者加紫菀、百部、款冬花之类。因症而异，针对不同的临床表现加以不同的药物，对症治疗，辨证施治，顾全整体。

【医案举隅】

初诊：潘某，男，61岁，退休，2017年3月20日初诊。

患者咽中如有痰，咳之不出，咽之不下10余年，于贵阳医学院诊为“咽炎”。今上症加重，伴有咳嗽，咯少量白痰，不易咳出，口干苦，反酸，舌苔白腻，脉弦滑。就诊于我院国医堂刘尚义教授门诊。诊断为“梅核气”，拟方如下：

半夏 9g	厚朴 10g	草豆蔻 10g
黄连 6g	吴茱萸 3g	苍术 10g
茯苓 10g	苏叶 10g	

二诊：1周后复诊，诸症较前缓解，继以疏化痰行气之法，拟方如下：

半夏 9g	厚朴 10g	苍术 10g
黄连 6g	吴茱萸 3g	佛手 10g

郁金 10g　　　　　　苏叶 10g

三诊：依照前方加减。

【按语】本证乃气郁痰阻，肝胃不和而致，肝气不遂则津液运化失常，津停气阻，化为痰结，痰气阻于咽喉则咳痰不爽，发为梅核气。故用半夏、厚朴行气化痰。口苦反酸乃肝气犯胃所致，故加黄连、吴茱萸疏肝和胃。佛手、郁金加强疏肝之功。苍术、草豆蔻加强化痰之功。痰气除则诸症缓解。

【参考文献】

［1］陈慕芝，吕安坤，孙红艳．半夏厚朴汤治疗梅核气随机对照试验的 Meta 分析［J］．世界科学技术－中医药现代化，2015，36（2）：377–381.

［2］陈世旺，田旭东．半夏厚朴汤治疗胃食管反流病的 Meta 分析［J］．中国临床究，2014，3（9）：1080–1082.

［3］马家驹，谷晓红．半夏厚朴汤化饮降逆治咳探讨［J］．中华中医药杂志，2012，31（4）：1088–1091.

［4］陈晓鸥，颜红．半夏厚朴汤联合电针治疗癔球症 45 例临床观察［J］．中医杂志，2014，31（5）：408–411.

36. 四妙勇安汤

【出处】清·鲍相璈《验方新编》。

【组成】金银花、玄参、当归、甘草。

【功用】清热解毒，活血止痛。

【主治】

中医主治热毒炽盛之脱疽。症见患肢暗红微肿灼热，溃烂腐臭，疼痛剧烈，或发热口渴，舌红脉数者。

西医血栓闭塞性脉管炎、静脉炎、下肢溃疡、坐骨神经痛、下肢深静脉栓塞等可参考此方。

【方解】脱疽一证，其病机多端，或肝肾阴亏，热毒蕴结；或肾阳虚衰，阴寒凝滞；或气血虚弱，肢末失于濡养。此病在病位上有其特点，即好发于四肢末端，初起邪气内蕴，气血失畅，筋肉失于温濡，故见肢端怕冷、麻木，行动不便，继之疼痛剧烈，肌肤紫黑，腐烂不愈，甚至指趾脱落。方中金银花甘寒，善于清热解毒，故重用为主药。玄参泻火解毒，当归养血活血为佐药。甘草和中解毒为使药，配银花以加强清热解毒之力，用量亦不轻，共为辅佐。四药合用，既能清热解毒，又能活血散瘀，是治疗脱疽的良方。本方特点，药味少，效用专，药量大。治疗脱疽溃烂，热毒正盛，而阴血耗伤者，甚为合适。

【文献摘要】

（1）《灵枢·痈疽》曰："发于足趾，名曰脱痈（即脱疽）。其状赤黑，死不治；不赤黑，不死。不衰，急斩之，不则死矣。”

（2）《外科正宗》卷四：“夫脱疽者，外腐而内坏也……凡患此者，多生于手足，手足乃五脏枝干。疮之初生，形如粟米，头便一点黄泡，其皮如煮熟红枣，黑气侵漫，相传五指，传遍上至脚面，其疼如汤泼火燃，其形则骨枯筋缩，其秽异香难解……一内服滋肾水、养气血、健脾安神之剂。”

【科学研究】

（1）研究选取180例糖尿病足患者，对照组给予常规基础治疗与标准外科治疗，治疗组加四妙勇安汤合阳和汤治疗，观察比较两组患者的临床效果。治疗组治疗显效56例，有效26例，其总有效率为91.11%，对照组中显效38例，有效32例，其中有效率为77.78%，对照组的有效率显著较低（$P<0.05$）。

（2）研究将116例间歇性跛行下肢动脉硬化闭塞症患者分为治疗组与对照组各58例。均给予生理盐水250mL加入丹参川芎嗪注射液10mL静脉滴注，1次/日，拜阿司匹林100mg，1次/日。治疗组在此基础上加加味四妙勇安汤。结果治疗后两组总胆固醇（Tch）、三酰甘油（TG）、低密度脂蛋白胆固醇（LDL-Ch）、肿瘤坏死因子α（TNF-α）、细胞白介素18（IL-18）水平均较治疗前明显下降（$P<0.01$）。治疗组总有效率94.83%优于对照组79.31%（$P<0.01$）。

（3）研究将48只Wistar大鼠分为四妙勇安汤活性部位高、中、低剂量组，卡托普利组，辛伐他汀阳性药物组及模型组6组，各组给予L-NAME。结果提示卡托普利组，四妙勇安汤活性部位高、中剂量组具有一定降低舒张压和收缩压的作用；卡托普利组，四妙勇安汤活性部位高、中剂量组可明显降低主动脉壁厚，可明显减少冠状动脉周边纤维化的形成，可明显抑制冠状动脉 ED-1 和 PCNA 的表达（P<0.05，P<0.01）。

（4）纳入血管闭塞性脉管炎患者 86 例，随机分为两组，每组 43 例，对照组给予常规西药治疗，实验组则在此基础上加四妙勇安汤。30 天为 1 个疗程，2 个疗程。治疗结果提示两组临床症状有所善，实验组治疗后总有效率为 86.05%，对照组治疗后总有效率为 74.42%，实验组有效率明显优于对照组，差异有统计学意义（P<0.05）。

【国医经验】刘老将本方用于宫颈癌、乳腺癌、肺癌、糖尿病足、血栓闭塞性脉管炎、静脉炎、下肢溃疡、坐骨神经痛、下肢深静脉栓塞、口腔溃疡、乳腺炎等属于热毒炽盛者。主治患肢暗红微肿灼热，溃烂腐臭，疼痛剧烈，或发热口渴，舌红脉数等症。刘老将以上诸症归结为“血管病变”，故常用金银花、当归、玄参三味治疗。另外，刘老将此方用于治疗恶性肿瘤有热者，如宫颈癌、甲状腺癌、乳腺癌、胃癌等皆可用此方清热解毒。体现刘老“引疡入瘤”的学术观点。认为肿瘤发生的部位乃“黏膜”，如在外之皮肤，故可用外科用药来治疗肿瘤疾病。而血管疾病如静脉炎、糖尿病足、下肢溃疡等，属于热毒炽盛者也可用本方进行治疗。

【医案举隅】

初诊：赵某，女，54 岁，退休，2016 年 3 与 29 日初诊。

患者 1 年前因“阴道流水，色黄，味臭，带有血色”就诊于贵阳医学院，经妇科查体，HPV 检查，病理检查诊断为“宫颈癌”，术后予以放化疗治疗。现为求进一步中医治疗，就诊于我院国医堂刘老门诊。刻下症：肢软乏力，纳眠欠佳，神疲倦怠，阴道流水，色黄，舌红，苔少，脉细。诊断为“宫颈积”，治以清热解毒，化瘀消癥为法，拟方如下：

鳖甲 20g（先煎）	莪术 10g	黄精 20g
肉苁蓉 20g	山银花 20g	当归 10g
玄参 20g	冬凌草 20g	猫爪草 20g

二诊：患者诸症缓解，继续予以上方治疗。

三诊：患者未诉特殊不适，予以肿瘤稳定方治疗，拟方如下：

鳖甲 20g（先煎）	莪术 10g	黄精 20g
肉苁蓉 20g	玉竹 20g	石斛 20g
葎草 20g	冬凌草 20g	猫爪草 20g

【按语】宫颈癌乃机体正气不足，外邪入侵所致。癌瘤的发生大多在脏器的黏膜，而在内的黏膜如同在外之腠理。故用外科治疗疾病的思路进行辨治。本证乃宫颈积有热毒内盛的症状，故用山银花、当归、玄参三味药清热解毒，活血化瘀，鳖甲，莪术活血化瘀，缓消癥块，并用冬凌草、猫爪草、葎草增强抗肿瘤之功。诸症消退后采用玉竹、石斛、黄精、肉苁蓉益气养阴，增强机体正气，提高免疫力与抗病能力。

【参考文献】

［1］张春雨．四妙勇安汤合阳和汤用于糖尿病足患者治疗中的临床效果［J］．双足与保健，2017（4）：75–76.

［2］吴昊，胡家才，周甜，等．加味四妙勇安汤颗粒剂治疗间歇性跛行下肢动脉硬化闭塞症的临床疗效［J］．世界中医药，2017（4）：753–756，760.

［3］侯彦宏，沈晓旭，宫媛媛，等．四妙勇安汤活性部位对一氧化氮

合成酶抑制剂诱导的高血压大鼠血管重构的作用［J］. 中国实验方剂学杂志，2017（4）：112–117.

［4］黄群，冷玉杰. 四妙勇安汤治疗血管闭塞性脉管炎的临床中药学研究［J］. 中医药信息，2016（5）：73–76.

37. 四神丸

【出处】明・薛己《内科摘要》。

【组成】补骨脂、肉豆蔻、五味子、吴茱萸。

【功用】温肾暖脾，固肠止泻。

【主治】

中医主治脾肾阳虚之肾泄证。症见五更泄泻，不思饮食，食不消化，或久泻不愈，腹痛喜温，腰酸肢冷，神疲乏力，舌淡，苔薄白，脉沉迟无力者。

西医慢性结肠炎、肠结核、肠易激综合征等属脾肾虚寒者可参考此方。

【方解】肾泄，又称五更泄、鸡鸣泻，多由命门火衰，火不暖土，脾失健运所致。《素问・金匮真言论》说："鸡鸣至平旦，天之阴，阴中之阳也，故人亦应之。"五更正是阴气极盛，阳气萌发之际，命门火衰者应于此时，因阴寒内盛，命门之火不能上温脾土，脾阳不升而水谷下趋，故令五更泄泻。正如《医方集解》所云："久泻皆由肾命火衰，不能专责脾胃。"脾失健运，故不思饮食、食不消化；脾肾阳虚，阴寒凝聚，则腹痛、腰酸肢冷。《素问・生气通天论》曰："阳气者，精则养神。"脾肾阳虚，阳气不能化精微以养神，以致神疲乏力。治宜温肾暖脾，固涩止泻。方中重用补骨脂辛苦性温，补命门之火以温养脾土，《本草纲目》谓其"治肾泄"，故为君药。臣以肉豆蔻温中涩肠，与补骨脂相伍，既可增温肾暖脾之力，又能涩肠止泻。

吴茱萸温脾暖胃以散阴寒；五味子酸温，固肾涩肠，合吴茱萸以助君、臣药温涩止泻之力，为佐药。用法中姜、枣同煮，枣肉为丸，意在温补脾胃，鼓舞运化。诸药合用，俾火旺土强，肾泄自愈。方名“四神”，正如《绛雪园古方选注》所说：“四种之药，治肾泄有神功也。”

【文献摘要】

（1）《普济本事方》：“二神丸主治脾肾虚弱，全不进食。”

（2）《医方集解》：“临睡时淡盐汤或白开水送下。”

（3）《内科摘要》卷下：“治脾肾虚弱，大便不实，饮食不思。”

（4）《医方集解·祛寒之剂》：“此足少阴药也。破故纸辛苦大温，能补相火以通君火，火旺乃能生土，故以为君；肉蔻辛温，能行气消食、暖胃固肠；五味咸能补肾，酸能涩精；吴萸辛热，除湿燥脾，能入少阴、厥阴气分而补火；生姜暖胃，大枣补土，所以防水。盖久泻皆由肾命火衰，不能专责脾胃，故大补下焦元阳，使火旺土强，则能制水而不复妄行也。”

【科学研究】

（1）研究共选取慢性结肠炎患者124例，治疗组62例，对照组62例，治疗组采用加味四神汤口服，对照组采用柳氮磺嘧啶口服。结果：治疗组治愈32例，有效28例，无效2例。对照组治愈28例，有效26例，无效8例。治疗组明显优于对照组（$P<0.05$）。结论：自拟加味四神汤治疗慢性结肠炎行之有效。

（2）观察四神汤治疗脾虚寒泻疗效。研究将174例患者分为对照组88例予人参健脾丸，1丸/次，2次/日，口服，治疗组88例予四神汤（补骨脂20g，吴茱萸15g，肉豆蔻15g，五味子 15g），久泻不止，中气下陷加人参 15g，葛根 20g，白术、茯苓、车前子各 15g，水煎 300mL，150mL/ 次，2 次 / 日，连续治疗 15 天为 1 疗程。结果治疗组总有效率 97.72%。对照组总有效率 75.00%。治疗组疗效优于对照组。

（3）研究筛选了 122 例脾肾阳虚型肠易激综合征患者并进行随机分组，治疗组采用附子理中汤合四神丸加减（党参 15g，白术 10g，茯苓 10g，山药 15g，五味子 15g，补骨脂 10g，肉豆蔻 12g，吴茱萸 9g）治疗，对照组采用非药物治疗（包括心理治疗，饮食治疗等），对比两组治疗前后中医症状积分，治疗后治疗组有效率为 96.77%，对照组为 83.33%。治疗后治疗组中医症状积分下降大于对照组。研究显示附子理中汤合四神丸加减可明显缓解患者大便异常等症状，对脾肾阳虚型肠易激综合征患者疗效较好。

【国医经验】刘老常将四神丸用于肾虚泄泻的治疗。用补骨脂补命门之火以温养脾土，臣以肉豆蔻温中行气涩肠，吴茱萸温脾暖胃以散阴寒，五味子味酸涩肠。如《内经》所说："肾主二便"，故治疗二便失禁首先从补肾方面着手，每获佳效。刘老每每使用补骨脂、肉苁蓉、五味子不局限于年龄，只要符合肾虚，二便不固的皆可用此方加减治疗，疗效显著。

【医案举隅】

初诊：张某，男，63 岁，2017 年 3 月 9 日初诊。

患者 1 个月前因患"胆囊癌"于贵阳医学院行胆囊切除术，术后予以放化疗等治疗，患者感肢软乏力，纳差，消瘦，神差，口干苦，汗多，二便失调。自行服用中成药后未见缓解，得贵医某专家介绍至刘老国医堂门诊就诊。症如前所诉，伴有失眠，热疹，舌红，苔白腻，脉弦涩。诊断为"胆囊积"，治以活血消癥，补肾固涩为法，拟方如下：

鳖甲 20g（先煎）	莪术 10g	补骨脂 20g
肉苁蓉 20g	桑螵蛸 20g	山银花 20g
黄精 20g	麻黄根 20g	百合 20g

二诊：患者感上症好转，故继续予以上方治疗。

三诊：患者诉二便正常，精神纳眠尚可，舌淡红，苔薄白，脉细。故予以肿瘤稳定期基础方治疗，拟方如下：

鳖甲 20g（先煎）	莪术 10g	黄精 20g
肉苁蓉 20g	玉竹 20g	石斛 20g
冬凌草 20g	猫爪草 20g	葎草 20g

【按语】本证乃肾气亏虚所致，肾气虚则不主二便，故二便失禁。治疗上予以补骨脂、肉苁蓉、桑螵蛸补肾固涩，麻黄根敛汗，百合安神，山银花清热透疹。另外，患者原发病乃“胆囊积”，故必扶正抗癌，予以鳖甲、莪术等化瘀消癌块。最后，患者经一诊治疗后诸症缓解，故予以肿瘤基本方治疗，益气扶正抗癌，标本兼顾。

【参考文献】

［1］常新勇，谢卫红.自拟加味四神汤治疗慢性结肠炎62例［J］.中国医疗器械信息，2015（21）：216.

［2］赵艳红.四神汤治疗脾虚寒泻随机对照观察［J］.实用中医内科杂志，2013（14）：36–38.

［3］文廷玉，曹砚杰.附子理中汤合四神丸加减治疗脾肾阳虚型肠易激综合征［J］.中国实验方剂学杂志，2016（22）：177–180.

38. 失笑散

【出处】宋·陈师文等《太平惠民和剂局方》。

【组成】五灵脂、蒲黄。

【功用】活血祛瘀，散结止痛。

【主治】

中医主治瘀血停滞证。见心腹刺痛，或产后恶露不行，或月经不调，少腹急痛等病症。

西医痛经、冠心病、高脂血症、宫外孕、慢性胃炎等属瘀血停滞者可参考此方。

【方解】本方所治诸症，均由瘀血内停，脉道阻滞所致。瘀血内停，脉络阻滞，血行不畅，不通则痛，故见心腹刺痛、或少腹急痛；瘀阻胞宫，则月经不调或产后恶露不行。治宜活血祛瘀止痛。方中五灵脂苦咸甘温，入肝经血分，功擅通利血脉，散瘀止痛；蒲黄甘平，行血消瘀，炒用并能止血，二者相须为用，为化瘀散结止痛的常用组合。调以米醋，或用黄酒冲服，乃取其活血脉、行药力、化瘀血，以加强五灵脂、蒲黄活血止痛之功，且制五灵脂气味之腥臊。诸药合用，药简力专，共奏祛瘀止痛，推陈出新之功，使瘀血得去，脉道通畅，则诸症自解。前人运用本方，患者每于不觉中，诸症悉除，不禁欣然而笑，故名“失笑”。

【文献摘要】

（1）《太平惠民和剂局方》卷六：“治产后心腹痛欲死，百药不效，服此顿愈。”

（2）《医宗金鉴·删补名医方论》卷五：“凡兹者，由寒凝不消散，气滞不流行，恶露停留，小腹结痛，迷闷欲绝，非纯用甘温破血行血之剂，不能攻逐荡平也。是方用灵脂之甘温走肝，生用则行血；蒲黄甘平入肝，生用则破血；佐酒煎以行其力，庶可直抉厥阴之滞，而有推陈致新之功。甘不伤脾，辛能散瘀，不觉诸症悉除，直可以一笑而置之矣。”

【科学研究】

（1）失笑散对于痛经、闭经、冠心病、宫外孕等属瘀血停滞证者疗效颇佳。张氏用失笑胶囊治疗原发性痛经 86 例，从经期前 2 天开始口服，每天 2 次，每次 3 粒，连服 7 ～ 10 天，经净停服，3 个月经周期为 1 个疗程。结果：总有效率为 89.5%。治疗前后痛经评分及持续时间的变化，经统计学处理有显著性差异。

（2）观察温经汤合失笑散加味治疗血虚寒凝型原发性痛经的临床疗效。治疗组于经前 3 天采用温经汤合失笑散治疗，对照组口服化瘀镇痛胶囊治疗，均连服 3 个月经周期。结果：治疗组总有效率 88.37%，治愈率 39.53%，对照组总有效率 88.64%，治愈率 11.63%，两组治愈率比较差异有统计学意义（$P<0.05$）。结论：温经汤合失笑散加味治疗血虚寒凝型原发性痛经疗效显著。

（3）选取 150 例胃溃疡诱发吐血症患者，分为对照组与干预组，对照组予以奥美拉唑治疗，干预组予以新加失笑散汤剂治疗。结果：干预组门诊患者的治疗效果明显好于对照组，两组门诊患者的数据经对比后存在明显的统计学差异（$P<0.05$）。结论：在胃溃疡诱发吐血症门诊患者的临床治疗中，新加失笑

散汤剂的应用效果较好，值得推广。

（4）复方金铃四逆四物失笑散在经前服药可达到治疗原发性痛经的效果，其作用机制可能与血浆中 β-EP 的含量，子宫内膜组织中 PGF2α、PGE2、6-keto-PGF1α、TXB2 的水平等一系列神经和内分泌的综合调节作用有关。

（5）失笑散出自《和剂局方》，是活血祛瘀止痛的常用方剂，方中五灵脂甘温，善入肝经血分，能通利血脉而散瘀血，用治瘀血疼痛；蒲黄甘平，亦入肝经血分，有活血止血作用，与五灵脂相须为用，活血祛瘀止痛作用增强，共起推陈出新的作用，可治一切心腹诸痛，尤其善治妇科疾病。笔者运用失笑散加味治疗妇科血瘀诸病，收效良好，列举验案 3 则进行验证。

【国医经验】刘老将失笑散用于瘀血阻滞诸证。如胸腹部部刺痛、月经不调、少腹急痛等属于瘀血阻滞者。西医主要包括冠心病、高脂血症、女性痛经、子宫肌瘤、宫颈纳氏囊肿、不孕不育、外伤后等属瘀血停滞者。瘀血阻滞，血行不畅，不通则痛，故见心腹刺痛或少腹急痛；瘀阻胞宫，则月经不调、经行腹痛。用五灵脂苦咸甘温，入肝经血分，活血化瘀止痛；蒲黄甘平，行血消瘀，化瘀散结止痛。刘老临证多加当归、川芎等活血化瘀药配伍治疗诸症有“瘀”者。

【医案举隅】

初诊：杨某，男，45 岁，2016 年 11 月 12 日初诊。

患者 3 年前因体检发现血脂升高，血压高，偶有头晕，到贵州省贵阳医学院白云区医院就诊，予以阿托伐他汀钙片及施慧达治疗后血脂、血压稍高于正常，偶有头晕，伴左侧胸部刺痛，纳眠尚可，平素嗜酒，嗜食肥甘厚味。现上症加重就诊于我院国医堂门诊。症见：头晕，胸部刺痛，纳可，舌红，苔白厚腻，脉弦滑。诊断为“胸痹”，治以活血化瘀，行气止痛为法，拟方如下：

蒲黄 10g　　五灵脂 3g　　葛根 20g
金钱草 20g　　田基黄 20g　　薤白 20g
炙甘草 20g　　草豆蔻 10g　　豆蔻 6g

二诊：患者胸痛较前好转，尚感头晕，舌淡红，苔白微腻，脉弦涩，余未诉特殊不适。拟上方加减如下：

半夏 9g　　天麻 20g　　羌活 10g
薤白 20g　　炙甘草 20g　　五灵脂 3g
蒲黄 10g　　蔓荆子 10g　　藁本 10g

三诊：诸症缓解，原方继续服用。

【按语】本方证属于气滞血瘀所致的胸痹心痛，方选失笑散加减，用五灵脂苦咸甘温，入肝经血分，活血化瘀止痛；蒲黄甘平，行血消瘀，化瘀散结止痛；草豆蔻、豆蔻化痰湿；薤白、炙甘草温通心阳；金钱草、田基黄清热化湿。二诊则加用半夏、天麻、羌活、蔓荆子、藁本，力在缓解头晕。三诊诸症缓解，原方继续服用。

【参考文献】

［1］张丽君．失笑胶囊治疗原发性痛经 86 例．北京中医杂志 1997，19（4）：15-18.

［2］荆晶．温经汤合失笑散加味治疗原发性痛经 87 例观察［J］．实用中医药杂志，2016（4）：318-319.

［3］朱文亮．新加失笑散汤剂治疗胃溃疡诱发吐血症 75 例的效果分析［J］．母婴世界，2016（9）：97.

[4] 白春霞，谢萍，冯俭，等 . 复方金铃四逆四物失笑散治疗大鼠原发性痛经的镇痛机制 [J]. 华西药学杂志，2016（1）：30–33.

[5] 温宁洁 . 失笑散加味治疗妇科疾病验案 3 则 [J]. 中医药临床杂志，2015（7）：1015–1016.

39. 左金丸

【出处】元·朱震亨《丹溪心法》。

【组成】黄连、吴茱萸。

【功用】清肝泻火，降逆止呕。

【主治】

中医主治肝火犯胃证，症见胁肋疼痛，嘈杂吞酸，呕吐口苦，舌红苔黄，脉弦数者。

西医胃炎、胃溃疡、胃痛、反流性食管炎、胃肠功能紊乱等病可参考此方。

【方解】本方证属于肝郁化火，横逆犯胃，肝胃不和所致。肝经布于胁肋，肝经自病则胁肋胀痛；犯胃则胃失和降，故嘈杂吞酸、呕吐口苦；舌红苔黄脉弦数乃肝经火郁之候。《素问·至真要大论》:“诸逆冲上，皆属于火。”“诸呕吐酸，暴注下迫，皆属于热。”火热当清，气逆当降，故当清泻肝火，兼以降逆止呕。方中重用黄连为君药，清泻肝火，肝火得清，故不能横逆犯胃。黄连亦擅于清泻胃热，胃火降则其气自和，一药而两清，标本兼顾。然气郁化火之证，纯用大苦大寒既恐郁结不开，又虑折伤中阳，故又佐以辛热之吴茱萸，一者疏肝解郁，使肝气条达，郁结得开；一者反佐以制约黄连之寒，使得泻火而不伤阳；一者取其下气之用，以和胃降逆；一者可引领黄连入肝经。如此则一味药而功兼四用，以为佐使。二药合用，共收清泻肝火，降逆止呕之效。

【文献摘要】

（1）《医方考》:“左金者，黄连泻去心火，则肺金无畏，得以行令于左以平肝，故曰左金。吴茱萸气臊味辛性热，故用之以为反佐。以方君一臣一，制小其服者，肝邪未盛也。”

（2）《医方集解》;“此足厥阴药也。肝实则作痛，心者肝之子，实则泻其子，故用黄连泻心清火为君，使火不克金，金能制木，则肝平矣；吴茱萸辛热，能入厥阴肝，行气解郁，又能引热下行，故以为反佐。一寒一热，寒者正治，热者从治。”

（3）《绛雪园古方选注》:“经脉循行，左升右降，药用苦辛，肃降行于升道，故曰左金。吴茱萸入肝散气，降下甚捷；川黄连苦燥胃中之湿，寒胜胃中之热，乃损其气以泄降之，七损之法也。当知可以治实，不可以治虚，若误论虚实而用之则误矣，”

（4）《医宗金鉴》:“胡天锡曰：此泻肝火之正剂。独用黄连为君，以实则泻子之法，以直折其上炎之势；吴茱萸从类相求，引热下行，并以辛温开其郁结，惩其扞格，故以为佐。然必木气实而土不虚者，庶可相宜。左金者，木从左，而制从金也。”

（5）《医宗金鉴·删补名医方论》卷四:“左金丸独用黄连为君，从实则泻子之法，以直折其上炎之势。吴茱萸从类相求，引热下行，并以辛燥开其肝郁，惩其扞格，故以为佐。然必本气实而土不虚者，庶可相宜。”

【科学研究】

（1）研究左金丸在胃肠道调节方面的作用方法，通过灌胃给予0.1%甲基橙溶液，计算其胃残留率观察左金丸对小鼠胃排空、小肠运动、回肠收缩、小肠吸收及止泻的作用。结果提示左金丸对胃肠道有明显的调节作用，可延长小鼠的胃排空时间，抑制胃排空；明显抑制组胺引起的豚鼠离体回肠收缩，抑制大鼠的小肠吸收功能，抑制蓖麻油造成的小鼠腹泻。

（2）48 例胆汁反流性胃炎患者给予左金丸合半夏泻心汤加减治疗，观察临床疗效。治疗后，反酸嗳气、胃脘痛、饱胀症状的缓解率分别为97.92%（47/48）、93.75%（45/48）、95.83%（46/48）。治疗总有效率为93.75%。左金丸合半夏泻心汤加减治疗胆汁反流性胃炎不仅能够促进患者各种消化道症状的缓解，而且能有效降低胆汁反流的时间、频率，提高治疗效果。

（3）胃癌患者大多出现恶心吞酸、进食困难等症状，该类患者因肿瘤的浸润和炎症反射性地引起食管腺和唾液腺黏液分泌增加，当肿瘤造成食管梗阻时，黏液积存而引起反流。有报道在治疗胃癌出现恶心吞酸、进食困难等症状的患者中可使用左金丸加减。

（4）将 120 例反流性食管炎患者分为观察组与对照组，每组 60 例。观察组采用左金丸加味辨证治疗，对照组采用奥美拉唑联合麦滋林治疗。3 个疗程后评价两组患者的近期疗效、远期疗效和不良反应。结果提示：治疗后，两组患者主要症状积分较治疗前均显著下降（$P<0.05$，$P<0.01$），观察组肝胃不和证治愈率高于肝胃郁热、脾胃虚弱证（$P<0.01$）。

（5）有研究从左金丸中黄连与吴茱萸的比例关系、方义解析、典型病案等角度，探讨该方药对消化系统疾病治疗的临床经验。结果提示左金丸在消化系统疾病中应用广泛，临床效果明显。故左金丸可以安全有效的治疗慢性胃炎、消化性溃疡等消化系统疾病。

【国医经验】本方主要用于肝火犯胃证。西医胃炎、胃溃疡、胃痛、反流性食管炎、胃肠功能紊乱等亦可参照本方加减进行辨证治疗。刘教授在临证时每遇与胃病有关的病证，如口干苦、口臭、胃痛、胃溃疡等诸多胃病时均会使用本方，诸多胃病皆与肝有关，肝胃不和则发生胃病。其临证遇到胃不好的病人常常使用此方加减，予黄连 6g，吴茱萸 3g，用药比例虽不及《丹溪心法》，但药力尚可，每获佳效。刘老在临证时常常将本方加用半夏、黄芩、佛手、郁金、木香等，总方体现清热疏肝和胃之理，疗效显著。

【医案举隅】

初诊：杨某，男，45 岁，务农，2016 年 10 月初诊。

患者 5 年前无明显诱因出现口干口苦，口臭，烧心，反酸，呃逆，嗳气，自行服用“藿香清胃丸”后缓解，后上症反复发作，且日益加重。就诊于贵州省人民医院，经胃镜诊断为“慢性反流性胃炎”，并予以抑酸护胃药及促进胃肠动力药物后好转，但未治愈，今为求中医治疗就诊于我院国医堂门诊。症状表现为口干口苦，口臭，烧心，反酸，呃逆，嗳气，舌红，苔薄黄，脉数。诊断为肝胃不和证，治以疏肝和胃为法，拟方如下：

佛手 10g	郁金 10g	黄连 6g
吴茱萸 3g	半夏 9g	黄芩 10g
徐长卿 10g	木香 10g	

二诊：1 个月后复诊，诸症较前缓解，继以疏肝和胃为法，增强清热之功，拟方如下：

佛手 10g	郁金 10g	黄连 6g
吴茱萸 3g	半夏 9g	黄芩 10g
丁香 10g	柿蒂 10g	

三诊：3 个月后复诊，药后诸症消失。

【按语】“慢性反流性胃炎”属于中医“胃痛”等范畴，刘老将其归属于肝胃不和证，独辟蹊径，佛手、郁金疏肝理气以助吴茱萸疏肝之功，半夏、黄芩清热和胃助黄连清热之力，另加木香行气止痛，肝胃和则胃病自除。辨证准确，二诊后诸症缓解，故在上方基础上加减治疗。三诊后诸症缓解。诸胃病大多要疏肝，体现肝胃之间的紧密联系。肝经走向与胃经循行部位相联系，故因情绪等造成肝的疾病直接影响着胃的收纳腐熟功能，以此为切入点，肝胃和胃则安。

【参考文献】

［1］华晓东，芮菁，任变文. 左金丸对胃肠道的调节作用［J］. 药物评价研究，2017（2）：190–195.

［2］段文强. 左金丸合半夏泻心汤加减治疗胆汁反流性胃炎48例临床观察［J］. 中国现代药物应用，2017（2）：182–183.

［3］王紫晨，谢静，周洁，等. 左金丸治疗胃癌的临床体会［J］. 内蒙古中医药，2016（6）：36.

［4］李力强，张贵锋，曾艺文，等. 左金丸加味辨证治疗反流性食管炎的临床研究［J］. 中药新药与临床药理，2016（2）：286–290.

［5］张佳，王捷虹. 左金丸在消化系统疾病中的临床应用经验［J］. 黑龙江中医药，2016（2）：31–32.

40. 平胃散

【出处】宋·宋周应《简要济众方》。

【组成】苍术、厚朴、陈皮、甘草。

【功用】燥湿运脾，行气和胃。

【主治】

中医主治湿滞脾胃证。症见脘腹胀满，不思饮食，口淡无味，恶心呕吐，嗳气吞酸，肢体沉重，怠惰嗜卧，常多自利，舌苔白腻而厚，脉缓者。

西医慢性胃炎、消化道功能紊乱、胃及十二指肠溃疡等属湿滞脾胃者可参考此方。

【方解】本方为治疗湿滞脾胃的基础方。脾为太阴湿土，居中州而主运化，其性喜燥恶湿，湿邪滞于中焦，则脾运不健，且气机受阻，故见脘腹胀满、食少无味；胃失和降，上逆而为呕吐恶心、嗳气吞酸；湿为阴邪，其性重着黏腻，故为肢体沉重、怠惰嗜卧；湿邪中阻，下注肠道，则为泄泻。治当以燥湿运脾为主，兼以行气和胃，使气行则湿化。方中以苍术为君药，以其辛香苦温，入中焦能燥湿健脾，使湿去则脾运有权，脾健则湿邪得化。湿邪阻碍气机，且气行则湿化，故方中臣以厚朴，本品芳化苦燥，长于行气除满，且可化湿。与苍术相伍，行气以除湿，燥湿以运脾，使滞气得行，湿浊得去。陈皮为佐，理气和胃，燥湿醒脾，以助苍术、厚朴之力。使以甘草，调和诸药，且能益气健脾和中。煎加姜、枣，以生姜温散水湿且能和胃降逆，大枣补脾益气以襄助甘草培土制水之功，姜、枣相合尚能调和脾胃。综合全方，燥湿与行气并用，而以燥湿为主。燥湿以健脾，行气以祛湿，使湿去脾健，气机调畅，脾胃自和。

【文献摘要】

（1）《仁术便览》："治脾胃不和，不进饮食，常服暖胃消痰。"

（2）《三因极一病证方论》："治胃实热，口唇干，呕哕烦闷，大小便秘涩。及热病后，余热不除，蓄于胃中，四肢发热，口渴胸满，无汗。"

【科学研究】

（1）以六君子汤合平胃散为基础方对52例慢性萎缩性胃炎进行临床研究。结果治疗后患者临床症状最低有效率为86.21%，病理改变较治疗前均有显著性变化。

（2）以平胃散合二陈汤治疗脑血管病眩晕50例，用药两疗程内，以眩晕为主的临床症状全部消失，观察组痊愈21例（42%），显效17例（34%），好转12例（26%），效果明显。

（3）孙氏用平胃散加味治疗餐后心绞痛120例，观察组120例中显效81例（67.5%），改善33例（27.5%），无效6例（5.0%），总有效率95%，对照组60例中显效20例（33%），改善24例（40%），无效16例（27%），总有效率73%，2组比较，观察组显效率、总有效率明显优于对照组（$P<0.01$）。

（4）潘氏认为咳嗽有因湿热蕴于脾胃，酿生痰热，上犯于肺，肺失肃降，气逆而作咳。其久咳不愈的原因，一是病后不能戒酒节食，二是脾胃湿热未除，以平胃散加减治疗湿热咳嗽48例，经3疗程治疗，治愈（咳嗽、咯痰症状消失）42例，好转（咳嗽、咯痰症状减轻）6例，总有效率100%。

【国医经验】刘老将本方用于恶性肿瘤、瘿瘤、肝胃不和等属于湿邪较重者。本方最常用厚朴、苍术，凡在病证中包含苔腻的，皆可用以上二味治疗。脾为太阴湿土，居中州而主运化，其性喜燥恶湿，湿邪滞于中焦，则脾运不健，且气机受阻；湿为阴邪，其性重着黏腻；湿邪中阻，下注肠道，则为泄泻。苍术入中焦能燥湿健脾，使湿去则脾运有权，脾健则湿邪得化。湿邪阻碍气机，且气行则湿化，故用厚朴芳化苦燥，行气除满化湿。与苍术相伍，行气除湿运脾。其临证每每遇到舌苔厚腻者皆用厚朴、苍术组成化湿行气药对治疗脾胃湿热者，舌苔厚腻严重者加草豆蔻化痰除湿。西医慢性胃炎、消化道功能紊乱、消化道溃疡以及其他疾病舌苔厚腻者可用本方加减治疗。

【医案举隅】

初诊：谢某，男，48 岁，2017 年 3 月 29 日初诊。

患者 1 年前出现晨起时口苦，口干，烧心，吐痰色黄，齿衄，自服“藿香清胃丸”后症状缓解。后上症复发，遂于贵阳中医学院第一附属医院消化科就诊，查 Hp（－），胃镜提示：“慢性浅表性胃炎伴胆汁反流”，予以抑制胃酸药物雷贝拉唑钠肠溶胶囊治疗后稍好转。1 月前上症复发加重，经服药后未见好转。今就诊于我院刘老国医堂门诊，症见口干苦，反酸烧心，消谷善饥，齿衄，舌淡红，苔黄微腻，脉数。诊断为肝胃不和证，治以疏肝清热和胃为法，拟方如下：

苍术 10g	厚朴 10g	黄连 6g
吴茱萸 3g	黄芩 10g	半夏 9g
牡蛎 20g（先煎）	白及 20g	仙鹤草 20g

二诊：患者上症转佳，继续予以上方治疗。

三诊：诸症痊愈。

【按语】本方证乃湿阻中焦，胃失和降而致，故将苍术、厚朴用于燥湿运脾，黄连、吴茱萸用于疏肝和胃，黄芩、半夏用于清热，牡蛎制酸止痛，白及止血、保护胃黏膜，仙鹤草止血。此处用白及乃“肤膜同治”之理，用外科用药治疗胃黏膜的病变。体现本病治疗的一大特色。

【参考文献】

［1］杨静波．六君子汤合平胃散治疗52例慢性萎缩性胃炎的临床研究［J］．四川中医，2007，25（7）：47-48.

［2］李宝玲，赵勤萍．平胃散合二陈汤治疗脑血管病眩晕50例［J］．山西中医学院学报，2001，2（4）：30-31.

［3］孙玉娟．平胃散加味治疗餐后心绞痛120例疗效分析［J］．现代中西医结合杂志，2004，13（21）：2834.

［4］潘慧人．平胃散治疗湿热咳嗽48例［J］．新中医，2003，35（5）：33.

41. 玉屏风散

【出处】朝鲜·金礼蒙《医方类聚》。

【组成】黄芪、白术、防风。

【功用】益气固表止汗。

【主治】

中医主治表虚自汗。症见汗出恶风，面色㿠白，舌淡苔薄白，脉浮虚者。亦治虚人腠理不固，易感风邪等病证。

西医过敏性鼻炎、上呼吸道感染属表虚不固而外感风邪者，以及肾小球肾炎易于伤风感冒而诱致病情反复等可参考此方。

【方解】本方主治卫气虚弱，不能固表之证。卫虚腠理不密，则易为风邪所袭，故时自恶风而易于感冒；表虚失固，营阴不能内守，津液外泄，则常自汗；面色㿠白，舌淡苔薄白，脉浮虚皆为气虚之象。治宜益气实卫，固表止汗。方中黄芪甘温，内可大补脾肺之气，外可固表止汗，为君药。白术健脾益气，助黄芪以加强益气固表之力，为臣药。两药合用，使气旺表实，则汗不外泄，外邪亦难内侵。佐以防风走表而散风御邪，黄芪得防风，则固表而不留邪；防风得黄芪，则祛风而不伤正。对于表虚自汗，或体虚易于感冒者，用之有益气固表，扶正祛邪之功。方名玉屏风者，言其功用有似御风屏障，而又珍贵如玉之意。

【文献摘要】

(1)《医方类聚》卷一百五十："腠理不密，易于感冒。"

（2）《古今名医方论》卷四录柯琴："邪之所凑，其气必虚。故治风者，不患无以驱之，而患无以御之，不畏风之不去，而畏风之复来，何则？发散太过，玄府不闭故也。"

【科学研究】

（1）杨氏用玉屏风散合桂枝龙牡汤加减治疗重症自汗，按随机抽样对75例患者分为治疗组45例，并设以谷维素、维生素C、维生素B等综合治疗的30例为对照组。经过2周治疗后，治疗组显效20例，有效23例，无效2例，总有效率95.6%；对照组显效4例，有效20例，无效6例，总有效率80.0%，两组比较有显著差异（$P<0.05$）。

（2）为观察高、中、低三种浓度加味玉屏风汤对截肢应激小鼠腹腔巨噬细胞吞噬功能及其分泌肿瘤坏死因子（TNFa）和前列腺素Ⅱ（PCE2）的调节作用，将小鼠随机分为正常对照组、应激对照组、应激+5%加味玉屏风汤组、应激+2.5%加味玉屏风汤组、应激+1.25%加味玉屏风汤组，应激组动物均行截肢手术，应激前注射各浓度加味玉屏风汤1周。结果示加味玉屏风汤可拮抗应激小鼠腹腔巨噬细胞吞噬功能的抑制和分泌TNFa、PCE2的增加。

【国医经验】刘老将此方用于体虚感冒，气虚自汗、盗汗等症。体虚感冒，乃虚人腠理不密，易受外邪侵袭，正虚邪入而致，故用玉屏风散益气散邪，固表止汗。黄芪补脾肺之气故为君药。白术益气健脾，助君药益气固表之力，两药合用外邪难以入里。加用防风外散表邪，使固表不留邪，祛邪不伤正。方名玉屏风者，言其功用有似御风屏障之意。

【医案举隅】

初诊：许某，女，67岁，2016年9月21日初诊。

患者因受凉后出现恶寒发热，头痛，鼻塞流涕，咳嗽，咯痰，全身不适等症，自行服用感冒药后好转，后一直咳嗽1月余未见好转，就诊于我院呼吸科，予以止咳化痰中药治疗后缓解。后患者每因天气转凉则感冒复发，均自行服用抗感冒中成药后稍好转，未痊愈。现就诊于国医大师门诊，症如前，舌淡红，少苔，脉虚细，诊断为“体虚感冒”，治以益气扶正解表为法，拟方如下：

黄芪 20g	白术 10g	防风 10g
紫菀 20g	款冬花 20g	冬凌草 20g
桔梗 10g	贯众 10g	虎杖 10g

二诊：患者上症转佳，嘱患者避风寒，适寒温，避免劳累，继续予以上方治疗，如有不适随诊。

三诊：患者上症痊愈。

【按语】本方乃体虚感冒基本方，治当扶正固表。因虚人腠理不密，易受风邪所袭，正虚邪入，故外邪侵袭而易于感冒，患者咳嗽1月余未见好转，乃病邪即将入里的表现，为防止病邪入里化热，进一步耗伤机体正气，故用玉屏风散益气解表散邪。对于表虚自汗，或体虚易于感冒者，用之有益气固表，扶正祛邪之功。

【参考文献】

［1］杨百京．玉屏风散合桂枝龙牡汤治疗重症自汗45例．四川中医，2002，20（3）：43.

［2］陈新，杨路，白云．加味玉屏风汤对截肢应激小鼠巨噬细胞功能的调节作用．中医研究，1997，10（6）：16

42. 生化汤

【出处】清·傅青主《傅青主女科·产后编》。

【组成】当归、川芎、桃仁、炮姜、炙甘草。

【功用】养血祛瘀、温经止痛。

【主治】

中医主治血虚寒凝，瘀血阻滞证。症见产后恶露不行，小腹冷痛者。

西医产后子宫复旧不良、产后宫缩疼痛、胎盘残留等病可参考此方。

【方解】本方证由产后血虚寒凝，瘀血内阻所致。妇人产后，血亏气弱，寒邪极易乘虚而入，寒凝血瘀，故恶露不行；瘀阻胞宫，不通则痛，故小腹冷痛。治宜活血养血，温经止痛。方中重用全当归补血活血，化瘀生新，行滞止痛，为君药。川芎活血行气；桃仁活血祛瘀，均为臣药。炮姜入血散寒，温经止痛；黄酒温通血脉以助药力，共为佐药。炙甘草和中缓急，调和诸药，用以为使。

【文献摘要】

（1）《傅青主女科》卷上："此症勿拘古文，妄用苏木、蓬、棱，以轻人命。其一应散血方、破血药，俱禁用。虽山楂性缓，亦能害命，不可擅用，惟生化汤系血块圣药也。"

（2）张秉成《成方便读》卷四："治产后恶露不行，腹中疼痛等证。夫产后血气大虚，固当培补，然有败血不去，则新血亦无由而生，故见腹中疼痛等证，又不可不以祛瘀为首务也。方中当归养血，甘草补中，川芎理血中之气，桃仁行血中之瘀，炮姜色黑入营，助归、草以生新，佐芎、桃而化旧，生化之妙，神乎其神。用童便者，可以益阴除热，引败血下行故道耳。”

【科学研究】

（1）杨育同等将怀孕 Wistar 大鼠随机分为正常组、模型组、中药对照组以及生化汤低、中、高剂量组。除正常组外，每组在第 7 天上午 8：00 按 8.3mg/kg 体质量灌胃米非司酮，下午 18：00 按 100mg/kg 体质量灌胃米索前列醇。实验结果发现生化汤各组凋亡细胞数显著增高，血清 TNF-α 含量显著升高，且呈量效关系，中、高剂量组较中药对照组疗效显著。因此，TNF-α 是生化汤促进细胞凋亡治疗药物流产后阴道出血时间延长的机制之一。

（2）田冰将 180 例产后发热的产妇随机分为中药组和对照组各 90 例，中药组采用加味生化汤治疗，对照组采用抗生素加对症治疗。实验结果发现对两组的治疗效果进行对比分析差异有显著性。因此，加味生化汤是治疗产后发热的有效方剂。

（3）赵丁等通过对正常未孕、雌激素预处理后及产后小鼠的离体子宫的观察，发现对正常未孕小鼠，低剂量生化汤提取物使其子宫平滑肌收缩频率增强，收缩强度无显著影响，因而子宫活动力略增强，但差异无统计学意义，中剂量使其子宫平滑肌收缩频率略增加，收缩强度减弱，子宫活动力减弱，高剂量使其子宫收缩频率和强度均减弱，子宫活动力减弱，呈现“双向作用”；对雌激素预处理后的小鼠，低、中、高剂量均使其子宫收缩频率显著增强，但收缩强度无明显变化，子宫活动力显著增强；对产后小鼠的子宫，低、中剂量使子宫平滑肌收缩频率略增强，收缩强度显著减弱，子宫活动力显著减弱，高剂量对收缩频率无显著变化但收缩强度明显减弱，子宫活动力显著减弱。

（4）有研究将符合气虚血瘀型子宫复旧不良纳入标准的患者随机分为治疗组和对照组，对照组采用肌肉注射缩宫素治疗，治疗组在对照组基础上给予生化汤加减口服治疗。实验结果治疗后两组止血疗效相当，治疗组效果较对照组满意。因此，生化汤加减治疗气虚血瘀型子宫复旧不良，临床在改善症状方面有一定的优势，且用药安全可靠。

【国医经验】本方主要用于血虚寒凝，瘀血阻滞证。西医产后子宫复旧不良、产后宫缩疼痛、胎盘残留等亦可参照本方加减进行辨证治疗。刘老在临证时每遇与产后病有关的病证，如产后恶露不行、小腹冷痛、产后子宫复旧不良等诸多产后病时均会使用本方，其临证遇到产后状况不好的病人常常使用此方加减，每获佳效。刘老常讲生化汤是傅青主针对产后多血虚，寒邪乘虚而入，寒凝血瘀，导致恶露不行，及瘀血凝滞，引起小腹冷痛这样的病机而设的，使用生化汤必须经过详析病状，仔细辨证，应本着“勿拘于产后，亦勿忘于产后”的原则。诊病要因人因时因地制宜，辨证论治，总以脉证为凭，故在应用时将本方加用佛手、郁金、木香、香附、乌药等，总方体现养血祛瘀、温经止痛之理，疗效显著。

【医案举隅】

初诊：李某，女，27岁，2016年11月初诊。

患者自诉产后五日大便秘结，肛门肿痛，触之有杏核大小痔疮二枚，疼痛难忍，血水淋漓，每解大便，痛苦之情难以名状，加之新产之后，少腹疼痛不适。时有恶露排出，今为求中医治疗就诊于我院国医堂门诊。症状表现为周身不爽，口干口苦，纳差，舌红苔黄腻，脉滑数。诊断为产后痔疮，治以祛瘀生新为法，拟方如下：

佛手 10g	郁金 10g	当归 10g
川芎 10g	益母草 20g	地榆 20g
白头翁 20g	黄精 20g	肉苁蓉 20g

二诊：一个月后复诊，患者诸症较前均有所缓解，大便成形，继续在上方基础上加减，拟方如下：

当归 10g	川芎 10g	黄精 20g
白头翁 20g	地榆 20g	冬凌草 20g
木香 10g	徐长卿 10g	猫爪草 20g

三诊：一个月后再次复诊，自述诸症均明显改善，维持上方不变。

【按语】“产后痔疮”属于中医“产后病”等范畴，刘老将其归属于产后证，独辟蹊径，当归补血活血，化瘀生新，行滞止痛，川芎活血行气，黄精养阴，白头翁清热解毒，木香行气止痛，肉苁蓉润肠道，二诊后诸症缓解，故在上方基础上加减治疗，三诊后诸症消失。《傅青主女科·产后篇》云：“血虚者补之。”“血实者决之。”在治疗上强调“于补血之中以行瘀之法”，使气血不耗而瘀亦尽消，因生化汤行中有补，化旧生新，“系血块之圣药”。上证属血虚瘀滞之象，辨证得法，随症加减，因投以生化汤而收效。

【参考文献】

［1］杨育同，王坤芳，刘必旺，等．生化汤对药物流产后阴道出血作用机制的实验研究［J］．中华中医药杂志，2012（1）：240–242.

［2］田冰．加味生化汤治疗产后发热的临床疗效观察［J］．中国社区医师（医学专业），2011（33）：149–150.

［3］赵丁，詹文红，李连怀，等．生化汤提取物对正常未孕、雌激素预处理及产后小鼠离体子宫平滑肌收缩功能的影响［J］．中国中药杂志，2006，31（3）：243–245.

［4］靳慧阳．生化汤加减治疗气虚血瘀型子宫复旧不良30例［J］．光明中医，2017（1）：64–66.

43. 生脉散

【出处】金·张元素《医学启源》。

【组成】人参、麦门冬、五味子。

【功用】益气生津，敛阴止汗。

【主治】

中医主治温热、暑热之耗气伤阴证，症见汗多神疲，体倦乏力，气短懒言，咽干口渴，舌干红少苔，脉虚数者；久咳伤肺，气阴两虚证，症见干咳少痰，短气自汗，口干舌燥，脉虚数者。

西医中暑、小儿夏季热、功能性低热及其他发热性疾病而见气阴两伤者；心力衰竭、休克等危急病症可参考此方。

【方解】本证多由温热、暑热之邪耗气伤津所致，治疗以益气生津，敛阴止汗为主。肺主皮毛，暑伤肺气，卫外失固，津液外泄，故汗多；肺主气，肺气受损，故气短懒言、神疲乏力；阴伤而津液不足以上承，则咽干口渴；舌干红少苔，脉虚数或虚细，乃气阴两伤之象。方中人参甘温，益元气，补肺气，生津液，故为君药。麦门冬甘寒养阴清热，润肺生津，故为臣药。人参、麦冬合用，则益气养阴之功益彰。五味子酸温，敛肺止汗，生津止渴，为佐药。三药合用，一补一润一敛，益气养阴，生津止渴，敛阴止汗，使气复津生，汗止阴存，气充脉复，故名"生脉"。《医方集解》说："人有将死脉绝者，服此能复生之，其功甚大。"至于久咳肺伤，气阴两虚证，取其益气养阴，敛肺止咳，令气阴两复，肺润津生，诸症可平。

【文献摘要】

（1）《医方集解》：“人参甘温，大补肺气为君；麦冬止汗，润肺滋水，清心泻热为臣，五味酸温，敛肺生津，收耗散之气为佐。盖心主脉，肺朝百脉，补肺清心，则元气充而脉复，故曰生脉也。夏月炎暑，火旺克金，当以保肺为主，清晨服此，能益气而祛暑也。”

（2）《温病条辨》：“汗多而脉散大，其为阳气发泄太甚，内虚不可留恋可知。生脉散酸甘化阴，守阴所以留阳，阳留，汗自止也。以人参为君，所以补肺中元气也。”

（3）《内外伤辨惑论》：“圣人立法，夏月宜补者，补天真元气，非补热火也，夏食寒者是也。故以人参之甘补气，麦门冬苦寒泻热，补水之源，五味子之酸，清肃燥金，名曰生脉散。孙真人云：五月常服五味子，以补五脏之气，亦此意也。”

（4）《医方考》：“肺主气，正气少故少言，邪气多故多喘。此小人道长，君子道消之象。人参补肺气，麦冬清肺气，五味子敛肺气，一补一清一敛，养气之道毕矣。名曰生脉者，以脉得气则充，失气则弱，故名之。东垣云：夏月服生脉散，加黄芪、甘草，令人气力涌出。若东垣者，可以医气极矣。”

【科学研究】

（1）李来红等用双向颈总动脉结扎诱导小鼠短暂前脑缺血再灌注模型来考察生脉散及各部位的活性。实验结果表明在乙酸乙酯部位检测到18个木脂素类化合物，正丁醇部位检测到13个甾体皂苷和人参皂苷。生脉散整方在抗氧化和抗炎水平上对抗脑缺血的活性最强。因此，生脉散作为整体比三个部位有更强的抗脑缺血作用。

（2）王晓霞等研究和观察了生脉散加味治疗老年慢性心力衰竭的治疗效果及患者血浆脑钠肽（BNP）水平与心功能之间的变化，发现心力衰竭患者 BNP 水平明显升高，与中医阳虚型病证呈正相关。补益心气、温通心阳治疗后，心功能改善，BNP 水平显著下降。研究证明了生脉散加味治疗老年心衰疗效显著，而且 BNP 可以作为临床敏感、特异的观察指标。

（3）顾颖敏等将 100 例冠心病患者进行随机对照试验，对照组予以基础治疗服用单硝酸异山梨酯片，治疗组在基础治疗上加用生脉散，观察治疗前后症状、体征、临床疗效、血浆内皮素浓度以及生活质量的情况。结果显示，治疗后治疗组冠心病患者的上述情况均优于对照组。该试验证明了生脉散对改善冠心病患者的内皮素水平和生活质量具有确切疗效。

【国医经验】本方主要用于温热、暑热之耗气伤阴证；久咳伤肺，气阴两虚证。西医中属中暑、小儿夏季热、功能性低热及其他发热性疾病而见气阴两伤者，心力衰竭、休克等危急病症等可参考此方。刘老在临证时每遇与温热、暑热耗气伤阴，久咳伤肺，气阴两虚有关的病证，如汗多神疲，体倦乏力，气短懒言，咽干口渴，舌干红少苔，脉虚数等诸多病症时均会使用本方加减，每获佳效。刘老在临证时以益气养阴生脉为主旨，补其正气以鼓动血脉，滋其阴津以充养血脉，使气阴两伤者得以复生，故常常将本方加用玉竹、石斛、地骨皮、青蒿等，总方体现益气生津，敛阴止汗之理，疗效显著。

【医案举隅】

初诊：李某，女，59 岁，2016 年 6 月初诊。

患者素来乏力，下肢无力，气短，多说话更甚，自汗。鼻咽癌病史10余年，行放疗后出现口干，感觉不能分泌唾液，咽部有烧灼感。情绪尚可，遇事容易紧张激动，口不苦，饮食大便正常，小便频，梦多，易惊醒。耳鸣10余年，有高血压病史，曾被西医诊断为自主神经功能紊乱。最近一个月来乏力、自汗加重。舌红绛少苔，脉弦数。诊断为气阴两虚证，治以益气生津，拟方如下：

鳖甲20g	莪术10g	冬凌草20g
玉竹20g	石斛20g	党参10g
麦冬10g	五味子10g	浮小麦20g

二诊：1个月后复诊，诸症较前缓解，继以益气生津，敛阴止汗为法，原方加减。

【按语】患者属于癥瘕病，首先用鳖甲、莪术软坚散结，为刘老常用组合之一。继以党参益元气，补肺气，生津液，麦门冬甘寒养阴清热，润肺生津，党参、麦冬合用，则益气养阴之功益彰，五味子酸温，敛肺止汗，生津止渴，三药合用，一补一润一敛，益气养阴，生津止渴，敛阴止汗，使气复津生，汗止阴存，气充脉复，辨证准确，再以玉竹、石斛滋阴，浮小麦收敛。二诊后诸症缓解，故在上方基础上加减治疗。三诊后诸症缓解。患者以前也常服中药，医多谓阴虚火旺、肝郁气滞，用药无非养阴清热、疏肝解郁，用药多而乏效。刘老辨为生脉散证，治疗后获明显疗效，但阴液难骤复，以后坚持服药，终奏佳效。

【参考文献】

[1] 李来红，汪俊松，孔令义．生脉散及其三个部位对脑缺血再灌注

损伤的保护作用（英文）[J]. 中国天然药物，2013（3）：222–230.

[2] 王晓霞，董静，程广清. 生脉散加味治疗老年慢性心力衰竭 136 例疗效观察 [J]. 山东中医杂志，2007，26（9）：602–603.

[3] 顾颖敏，叶穗林，黄洁红，等. 益气养阴法对冠心病患者内皮素及生活质量的作用研究 [J]. 辽宁中医杂志，2009，36（6）：939–940.

44. 白头翁汤

【出处】东汉·张仲景《伤寒论》。

【组成】白头翁、黄连、黄柏、秦皮。

【功用】清热解毒，凉血止痢。

【主治】

中医主治热毒痢疾。症见腹痛，里急后重，肛门灼热，下痢脓血，赤多白少，渴欲饮水，舌红苔黄，脉弦数者。

西医阿米巴痢疾、细菌性痢疾属热毒偏盛者可参考此方。

【方解】本证多由热毒深陷血分，下迫大肠所致，治疗以清热解毒，凉血止痢为主。热毒熏灼肠胃气血，化为脓血，故见下痢脓血，赤多白少；热毒阻滞气机，不通则痛，故见腹痛，里急后重；渴欲饮水，舌红苔黄，脉弦数为热毒内盛之象。方中以白头翁为君，清热解毒，凉血止痢。臣以黄连之苦寒，清热解毒，燥湿厚肠；黄柏泻下焦湿热，共奏燥湿止痢之效。秦皮苦寒性涩，收敛作用强，因本证有赤多白少，故用以止血，为佐使药。四药并用，为热毒血痢之良方。

【文献摘要】

（1）《医方集解·泻火之剂》："此足阳明、少阴、厥阴药也。白头翁苦寒能入阳明血分，而凉血止痢；秦皮苦寒性涩，能凉肝益肾而固下焦；黄连凉心清肝，黄柏泻火补水，并能燥湿止痢而厚肠，取寒能胜热，苦能坚肾，涩能断下也。"

（2）《伤寒论·辨厥阴病脉证并治》："热利下重者，白头翁汤主之。”“下利欲饮水者，以有热故也，白头翁汤主之。”

【科学研究】

（1）何梅英等以收治的阿米巴痢疾患者为研究对象，在对其进行治疗后出现恶心、呕吐等不良反应，妊娠 3 个月内或哺乳期妇女停用及不用甲硝唑或替硝唑，改用中药白头翁汤等药治疗的 30 例患者，观察其临床治疗效果。实验结果表明确诊阿米巴痢疾经治疗后出现恶心、呕吐等不良反应以及妊娠 3 个月内或哺乳期妇女停用及不用甲硝唑或替硝唑，改用中药白头翁汤治疗，疗效颇佳。

（2）李小朋等观察白头翁汤加减保留灌肠治疗湿热内蕴型溃疡性结肠炎的临床疗效。将 156 例本病患者按就诊顺序随机分为两组，其中治疗组 78 例给予白头翁汤加减灌肠，对照组给予美沙拉嗪栓塞肛，观察 4 个疗程。实验结果表明治疗组总有效率为 96.2%，对照组为 84.6%，两组疗效比较，差异有统计学意义（$P<0.05$）。因此，白头翁汤加减治疗湿热内蕴型溃疡性结肠炎疗效肯定，不良反应发生率较少。

（3）陆树文等讨论白头翁汤治疗炎症性肠病的分子机制。将 40 只 Wistar 雄性大鼠随机分为 5 组（n=8）：正常对照组，模型组，模型 + 阳性对照组（美沙拉嗪），模型 + 中药治疗组，中药治疗组又分为中、高剂量组。阳性对照组、中药治疗组分别灌胃给药。实验结果表明模型与正常组相比较，阳性药物及中药组尤其是高剂量组可有效抑制 Smad7 的表达，同时增强 p–Smad3 的表达。因此，白头翁汤可能通过激活 TGF–β1/Smad3 信号通路从而发挥了对炎症性肠病中的抗炎作用。

【国医经验】本方主要用于热毒痢疾。西医中阿米巴痢疾、细菌性痢疾属热毒偏盛者可参照本方加减进行辨证治疗。刘老在临证时每遇与痢疾有关的病证，患者出现如腹痛，里急后重，肛门灼热，下痢脓血，赤多白少，渴欲饮水等诸多痢疾之症时均会使用本方。本方主以清热解毒凉血为法，又兼收涩之义，对于热毒深陷血分者更能体现解毒凉血之功，刘老在临证时常常将本方加用葛根、连翘、木香、槟榔、赤芍、丹皮等药物，其中木香理气止痛、调中导滞而醒脾，既治下痢腹痛后重，又使全方涩补不滞，收“调气而后重自除”之功，总方体现清热解毒、凉血止痢之理，疗效显著。

【医案举隅】

初诊：刘某，女，52岁，职工家属，2016年10月初诊。

患者因“腹痛，下痢2天”来诊。起病时有恶寒，大便有脓血，里急后重，口渴，不欲饮水，小便赤黄，喜卧凉处。检查：脉滑数弦，舌质红，苔黄腻，体温38.5度。粪便常规检查：黏液（+++），白细胞（+++），红细胞（+)。诊断为湿热下痢证，治宜清利湿热，拟如下方：

白头翁20g　半夏10g　黄柏12g
黄连6g　赤芍10g　金银花20g
莪术10g　草豆蔻20g　茵陈20g

二诊：1个月后复诊，诸症较前缓解，继以清利湿热为法，增强清热之功，拟方如下：

莪术10g　草豆蔻20g　白头翁20g
黄连10g　山银花20g　吴茱萸3g
黄柏10g　知母10g

三诊：3个月后复诊，药后诸症消失。

【按语】“下痢”属于中医“痢疾”等范畴，刘老将其归属于热毒痢疾证，白头翁苦寒能入阳明血分，而凉血止痢；黄连凉心清肝，黄柏泻火补水，并能燥湿止痢而厚肠，取寒能胜热，苦能坚肾，涩能断下也；草豆蔻、茵陈清热燥湿，辨证准确，二诊后诸症缓解，故在上方基础上加减治疗，三诊后诸症缓解。

【参考文献】

［1］何梅英，贾秀平．白头翁治疗阿米巴痢疾30例疗效分析［J］．首都医药，2013（16）：59.

［2］李小朋，郭德良．白头翁汤加减灌肠治疗湿热内蕴型溃疡性结肠炎78例临床观察［J］．中医药导报，2012（7）：49–50.

［3］陆树文，刘红菊，赵伟，等．白头翁汤治疗炎症性肠病的分子机制研究［J］．中国应用生理学杂志，2011（1）：106–109.

45. 交泰丸

【出处】明·韩懋《韩氏医通》。

【组成】黄连、肉桂 。

【功用】升阳泻阴，调营和中。

【主治】

中医主治心肾不交、夜寐不宁证，症见怠惰嗜卧，四肢不收，沉困懒倦者。

西医更年期综合征、抑郁症、心悸、失眠等病可参考此方。

【方解】本方证属于心肾不交所致，心为阳，属火，居上焦；肾为阴，属水，居下焦，两脏之间有着密切的关系，必须相互交通。《慎斋遗书》所说："欲补心者须实肾，使肾得升；欲补肾者须宁心，使心得降……乃交心肾之法也。"本方用黄连清心泻火以制偏亢之心阳，用肉桂温补下元以扶不足之肾阳，心火不炽则心阳自能下降，肾阳得扶则肾水上承自有动力。水火既济，交泰之象遂成，夜寐不宁等症便可自除。

【文献摘要】

（1）《韩氏医通》谓："黄连生用为君，佐官桂少许，煎百沸，入蜜，空心服，能使心肾交于顷刻。"

（2）《四科简效方》谓："生川连五钱，肉桂心五分，研细。白蜜丸，空心淡盐汤下。治心肾不交，怔忡无寐，名交泰丸。"

（3）《本草新编》所说："黄连、肉桂寒热实相反，似乎不可并用，而实有并用而成功者，盖黄连入心，肉桂入肾也……

黄连与肉桂同用，则心肾交于顷刻，又何梦之不安乎？”

【科学研究】

（1）全世建等将交泰丸分为泻心组（单用黄连）、补肾组（单用肉桂）及交通心肾组（交泰丸），观察各实验组对 PCPA 大鼠模型失眠状态，HPA 轴调节因子 CRH、ATCH、CORT 及下丘脑相关神经递质 5–HT、NE 的影响。实验结果表明 PCPA 失眠模型大鼠 HPA 轴呈亢奋状态，下丘脑 5–HT 含量显著降低，NE 的含量有所升高。因此，交泰丸是通过调节 HPA 轴达到交通心肾治疗失眠的目的。

（2）有研究采用小剂量链脲佐菌素（STZ）尾静脉注射和高脂饮食 8 周建立大鼠 T2DM 模型，给予交泰丸治疗，检测葡萄糖耐量试验（OGTT）、空腹胰岛素（FINS）、游离脂肪酸（FFA）、血脂，计算胰岛素抵抗指数（HOMA–IR），胰腺组织病理学检查，脂质抽提法检测胰腺组织甘油三酯（TG）含量，原位末端脱氧核糖核苷酸转移酶介导 dUTP 标记法（TUNEL）法检测胰岛细胞凋亡情况。实验结果显示，模型组 OGTT 异常，FINS、HOMA–IR、FFA 升高，血脂紊乱，胰腺组织见明显脂肪沉积，胰腺组织 TG 含量明显升高，胰岛细胞凋亡增加；与模型组比较，交泰丸组 OGTT 改善，FINS、HOMA–IR、FFA 下降，血脂紊乱好转，胰腺组织脂肪沉积减少，胰腺组织 TG 含量明显下降，胰岛细胞凋亡减少。因此，交泰丸可有效治疗大鼠 T2DM，其机制可能与减少胰腺脂肪沉积和胰岛细胞凋亡有关。

（3）余运龙等探讨交泰丸镇静催眠的作用机理。选择 SD 大鼠 50 只，随机分为正常组，模型组，交泰丸低、中、高剂量组，安定组，采用对氯苯丙氨酸（PCPA）失眠模型，以高效液相检测大脑 r– 氨基丁酸（GABA）含量变化，免疫组化法检测 r– 氨基丁酸受体（GABARa1）。实验结果与模型组相比，交泰丸组可显著增加下丘脑 GABA 含量及 GABARa1 受体表达。因此，交泰丸可增加模型大鼠大脑 r– 氨基丁酸含量及受体表达，发挥镇静催眠作用，其作用靶点可能在 GABARa1 受体。

【国医经验】本方主要用于心肾不交、夜寐不宁证。西医更年期综合征、抑郁症、心悸、失眠等亦可参照本方加减进行辨证治疗。刘老在临证时每遇与心肾不交有关的病证，如夜寐不宁，怠惰嗜卧，四肢不收，沉困懒倦等诸多心肾不交病时均会使用本方。临床中常常讲："虽然心为阳，属火，居上焦；肾为阴，属水，居下焦，两脏之间有着密切的关系，必须相互交通，但对于心肾不交的病证，又当进一步分辨其阴阳虚实，所以该方只是适用于心火亢盛，肾阳不足所致的心肾不交，不能泛治一切心肾不交的病证。"刘老论述交泰丸，讲"交济水火，取黄连苦寒，入少阴心经，降心火，不使其炎上；取肉桂辛热，入少阴肾经，暖水脏，不使其润下；寒热并用，如此可得水火既济"，故在临证时常常将本方加用人参、肉桂、柴胡、白术、厚朴等，总方体现交通心肾，升阳泻阴，调营和中之理，疗效显著。

【医案举隅】

初诊：罗某，女，45 岁，务农，2016 年 1 月初诊。

患者 1 年前无明显诱因出现心悸，心烦，头晕，情绪焦虑不稳，体胖，多汗，神疲乏力，寐差。西医诊断为"抑郁症"，今为求中医治疗就诊于我院国医堂门诊。症状表现为心悸，不寐，口干口苦，舌红，苔薄白，脉沉。诊断为"心悸"，治以养心健脾，交通心肾为法，拟方如下：

龟甲 20g　　玉竹 20g　　石斛 20g
黄连 6g　　肉桂 3g　　黄精 20g
肉苁蓉 20g　　法半夏 10g　　天麻 20g

二诊：1 个月后复诊，患者诸症较前均有所缓解，继以养心滋阴健脾为法，增强交通心肾之功，拟方如下：

龟甲 20g　　玉竹 20g　　石斛 20g
黄连 6g　　肉桂 3g　　百合 20g
当归 10g　　川芎 10g

三诊：3 个月后复诊，药后诸症消失。

【按语】“抑郁症”属于中医“郁证”“脏躁”等范畴，从症候分析，表现为心脾两虚，又有心火亢盛之象。患者平素劳累，长期情志抑郁，思虑过度，心脾两虚，七情内郁，心火内盛，不能下交于肾，心肾失交，刘老用黄连清心泻火以制偏亢之心阳，用肉桂温补下元以扶不足之肾阳，加龟甲、玉竹、石斛、当归、川芎等滋阴益气健脾，辨证准确，二诊后诸症缓解，故在上方基础上加减治疗，三诊后诸症缓解。

【参考文献】

［1］全世建，何树茂，钱莉莉．交泰丸交通心肾治疗失眠作用机理研究［J］．辽宁中医药大学学报，2011（8）：12–14.

［2］邹欣，刘德亮，陆付耳，等．交泰丸对 2 型糖尿病大鼠胰腺脂肪沉积和胰岛细胞凋亡的影响［J］．中国中药杂志，2014（11）：2106–2111.

［3］余运龙，全世建．交泰丸对 PCPA 失眠大鼠大脑 r– 氨基丁酸及受体的影响［J］．时珍国医国药，2010（6）：1417–1418.

46. 地黄饮子

【出处】宋·太医院《圣济总录》。

【组成】熟干地黄、巴戟天、山茱萸、石斛、肉苁蓉、附子、五味子、官桂、白茯苓、麦门冬、菖蒲、远志。

【功用】滋肾阴，补肾阳，开窍化痰。

【主治】

中医主治下元虚衰，痰浊上泛之喑痱证。症见舌强不能言，足废不能用，口干不欲饮，足冷面赤，脉沉细弱。

西医晚期高血压病、脑动脉硬化、中风后遗症、脊髓炎等病可参考此方。

【方解】“喑痱”是由于下元虚衰，阴阳两亏，虚阳上浮，痰浊随之上泛，堵塞窍道所致。“喑”是指舌强不能言语，“痱”是指足废不能行走。肾藏精主骨，下元虚衰，包括肾之阴阳两虚，致使筋骨失养，故见筋骨痿软无力，甚则足废不能用；足少阴肾脉夹舌本，肾虚则精气不能上承，痰浊随虚阳上泛堵塞窍道，故舌强而不能言；阴虚内热，故口干不欲饮；虚阳上浮，故面赤；肾阳亏虚，不能温煦于下，故足冷；脉沉细数是阴阳两虚之象。此类病证常见年老及重病之后，治宜补养下元，摄纳浮阳，佐以开窍化痰。方用熟地黄、山茱萸滋补肾阴，肉苁蓉、巴戟天温壮肾阳，四味共为君药。配伍附子、肉桂之辛热，以助温养下元，摄纳浮阳，引火归原；石斛、麦冬、五味子滋养肺肾，金水相生，壮水以济火，均为臣药。石菖蒲与远志、茯苓合用，是开窍化痰，交通心肾的常用组合，是为佐药。姜、枣和中调药，功兼佐使。

【文献摘要】

（1）《成方便读》卷二："夫中风一证，有真中，有类中。真中者，真为风邪所中也。类中者，不离阴虚、阳虚两条。如肾中真阳虚者，多痰多湿；真阴虚者，多火多热。阳虚者，多暴脱之证；阴虚者，多火盛之证。其神昏不语，击仆偏枯等证，与真中风似是而实非，学者不得不详审而施治也。此方所云少阴气厥不至，气者，阳也，其为肾脏阳虚无疑矣。故方中熟地、巴戟、山萸、苁蓉之类，大补肾脏之不足，而以桂、附之辛热，协四味以温养真阳；但真阳下虚，必有浮阳上僭，故以石斛、麦冬清之；火载痰升，故以茯苓渗之；然痰火上浮，必多堵塞窍道，菖蒲、远志能交通上下而宣窍辟邪；五味以收其耗散之气，使正有所归；薄荷以搜其不尽之邪，使风无留着；用姜、枣者，和其营卫，匡正除邪耳。"

（2）《圣济总录》卷五十一："肾气虚厥，语声不出，足废不用。"

（3）《黄帝素问宣明论方》卷二："喑痱证，主肾虚。内夺而厥，舌喑不能言，二足废不为用，肾脏虚弱，其气厥不至，舌不仁。经云：喑痱足不履用，音声不出者。地黄饮子主之。治喑痱，肾气虚弱厥逆，语声不出，足废不用。"

【科学研究】

（1）王玉宇等观察地黄饮子加减对肝肾两虚证引起的中风失语语言功能的影响。将 30 例患者分为对照组和治疗组各 15 例。两组患者均给予常规治疗。对照组采取舒尔（Schuell）刺激法进行言语康复训练；治疗组在对照组治疗的基础上给予地黄饮子加减治疗。两组疗程均为2个月。采用中国康复研究中心汉语标准失语症检查（CRRCAE），功能性语言沟通能力量表（CFCP），失语商（AQ）和波士顿诊断性失语症检查法（BDAE）评定两组患者语言功能。实验结果发现治疗组明显优于对照组（$P<0.05$）；治疗组治疗后CRRCAE各项分值均明显高于对照组（$P<0.01$）；治疗组治疗后CFCP和AQ评分均高于对照组；治疗组治疗后BDAE分级比较优于对照组（$P<0.01$）。因此，在常规治疗的基础上，采用地黄饮子加减配合Schuell语言训练，可改善肝肾两虚证的中风失语患者的言语功能，能提高患者的CRRCAE、CFCP和AQ评分，减轻BDAE评分。

（2）周妍妍等研究地黄饮子对老年性痴呆的神经保护作用及其机制。通过细胞免疫法检测各组PC12细胞ChAT、tau的表达。结果表明：Aβ25–35损伤模型组PC12细胞中ChAT表达明显低于空白组（$P<0.01$），而加入地黄饮子脑脊液后可提高ChAT的表达，中药组与安理申组比较无显著性差异；Aβ25–35损伤模型组PC12细胞中tau表达明显高于空白组（$P<0.01$），而加入地黄饮子脑脊液后，可剂量依赖性降低tau的表达（$P<0.01$），且中高组、中中组疗效较好，与安理申组比较有显著性差异（$P<0.01$或$P<0.05$）。因此，地黄饮子能明显提高Aβ25–35损伤时PC12细胞ChAT的表达，能抑制细胞微管相关蛋白tau的表达，起到神经保护的作用，从而达到防治AD的目的。

（3）有研究观察地黄饮子对缺血缺氧损伤海马神经细胞的保护作用并探讨机制。将培养细胞分为对照组、模型组及药物保护组，其中，损伤组采用$Na_2S_2O_4$1mmol/L加低糖作用3小时；药物保护组在加入损伤因素同时加入不同浓度含地黄饮子血清。结果含地黄饮子血清与空白血清比例在 1：3 ～ 3：1 之间，均对缺氧神经细胞具有保护作用。

【国医经验】本方主要用于下元虚衰，痰浊上泛之喑痱证。西医晚期高血压病、脑动脉硬化、中风后遗症、脊髓炎等亦可参照本方加减进行辨证治疗。刘老在临证时每遇与下元虚衰，痰浊上泛之喑痱有关的病证，如舌强不能言，足废不能用，口干不欲饮，足冷面赤，脉沉细弱等时常常使用此方加减，每获佳效。刘老论述本方时讲本方主要药物大致分三个方面，一为补阴药，应用甘温的熟地黄与酸温的山茱萸相配，以补肾填精，配石斛、麦门冬 、五味子滋阴敛液，壮水以济火；一为补阳药，以肉苁蓉、巴戟天温壮肾阳，配熟附子、肉桂之辛热温养下元、摄纳浮阳、引火归源；一为开窍化痰药，应用石菖蒲配茯苓、远志以开窍化痰、交通心肾，故在临床中常常加用杜仲、桑寄生等药物，总方体现滋养肝肾之效，疗效确切。

【医案举隅】

初诊：孙某，男，64 岁，务农，2016 年 10 月初诊。

患者中风后右侧肢体活动不利，步履蹒跚，腿沉重，头眩而痛，言语不清，呛食，今为求中医治疗就诊于我院国医堂门诊。症状表现为右侧肢体活动不利，步履蹒跚，腿沉重，头眩而痛，言语不清，诊断为中风后之“喑痱”，治以补益肝肾为法，拟方如下：

熟地黄 20g	山茱萸 20g	巴戟天 20g
续断 20g	肉苁蓉 20g	麦冬 10g
五味子 10g	玉竹 20g	石斛 20g

二诊：1 个月后复诊，诸症较前缓解，继补益肝肾为法，拟方如下：

熟地黄 20g　　山茱萸 20g　　巴戟天 20g
续断 20g　　金钱草 20g　　田基黄 20g
萆薢 20g　　六月雪 20g

三诊：3 个月后复诊，药后诸症大有改善。

【按语】中风之后“喑痱”属于中医下元虚衰，痰浊上泛之喑痱证，刘老方用熟地黄、山茱萸滋补肾阴，肉苁蓉、巴戟天温养肾阳，四药合用，阴阳并补，益肾填精。配伍麦冬、五味、玉竹、石斛滋阴敛液，育阴以配阳，与君药相配，以增补肾阴、益肾精之力，辨证准确，二诊后诸症缓解，故在上方基础上加减治疗，三诊后诸症缓解。

【参考文献】

[1] 王玉宇，徐宁，董卫华，路悦，王渭芳，杨虹.地黄饮子治疗肝肾两虚证中风失语临床观察[J].中国实验方剂学杂志，2015（23）：172–175.

[2] 周妍妍.地黄饮子对老年性痴呆神经保护作用的实验研究[J].中医药学报，2011，39（2）：58–61.

[3] 李子军，刘春娜.地黄饮子对海马神经元缺氧损伤的保护机制[J].中成药，2012（8）：1421–1424.

47. 朱砂安神丸

【出处】元·李东垣《内外伤辨惑论》。

【组成】朱砂、黄连、炙甘草、生地黄、当归。

【功用】镇心安神，清热养血。

【主治】

中医主治心火亢盛，阴血不足证。症见失眠多梦，惊悸怔忡，心烦神乱；或胸中懊侬，舌尖红，脉细数者。

西医神经衰弱所致的失眠、心悸、健忘，抑郁症引起的神志恍惚，以及心脏早搏所致的心悸、怔忡等属于心火亢盛，阴血不足者等病可参考此方。

【方解】本方证乃因心火亢盛，灼伤阴血所致。心火亢盛则心神被扰，阴血不足则心神失养，故见失眠多梦、惊悸怔忡、心烦等症；舌红，脉细数是心火盛而阴血虚之征。治当泻其亢盛之火，补其阴血之虚而安神。方中朱砂甘寒质重，专入心经，寒能清热，重可镇怯，既能重镇安神，又可清心火，治标之中兼能治本，是为君药。黄连苦寒，入心经，清心泻火，以除烦热为臣。君、臣相伍，重镇以安神，清心以除烦，以收泻火安神之功。佐以生地黄之甘苦寒，以滋阴清热；当归之辛甘温润，以补血，合生地黄滋补阴血以养心。使以炙甘草调药和中，以防黄连之苦寒、朱砂之质重碍胃。

【文献摘要】

(1)《内外伤辨惑论》卷中："如气浮心乱，以朱砂安神丸镇固之则愈。”

（2）《张氏医通·专方》:“凡言心经药，都属心包，唯朱砂外禀离明，内含真汞，故能交含水火，直入心脏。但其性徐缓，无迅扫阳焰之速效，是以更需黄连之苦寒以折其势，甘草之甘缓以款启其微，俾膈上之实火、虚火，悉从小肠而降泄之。允为劳伤心伤神、动作伤气、扰乱虚阳之的方，岂特治热伤心包而已哉！然其奥又在当归之辛走血，地黄之濡润滋阴，以杜火气复炽之路。其动静之机，多寡之制，各有至理，良工调剂之苦心，其可忽诸。”

【科学研究】

（1）梁敬坤将2012年3月～2013年3月我院接受治疗的84例失眠症患者，其中38例给予艾司唑仑片（设为对照组），46例给予朱砂安神丸口服治疗（设为治疗组），统计疗效、患者满意率及并发症发生率。实验结果发现治疗组的总有效率及患者满意率显著高于对照组，两组差异具有统计学意义；治疗组不良反应发生率显著低于对照组。因此，朱砂安神丸治疗失眠疗效佳，安全可靠，值得推广应用。

（2）有研究探讨朱砂安神丸的重镇安神作用机制。将80只昆明小鼠随机分为朱砂安神丸低剂量组、中剂量组、高剂量组、地西泮组、生理盐水组，每组16只，分别给予低剂量、中剂量、高剂量朱砂安神丸水煎剂，地西泮水溶液及生理盐水，每天灌胃给药1次（0.1mL/10g），连续灌胃8天，末次给药后，分别腹腔注射阈下剂量（28mg/kg）和阈剂量（50mg/kg）戊巴比妥钠。结果表明朱砂安神丸具有良好的重镇安神作用，其作用与提高大脑内GABA含量有关。

（3）有研究将纳入病例的40例MHD睡眠障碍患者按自评

睡眠障碍量表分级分为轻度失眠组和中重度失眠组，均予以朱砂安神丸治疗，疗程均为 15 天。对两组治疗前后临床症状评分进行比较。实验结果发现轻度失眠组治疗后临床症状评分方面明显优于中重度失眠组（$P<0.01$）。因此，朱砂安神丸能明显改善轻度失眠 MHD 患者的临床症状，对中重度失眠 MHD 患者效果欠佳。

【国医经验】本方主要用于心火亢盛，阴血不足证。西医神经衰弱所致的失眠、心悸、健忘，抑郁症引起的神志恍惚，以及心脏早搏所致的心悸、怔忡等属于心火亢盛，阴血不足者等亦可参照本方加减进行辨证治疗。刘老在临证时每遇与心火亢盛，阴血不足证有关的病证，如失眠多梦，惊悸怔忡，心烦神乱；或胸中懊侬等时会使用本方，每获佳效。刘老临证时常常在本方基础上加生石膏、知母、丹皮、水蛭等药物，既可清热生津除烦，又可活血凉血，疗效确切。

【医案举隅】

初诊：吴某，女，43 岁，2016 年 9 月初诊。

患者半个月前连上 2 个夜班后出现白天难以入睡，稍动即醒，后来发展成整夜不能入睡，心情烦躁，口干舌燥，在卫生院诊断为“神经衰弱；更年期综合征”，给予谷维素、B1、B12 及安定治疗，症状有所好转，每晚勉强入睡 6 个小时左右，但白天感觉头昏乏力，精神疲乏，今为求中医治疗就诊于我院国医堂门诊。症状表现为面红目赤，哈欠频作，口干咽燥，近三日昼夜难眠，手足心发烫，食欲一般，小便频数，大便正常，舌红苔黄，脉数。诊为“失眠”，治以镇心安神，清热养血为法，拟方如下：

胆南星 10g	浙贝母 10g	石菖蒲 15g
远志 10g	当归 10g	川芎 10g
黄连 6g	百合 20g	朱砂 0.1g（水飞）

二诊：1个月后复诊，诸症较前缓解，继以镇心安神，清热养血为法，拟方如下：

白附片 10g	冬凌草 20g	胆南星 10g
浙贝母 10g	法半夏 10g	天麻 10g
百合 20g	当归 10g	川芎 10g

三诊：3个月后复诊，药后诸症消失。

【按语】“神经衰弱”属于中医“失眠”等范畴，刘老将其归属于心火亢盛，阴血不足证，独辟蹊径，以朱砂甘寒质重，专入心经，寒能清热，重可镇怯，既能重镇安神，又可清心火，治标之中兼能治本，黄连苦寒，入心经，清心泻火，以除烦热，重镇以安神，清心以除烦，以收泻火安神之功，石菖蒲、远志化痰，当归、川芎之辛甘温润，以补血，合生地黄滋补阴血以养心。辨证准确，二诊后诸症缓解，故在上方基础上加减治疗。三诊后诸症缓解。

【参考文献】

[1] 梁敬坤.朱砂安神丸在治疗失眠中的临床应用[J].中医临床研究，2014(29)：117-118.

[2] 原铁，陈汉裕，陈凤丽.朱砂安神丸水煎剂对小鼠睡眠时相及大脑内γ-氨基丁酸含量的影响[J].广东医学，2016(3)：351-353.

[3] 郭艳艳，孙博.朱砂安神丸治疗血液透析睡眠障碍患者临床观察[J].中医临床研究，2016(15)：61-62.

48. 百合固金汤

【出处】明·周之干《慎斋遗书》。

【组成】生地黄、熟地黄、麦冬、百合、白芍（炒）、当归、贝母、生甘草、玄参、桔梗。

【功用】滋养肺肾、止咳化痰。

【主治】

中医主治肺肾阴亏，虚火上炎证。症见咳嗽气喘，痰中带血，咽喉燥痛，头晕目眩，午后潮热，舌红少苔，脉细数者。

西医肺结核、慢性支气管炎、支气管扩张咯血、慢性咽喉炎、自发性气胸等属肺肾阴虚，虚火上炎者可参考此方。

【方解】本方证由肺肾阴亏所致。肺乃肾之母，肺虚及肾，病久则肺肾阴虚，阴虚生内热，虚火上炎，肺失肃降，则咳嗽气喘；虚火煎灼津液，则咽喉燥痛、午后潮热，甚者灼伤肺络，以致痰中带血。治宜滋养肺肾之阴血，兼以清热化痰止咳，以图标本兼顾。方中百合甘苦微寒，滋阴清热，润肺止咳；生地、熟地并用，滋肾壮水，其中生地兼能凉血止血。三药相伍，为润肺滋肾，金水并补的常用组合，共为君药。麦冬甘寒，协百合以滋阴清热，润肺止咳；玄参咸寒，助二地滋阴壮水，以清虚火，兼利咽喉，共为臣药。当归治咳逆上气，伍白芍以养血和血；贝母清热润肺，化痰止咳，俱为佐药。桔梗宣肺利咽，化痰散结，并载药上行；生甘草清热泻火，调和诸药，共为佐使药。

【文献摘要】

（1）《医方集解》："此手太阴足少阴药也（肺肾为子母之脏，故补肺者，多兼滋肾）。金不生水，火炎水干，故以二地助肾滋水退热为君。百合保肺安神，麦冬清热润燥，元参助二地以生水，贝母散肺郁而除痰，归、芍养血兼以平肝（肝火盛则克金），甘、桔清金，成功上部（载诸药而上浮），皆以甘寒培元清本，不欲以苦寒伤生发之气也。"

（2）《周慎斋遗书》卷七："手太阴肺病，有因悲哀伤肺，患背心、前胸肺募间热，咳嗽咽痛，咯血，恶寒，手大拇指循白肉际间上肩背，至胸前如火烙，宜百合固金汤。"

（3）《医方论》卷一："此方金水相生，又兼养血，治肺伤咽痛失血者最宜。李士材谓清金之后，急宜顾母，识解尤卓。予谓咽痛一定，即当培土生金也。"

【科学研究】

（1）王莉新等以百合固金汤含药血清干预感染结核分枝杆菌的RAW264.7巨噬细胞，结果药物干预24小时后，用药组巨噬细胞表达量出现不同程度增加（$P<0.05$），自噬特异性蛋白LC3-Ⅱ表达量亦显著增高（$P<0.05$）。药物干预36小时后，在自噬特异性蛋白LC3-Ⅱ表达量显著增高（$P<0.05$）的同时检测到胞内结核分枝杆菌DNA含量明显减少（$P<0.05$）。因此，百合固金汤可能通过激活细胞自噬现象发挥抗结核的作用。

（2）有研究将100例COPD稳定期（肺阴亏虚型）患者随机分为观察组和对照组各50例。对照组采用西医COPD稳定期常规疗法，观察组服用百合固金汤治疗。实验结果表明，观察组优于对照组，治疗后观察组呼吸症状、活动能力及疾病影响3个维度和st.Georges呼吸问卷调查（SGRQ）总评分均低于对照组（$P<0.05$）；治疗后两组 1 秒用力呼气容积（FEV1）均较治疗前明显上升，观察组上升更明显（$P<0.05$）；治疗后观察组 FEV1/FVC（用力肺活量）较对照组高（$P<0.05$）；治疗后观察组肺阴亏虚积分明显低于对照组（$P<0.05$）。因此，百合固金汤能改善 COPD 稳定期肺阴亏虚型患者证候，改善临床症状和肺功能，提高患者生活质量。

（3）有研究将 120 例中晚期肺癌患者随机分为对照组和治疗组，每组 60 例，对照组采用多西他赛和卡铂单纯化学治疗，治疗组在对照组化学治疗的基础上加用百合固金汤辅助治疗。结果百合固金汤加减在降低 EORTC–QLQ–C30 及 QLQ–LC13 症状领域评分，升高 QLQ–C30 功能领域及总体健康状况领域评分方面显著优于对照组（$P<0.01$）。结论：百合固金汤加减联合化学治疗可以改善肺癌患者的症状，提高其生活质量。

（4）侯俊明等将 57 例急性放射性肺炎患者随机分为治疗组 32 例和对照组 25 例。治疗组给予百合固金汤加减治疗，对照组给予抗生素加地塞米松静脉滴注治疗，比较两组治疗效果。实验结果表明治疗组有效 28 例，有效率 87.5%，对照组有效 13 例，有效率 52.0%，两组比较差异具有统计学意义（$P<0.01$）。因此，百合固金汤加减治疗急性放射性肺炎具有良好的效果。

【国医经验】本方主要用于肺肾阴亏，虚火上炎证。西医肺结核、慢性支气管炎、支气管扩张咯血、慢性咽喉炎、自发性气胸等属肺肾阴虚，虚火上炎者等亦可参照本方加减进行辨证治疗。刘老在临证时每遇与肺肾阴亏，虚火上炎有关的病证，如咳嗽气喘，痰中带血，咽喉燥痛，头晕目眩，午后潮热，舌红少苔，脉细数等时均会使用本方加减，每获佳效。刘老认为本证主要由肺肾阴虚，虚火上炎所导致，因肺失濡润，火伤血络，故在治疗中应着重养肺肾之阴，临床应用时常加用龟甲、胆南星、大贝、黄柏等药物，总方体现滋润肺肾，止咳化痰之效。

【医案举隅】

初诊：李某，男，55岁，务农，2016年11月初诊。

患者慢性咽炎病史5年，经练气功而缓解。2月前因感冒咳嗽而诱发。咽中如有炙脔，吞之不下，干咳咽痒。经服先锋VI、氟嗪酸等多种抗菌素无效。今为求中医治疗就诊于我院国医堂门诊。结合舌质红，苔薄黄，脉细弦数。诊断为“梅核气”，治以清养润肺，化痰利咽为法，拟方如下，

生地黄20g　熟地黄20g　百合20g
麦冬10g　浙贝母10g　桔梗10g
玉竹20g　石斛20g　当归10g

二诊：1个月后复诊，诸症较前缓解，继以清养润肺为法，增强化痰利咽之功，拟方如下：

生地黄10g　熟地黄10g　玉竹20g
石斛20g　海藻10g　山慈菇15g
炒芥子20g　桔梗10g

三诊：3个月后复诊，药后诸症消失。

【按语】“慢性咽炎”属于中医“梅核气”等范畴，刘老将其归属于肺肾阴亏，虚火上炎证，以玉竹、石斛滋阴清热，润肺止咳；生地、熟地并用，滋肾壮水，其中生地兼能凉血止血。上药相伍，为润肺滋肾，金水并补的常用组合。百合、麦冬滋养肺阴并润肺止咳，佐以浙贝母清热润肺，化痰止咳，桔梗载药上行，化痰散结，诸药合用，共奏清养润肺、化痰利咽之功。

【参考文献】

［1］王莉新，冯梅，吴文斌，等．百合固金汤对结核杆菌感染后巨噬细胞自噬功能的调节作用［J］．免疫学杂志，2013（9）：764–768.

［2］刘永萍，蒋建纲．百合固金汤治疗慢性阻塞性肺疾病稳定期 50 例［J］．中国实验方剂学杂志，2013（10）：331–333.

［3］王明选，旷云祥，刘黎，等．百合固金汤加减对肺癌患者生活质量的影响［J］．安徽中医学院学报，2012（6）：22–24.

［4］侯俊明，江静．百合固金汤加减治疗急性放射性肺炎 32 例［J］．长春中医药大学学报，2012（5）：865–866.

49. 芎归汤

【出处】明·朱棣《普济方》。

【组成】川芎、当归。

【功用】活血祛风。

【主治】

中医主治妇人产后乳悬，症见两乳忽然伸长，细小如肠，向下垂坠，直过小腹下，痛不可忍，危在须臾者；兼治产后恶露不下，腹痛，或下血太多，眩晕不能支持；或妊娠胎动，腹痛下血。

西医功能性子宫出血、女性生殖器炎、肿瘤等所出现的阴道出血病可参考此方。

【方解】本方主治妇人产后乳悬，方中川芎活血行气，祛风止痛，当归补血，活血，调经止痛，润燥滑肠，二药合用，共收活血祛风之效。

【文献摘要】

(1)《症因脉治》:“头痛之治，若气虚者，家秘和中汤。血亏者，家秘芎归汤。膏粱积热者，栀连平胃散。酒湿上冲，葛根解酲汤。积痰留饮者，半夏天麻汤、导痰汤。食积作痛者，平胃保和汤。肝胆有火者，清空膏、柴胡清肝饮、泻青汤。”

(2)《医学入门》:“火升痰盛身热者，龙脑鸡苏丸、鸡苏散、滋阴降火汤、古百花膏、黄连阿胶丸。虚者，二陈芎归汤、八物汤；或二陈汤加嫩桂、桑白皮、杏仁、桔梗、知母、贝母、阿胶、生地、山栀，盖嫩桂枝能治上焦故也。愈后调理，玄霜膏。咳血咽疮者，不治。”

（3）《济阴纲目》：“加味芎归汤治产后血气虚，外感风寒，头痛，憎寒壮热。当归、川芎各二钱，人参、紫苏、干葛各一钱。上锉，加生姜三片，水煎服。”

【科学研究】

（1）陈立峰等采用 Wistar 大鼠，以尼龙线栓右中脑动脉阻塞法制备局灶性脑缺血模型，实验组予加味芎归汤（0.38，0.76，1.52g/kg）灌胃 7 天，另设模型、假手术和阳性药（通脉颗粒）对照。实验结果显示加味芎归汤和通脉颗粒给药 5 天时，神经功能障碍明显改善；给药 7 天时，高切全血黏度、全血还原黏度和血浆黏度降低，脑组织缺血范围明显缩小，脑组织病理改变减轻。因此，加味芎归汤对脑组织缺血损伤有明显保护作用，可能与其降低血液黏度有关。

（2）有研究采用 SD 大鼠，以阻断椎动脉血流、双侧颈总动脉阻断再灌注法制备全脑缺血再灌注损伤模型。实验组予加味芎归汤（0.38g/kg，0.76g/kg，1.52/g/kg）灌胃，共 9 天，另设模型、假手术和阳性药（通脉颗粒）对照。实验结果表明加味芎归汤使脑损伤大鼠脑组织病理改变减轻，脑组织含水量降低，神经功能障碍评分明显下降；脑组织和血浆 SOD 活性恢复，MDA 含量下降，血浆 CK 和 LDH 活性降低，脑神经细胞 caspase-3 表达下降。因此，加味芎归汤对大鼠全脑缺血再灌注损伤有明显保护作用。

（3）有研究观察加味芎归汤治疗瘀血型血管性头痛的疗效，

将 80 例患者随机分两组各 40 例，分别口服加味芎归汤和西比灵。结果治疗组总有效率 90%，对照组总有效率 67.50%。因此，加味芎归汤治疗瘀血型血管性头痛疗效满意。

【国医经验】本方主要用于妇人产后乳悬，兼治产后恶露不下，或下血太多或妊娠胎动，腹痛下血。西医功能性子宫出血、女性生殖器炎、肿瘤等所致的阴道出血病等亦可参照本方加减进行辨证治疗。刘老在临证时每遇与产后病有关的病证，均会使用本方，除此之外，对于偏头痛、紧张性头痛等所致的头痛症状也有应用。对于头痛，刘老常讲“不通则痛”，风邪入脑，瘀血阻络，肝经风火，肝阳上亢，痰浊蒙窍，精血不足皆可导致脑的气血不能正常运行而致头痛，其临证常常在芎归汤基础上加用细辛、白芷、芍药、香附等药，活血化瘀通络，每获佳效。

【医案举隅】

初诊：孙某，女，38 岁，务农，2016 年 8 月初诊。

患者月经淋漓不断半年，逐渐加重，曾用多种中西药物治疗，无明显效果，今为求中医治疗就诊于我院国医堂门诊。刻下症见：月经量多，色红，无块，易生气，舌红，有裂纹，苔薄白，脉弦细。子宫附件彩超无异常。诊断为“崩漏”，治以益气摄血，活血止血为法，拟方如下：

川芎 12g　　当归 40g　　炮姜 12g
益母草 30g　　炒五灵脂 20g　　女贞子 20g
郁金 10g　　冬凌草 20g　　佛手 10g

二诊：1 个月后复诊，诸症较前缓解，继以益气摄血，活血止血为法，增强摄血之功，拟方如下：

当归 40g	炮姜 12g	益母草 30g
炒五灵脂 20g	女贞子 20g	山萸肉 20g
黄芪 10g	党参 10g	白芍 20g

三诊：3 个月后复诊，药后诸症消失。

【按语】“功能性子宫出血”属于中医“崩漏”等范畴，刘老运用川芎、当归活血止血，益母草、黄芪、女贞子、五灵脂益气摄血，补血止血，辨证准确，二诊后诸症缓解，故在上方基础上加减治疗，三诊后诸症缓解。

【参考文献】

［1］陈立峰，徐琳本，王晓洪，等.加味芎归汤对大鼠局灶性脑缺血损伤的保护作用和血液流变学的影响［J］.中国实验方剂学杂志，2010（11）：157-160，164.

［2］王志琪，王晓洪，陈立峰，等.加味芎归汤对大鼠全脑缺血再灌注损伤的保护作用［J］.中国实验方剂学杂志，2011（15）：206-210.

［3］徐楠，张天文.加味芎归汤治疗瘀血型血管性头痛的临床观察［J］.光明中医，2010（6）：987-988.

50. 防己茯苓汤

【出处】东汉·张仲景《金匮要略》。

【组成】防己、黄芪、桂枝、茯苓、甘草。

【功用】益气健脾，温阳利水。

【主治】

中医主治皮水证，症见四肢肿，水气在皮肤中，四肢肌肉瞤动者。

西医血管神经性水肿、急性肾小球肾炎、慢性肾小球肾炎、肾病综合征、急进性肾小球肾炎等病可参考此方。

【方解】本方证由脾失健运、肺失通调所致。脾主运化，主水液的布散和运输，肺主气，司宣发肃降通调水道。若气化、通调失司，则水液停聚，泛溢肌表而肿。脾阳尚未过虚，而将水邪“推”至肌表，又阳气之力未及，故不能将其由腠理发出而留滞，水溢肌肤，形成皮水。防己茯苓汤立方本意在于通阳化气，表里分消。防己、黄芪利水除湿益气，使水从外而解；桂枝、茯苓通阳化气利水，使水从下而去；桂枝与黄芪相伍，能通阳行痹，鼓舞卫气，助肌表水湿之气消散；甘草益气调和诸药，助黄芪补脾，脾气盛则水邪易除。

【文献摘要】

（1）《金匮要略·水气病脉症并治》：“皮水为病，四肢肿，水气在皮肤中，四肢聂聂动者，防己茯苓汤主之。”

（2）《金匮要略心典》：“皮中水气，浸淫四末，而壅遏卫气，气水相逐，则四肢聂聂动也。防己、茯苓善祛水气，桂枝得茯苓，则不发表而反行水，且合黄芪、甘草，助表中之气，以行防己、茯苓之力也。”

（3）《金匮玉函经二注》：“此证与风水脉浮用防己黄芪汤同，而有浅深之异。风水者，脉浮在表，土气不发，用白术、姜、枣发之。此乃皮水郁其荣卫，手太阴不宣，金郁者泄之，水停者以淡渗，故用茯苓易白术；荣卫不得宣行者，散以辛甘，故用桂枝、甘草以易姜、枣。《内经》云：肉蠕动，名曰微风。以四肢聂聂动者，为风在荣卫，触于经络而动，故桂枝、甘草亦得治之也。”

（4）《绛雪园古方选注》：“汉防己，太阳经入里之药，泄腠理，疗风水，通治风湿、皮水二证。《金匮》汗出恶风者，佐白术；水气在皮肤中聂动者，佐桂枝。一以培土，一以和阳，同治表邪，微分标本。盖水湿之阳虚，因湿滞于里而汗出，故以白术培土，加姜、枣和中，胃不和再加芍药；皮水之阳虚，因风水泄于表，内合于肺，故用桂枝解肌散邪，兼固阳气，不须姜、枣以和中也。”

【科学研究】

（1）有研究通过提前灌胃防己茯苓汤，然后采用经腹腔注入脂多糖 5mg/kg 造成大鼠急性肾损伤模型，观察防己茯苓汤对小鼠急性肾损伤的预防作用。结果提示防己茯苓汤具有防治急性肾损伤的作用，可能与抑制 KIM-1 和 NGAL 蛋白及其 mRNA 表达作用有关。

（2）有临床研究以 77 例慢性心衰（心气阳虚证）患者作为研究对象，观察西药标准化治疗对照组与西药治疗加上防己茯苓汤治疗组两者临床疗效。治疗组总有效率为 93.75%，高于对照组的66.67%（$P<0.05$），说明防己茯苓汤对慢性心衰患者有较好的临床疗效。

（3）有研究采用防己茯苓汤加减治疗乳腺癌皮下积液，能将积液发生率降至17.14%，并且能有效减少积液量，缩短引流时间。

（4）有临床研究将52例痛风性关节炎患者随机分为观察组与对照组，每组26例。治疗组采用西药常规治疗加防己茯苓汤加减，对照组采用秋水仙碱合痛风利仙治疗。结果提示：治疗后，两组患者主要症状较治疗前均显著改善（$P<0.05$，$P<0.01$）；且治疗组有效率明显高于对照组，提示防己茯苓汤联合西药治疗能够有效改善痛风患者症状。

（5）有研究观察防己茯苓汤对60例下肢深静脉血栓后遗症患者的疗效，其中，临床治愈3例（5.00%），显效47例（78.33%），进步6例（10.00%），无效4例（6.67%），总有效率93.33%。

【国医经验】本方主要用于皮水证。西医血管神经性水肿、急性肾小球肾炎、慢性肾小球肾炎、肾病综合征、急进性肾小球肾炎等亦可参照本方加减进行辨证治疗。刘老在临证时每遇与水肿有关的病证，如头面、四肢浮肿，小便不利，关节肿痛等诸症时均会使用本方，肾主水，诸多水肿皆与肾有关，其临证遇到肾功能不好的病人常常使用此方加减，每获佳效。正如《素问·水热穴论》云："肾者，至阴也；至阴者，盛水也。肺者，太阴也，少阴者，冬脉也。故其本在肾，其末在肺，皆积水也。"故风湿在表，当从汗解，表气不足，则又不可单行解表除湿，只宜益气固表与祛风行水并施。此方祛风除湿而不伤正，益气固表而不恋邪，使风湿俱去，表虚得固，最为适宜。刘老认为该病缘于肺脾气虚，风湿外袭，或脾虚失运，水湿内停，复感外邪，风湿客于肌腠，故在临证时常常将本方加用白芍、桂枝、白术、黄芪等，总方体现温肾补脾，通阳利水之理，疗效显著。

【医案举隅】

初诊：谢某，女，39 岁，职员，2016 年 9 月初诊。

患者双下肢浮肿 6 年，活动后加重。2000 年妊娠期出现双下肢浮肿，尿检蛋白（+），经中西药结合治疗，症状缓解。近 2 个月来因劳累诱发双下肢浮肿加重，就诊于贵阳中医学院第一附属医院，初诊时兼见腰酸痛，面色㿠白，神疲乏力，头晕心悸，胸闷气短，恶心纳呆，小便不利，大便溏，舌质淡，有齿痕，苔白腻，脉沉细。查体：T 37.2℃，BP 128/90mmHg。辅助检查：Scr 510mmol/L，SBUN 19mmol/L；尿蛋白（+）、红细胞 0 ～ 2 个、白细胞 0 ～ 2 个，偶见颗粒管型；血红蛋白 80g/L。B 超检查提示双肾萎缩，皮质部与髓质部分界不清。西医诊断为慢性肾功能不全。中医诊断为水肿，脾阳不运，肾阳衰弱证，治以温阳利水为法，拟方如下：

莪术 10g	川芎 10g	刘寄奴 20g
防己 30g	茯苓 15g	桂枝 15g
水蛭 5g	白术 15g	甘草 15g

二诊：一个月后，上方服至两副，小便量骤增，浮肿大减，头晕心悸、胸闷气短，明显好转。服至 4 剂，浮肿全消，食纳增加，精神振作，脉细，舌淡苔滑，继以温阳之法，拟方如下：

莪术 10g	川芎 10g	刘寄奴 20g
防己 30g	茯苓 15g	桂枝 15g
冬凌草 20g	萆薢 20g	六月雪 20g

三诊：6个月后复诊，药后诸症消失。

【按语】本案水肿，病机为脾肾阳虚。此例因劳累后病情加重，西医院诊断为慢性肾功能不全。《诸病源候论》："水病者，由肾脾俱虚故也。肾虚不能温通水气，脾虚不能制水，故水气盈溢，渗液皮肤，流遍四肢，所以遍身肿也。"《医宗必读》："水虽制于脾，实则统于肾，肾本水脏，元阳寓焉，命门火衰，既不能自制阴寒，又不能温养脾土，则阴不从阳，而精化为水，故水肿之证，多属火衰。"据前人之验，本例之水肿，辨为脾肾阳虚证，确属精当，方用防己茯苓汤加减以温阳利水，合苓桂术甘汤健脾渗湿，温化水饮，药症参和，疗效满意。

【参考文献】

[1] 徐静琳，郑寿涛.防己茯苓汤对急性肾损伤大鼠肾功能的影响[J].中国中医急症，2015，24（12）：2090-2092.

[2] 王妙，陆曙.防己茯苓汤对慢性心衰（心气阳虚证）患者干预的临床观察[J].中国中医急症，2015，24（2）：355-357.

[3] 刘红梅.防己茯苓汤预防乳腺癌术后皮下积液的临床疗效分析[J].时珍国医国药，2013，24（9）：2190-2191.

[4] 刘友章.防己茯苓汤加减治疗痛风性关节炎疗效观察[J].现代中西医结合杂志，2005，14（15）：1976-1977.

[5] 李浩杰，石玫，胡满香，等.防己茯苓汤治疗下肢深静脉血栓后遗症60例临床分析[J].河北中医，2012，34（4）：537-538.

51. 阳和汤

【出处】清·王洪绪《外科证治全生集》。

【组成】熟地黄、麻黄、鹿角胶、白芥子、肉桂、生甘草、炮姜炭。

【功用】温阳补血，散寒通滞。

【主治】

中医主治阴寒湿滞证，如阴疽漫肿，肌肤结核，四肢麻木，寒性腰痛，关节冷痛，妇女痛经等。

西医骨结核、腹膜结核、慢性骨髓炎、骨膜炎、慢性淋巴结炎、类风湿性关节炎、血栓闭塞性脉管炎、肌肉深部脓疡、坐骨神经痛、冻伤、妇女闭经等病可参考此方。

【方解】本方证多由素体阳虚，营血不足，寒凝湿滞所致，治疗以温阳补血，散寒通滞为主。寒湿痹阻于肌肉、筋骨、血脉，故局部或全身见一系列虚寒表现。方中重用熟地，滋补阴血，填精益髓；配以血肉有情之鹿角胶，补肾助阳，益精养血，两者合用，温阳养血，以治其本，共为君药。少佐于麻黄，宣通经络，与诸温和药配合，可以开腠里，散寒结，引阳气由里达表，通行周身。甘草生用为使，解毒而调诸药。综观全方，补血与温阳并用，化痰与通络相伍，益精气，扶阳气，化寒凝，通经络，温阳补血与治本，化痰通络以治标。用于阴疽，犹如离照当空，阴霾自散，故以“阳和”名之。

【文献摘要】

（1）《成方便读》："夫痈疽流注之属于阴寒者，人皆知用温散之法，然痰凝血滞之证，若正气充足者，自可运行无阻，所谓邪之所凑，其气必虚，故其所虚之处，即受邪之处。疡因于血分者，仍必从血而求之。故以熟地大补阴血之药为君；恐草木无情，力难充足，又以鹿角胶有形精血之属以赞助之；但既虚且寒，又非平补之性可收速效，再以炮姜之温中散寒，能入血分者，引领熟地、鹿角胶直入其地，以成其功；白芥子能祛皮里膜外之痰，桂枝入营，麻黄达卫，共成解散之勋，以宣熟地、鹿角胶之滞；甘草……协和诸药。"

（2）《古方汇精》："一切阴疽色白，不起发，势将内陷者，饮之立救，并寒凝痰核，根深难溃，与犀丸，间服，取效。熟地（一两），白芥子（二钱），鹿角胶（三钱），肉桂、生甘草（各一钱），姜炭、麻黄（各五分），水酒各半煎服。加法制半夏（一钱五分），陈皮（八分）尤妙。"

（3）《外科症治全生集》："夫色之不明而散漫者，乃气血两虚也；患之不痛而平塌者，毒痰凝结也。治之之法，非麻黄不能开其腠理，非肉桂、炮姜不能解其寒凝，此三味虽酷暑不可缺一也。腠理一开，寒凝一解，气血乃行，毒亦随之消矣。"

（4）《重楼玉钥》："专治骨槽风。大熟地（一两）、鹿角胶（三钱石碎，隔水炖冲服）、上肉桂（一钱）、白芥子（二钱炒研末）、生甘草（一钱）、姜炭（五分，即炮姜）、麻黄（五分），麻黄得熟地不发表。熟地有麻黄不腻膈，神用在斯。水三钟煎至五分。食远服。"

【科学研究】

（1）有研究建立裸鼠荷人乳腺癌模型，随机将荷瘤裸鼠分为5组：空白对照组、环磷酰胺组、阳和汤低浓度组、阳和汤中浓度组、阳和汤高浓度组，计算抑瘤率及采用免疫组化法测定肿瘤组织中CD90的表达，发现阳和汤对人乳腺癌细胞的生长具有明显抑制作用。

（2）有研究将新西兰大白兔30只随机分为正常组、模型组、阳和汤组，按照Hulth法建立膝骨性关节炎模型，免疫组织化学染色，并利用图像分析测定HIF-1α、VEGF表达的阳性指数。发现在骨性关节炎中HIF-1A和VEGF表达密切相关，阳和汤可延缓关节软骨退行性变，其可能是通过调控HIF-1A来调节下游VEGF抑制血管增生而起治疗作用的。

（3）有临床研究采用虚寒型痛经患者136例，随机数字表法随机分为观察组和对照组，每组各68例，对照组给予芬必得口服治疗，观察组采用口服中药阳和汤治疗，观察两组患者临床疗效。发现采用阳和汤治疗虚寒型痛经疗效可靠，能够调节患者月经期的孕酮浓度，减轻患者疼痛症状。

（4）有临床研究将78例未溃期脱疽患者分为两组，对照组36例采用西医常规治疗，治疗组42例在对照组治疗基础上配合阳和汤及中药蒸熨法。发现治疗组总有效率为92.9%，对照组为88.9%，两组比较，差异有统计学意义，说明阳和汤配合蒸熨法治疗未溃期脱疽阴寒型有较好的疗效。

（5）有研究采用阳和汤加减治疗虚寒型疣状胃炎68例，并与65例采用奥美拉唑、麦滋淋对照组比较，总疗程为4周。结果发现治疗组与对照组临床总有效率分别为92.46%、81.54%，两组比较有显著性差异，$P<0.05$；治疗后两组症状积分比较也有显著性差异，$P<0.05$，提示阳和汤治疗虚寒型疣状胃炎有较好的疗效。

【国医经验】本方主要用于阴寒湿滞证。西医骨结核、腹膜结核、慢性骨髓炎、骨膜炎、慢性淋巴结炎、类风湿性关节炎、血栓闭塞性脉管炎、肌肉深部脓疡、坐骨神经痛、冻伤、妇女闭经等亦可参照本方加减进行辨证治疗。刘老在临证时每遇与寒凝血瘀有关的病证，如阴疽结核、肿瘤痞块、关节肿痛等诸多疾病时均会使用本方。其临证遇到乳岩、疽肿甚至肿瘤患者常首选此方加减，每获佳效。正如王洪绪在《外科证治全生集》自序所云："阳和一转，则阴分凝结之毒，自能化解。"刘老治疗本病时认为素体阳虚，营血不足，寒凝痰滞，痹阻于肌肉、筋骨、血脉导致该病发生，因此在临证时常常将本方加用党参、黄芪、附子、当归等药物，总方体现温阳补血、散寒通滞之理，疗效显著。

【医案举隅】

初诊：李某，女，33岁，农民，2016年4月初诊。

患者主因"产后4个月，右乳房肿痛2个月余"就诊。2个月前，患者因琐事与家人拌嘴后，出现右乳胀痛，2天后右乳红肿明显，伴有触痛，体温38.6℃，在附近诊所静脉滴注先锋霉素，5天后热退，局部肿痛减轻，右乳仍可扪及肿块，继续口服阿莫西林2周，红肿消退，疼痛减轻，肿块无明显变化。今就诊于贵阳中医学院第一附属医院。查体：右乳外下象限可扪及一大小约3.0cm×4.0cm肿块，质地稍硬，边界不清，与皮肤粘连，轻度压痛，活动度可，未扪及波动感，患处皮肤无潮红及橘皮样变，皮温不高，腋窝淋巴结未触及肿大。精神欠佳，饮食一般，睡眠可，大、小便正常，舌质淡胖，苔薄白微腻，脉沉缓。血常规正常。西医诊断：慢性乳腺炎。中医诊断：乳岩（寒痰凝聚型）。治宜温阳散寒，消肿散结，拟方如下：

鳖甲 20g	莪术 10g	熟地黄 20g
冬凌草 20g	猫爪草 20g	炒芥子 10g
麻黄 3g	川芎 10g	葎草 20g

二诊：服药 7 天后，肿块变柔软，且略有缩小，饮食转佳，继续软坚、养阴、散结为主，拟方：

鳖甲 20g	莪术 10g	熟地黄 20g
冬凌草 20g	猫爪草 20g	炒芥子 10g
麻黄 3g	黄精 20g	肉苁蓉 20g

三诊：两个月后，患者精神转佳，饮食如常，肿块消失。嘱上方再进 7 剂巩固疗效，随访 1 年未复发。

【按语】本例肝气不疏，积乳成痈，初期又过用抗生素，损伤阳气，积乳遇寒凝滞，且产后气血不足，运行乏力，致气血凝滞，寒阻乳络，结为肿块，阳气冰伏，由阳转阴成乳疽。予阳和汤加减治疗，以温阳补气血，散寒通瘀滞，化痰散瘀结。患者服药 7 剂后，乳房肿块开始软化缩小，考虑炎炎夏日，恐麻黄耗散正气，将其去掉，再服 7 剂后肿块无明显变化，遂此后组方中再次加入麻黄，肿块消退明显。由此可以看出，麻黄在使“病证”由阴转阳过程中作用不可小觑。正如马培之所云：“此方治阴症，无出其右，用之得当，应手而愈。乳岩万不可用……治之之法，非麻黄不能开其腠理，非肉桂、炮姜不能解其寒凝，此三味虽酷暑不可缺一也……”

【参考文献】

［1］窦建卫，任翠翠，郝云，等．阳和汤对裸鼠荷人乳腺癌组织中 CD90 表达的影响及其抑瘤作用［J］．世界中医药，2015（3）：391-393.

［2］陈朝蔚，陈永强．阳和汤治疗兔膝骨性关节炎的作用机制［J］.

中医正骨，2008，20（4）：11–12.

［3］潘惠兰.阳和汤治疗虚寒型痛经临床疗效分析［J］.中药材，2014，37（2）：359–361.

［4］任志翔.阳和汤配合蒸熨法治疗未溃期脱疽42例［J］.湖南中医杂志，2014，30（2）：40–41.

［5］韦艳碧.阳和汤治疗虚寒型疣状胃炎［J］.光明中医，2008，23（10）：1510–1511.

52. 吴茱萸汤

【出处】东汉・张仲景《伤寒论》。

【组成】吴茱萸、人参、生姜、大枣。

【功用】温中补虚，降逆止呕。

【主治】

中医主治肝胃虚寒，浊阴上逆证，症见食后泛泛欲吐，或呕吐酸水，或干呕，或吐清涎冷沫，胸满脘痛，巅顶头痛，畏寒肢冷，甚则伴手足逆冷，大便泄泻，烦躁不宁，舌淡苔白滑，脉沉弦或迟者。

西医胃及十二指肠溃疡、幽门梗阻、神经性呕吐、贲门痉挛、慢性非特异性结肠炎、慢性肝炎等病可参考此方。

【方解】本方证乃肝胃虚寒，浊阴上逆所致。肝胃虚寒，胃失和降，浊阴上逆，故食后泛泛欲吐，或呕吐酸水，或干呕，或吐清涎冷沫；厥阴之脉夹胃属肝，上行与督脉会于头顶部，胃中浊阴循肝经上扰于头，故巅顶头痛；浊阴阻滞，气机不利，故胸满脘痛；肝胃虚寒，阳虚失温，故畏寒肢冷；脾胃同居中焦，胃病及脾，脾不升清，则大便泄泻；舌淡苔白滑，脉沉弦而迟等均为虚寒之象。治宜温中补虚，降逆止呕。方中吴茱萸味辛苦而性热，归肝、脾、胃、肾经，既能温胃暖肝以祛寒，又善和胃降逆以止呕，一药而两擅其功，是为君药。重用生姜温胃散寒，降逆止呕，用为臣药。吴茱萸与生姜相配，温降之力甚强。人参甘温，益气健脾，为佐药。大枣甘平，合人参以益脾气，合生姜以调脾胃，并能调和诸药，是佐使之药。四药配伍，温中与降逆并施，寓补益于温降之中，共奏温中补虚，降逆止呕之功。

【文献摘要】

（1）《伤寒论注》："少阴病吐利，手足厥冷，烦躁欲死者，吴茱萸汤主之。少阴病吐利，烦躁、四逆者死。四逆者，四肢厥冷，兼臂胫而言。此云手足，是指指掌而言，四肢之阳犹在。岐伯曰：'四末阴阳之会，气之大路也。四街者，气之经络也。络绝则经通，四末解则气从合。'故用吴茱萸汤以温之，吐利止而烦躁除。"

（2）《医学衷中参西录》："柯韵伯曰：少阴病，吐利、烦躁、四逆者死。四逆者四肢厥冷兼臂、胫而言也，此云手足是指掌而言，四肢之阳犹在也。

（3）《阴证略例》："食谷欲呕，属阳明也，吴茱萸汤主之。得汤反剧者，属上焦也，治上焦。一少阴吐利，手厥逆冷，烦躁欲死者，吴茱萸汤主之。厥阴干呕，吐涎沫者，头痛极甚，吴茱萸汤主之。"

（4）《中寒论辨证广注》："（正解见下厥阴病中）成注内经曰：寒淫于内治以甘热，佐以苦辛。吴茱萸、生姜之辛，以温胃。人参、大枣之甘，以暖脾。内台方议云：吐利，手足逆冷者，寒气内甚也。烦躁欲死者，阳气内争也。以吴茱萸能下三阴之逆气为君。生姜能散气为臣。人参、大枣之甘，能缓气和调者也，故用之为使以安其中。愚以中气安，则吐利自止。"

（5）《目经大成》："人参、生姜、大枣、吴茱萸，厥阴头痛，干呕吐沫，此方主之。厥阴脉挟胃，寒气内格，故干呕吐沫。厥阴与督脉会于巅，引寒上逆，故头痛。茱萸辛热味浓，下走能温少阴、厥阴，佐以生姜，散其寒也，佐以参、枣，补其虚也。且厥阴经络，又环阴器，如寒疝腰痛，牵引睾丸，脉沉迟，加附子等分煎，凉服。一方以吴萸、干姜等分为丸，参汤下，义同。”

【科学研究】

（1）有研究将偏头痛中医证属厥阴肝寒者随机分为治疗组32例和对照组30例观察吴茱萸汤治疗的临床疗效，治疗组口服吴茱萸汤，对照组口服养血清脑颗粒，均以4周为1疗程，发现治疗组疗效优于对照组，且头痛发作次数、平均持续时间等指标的改善优于对照组，说明吴茱萸汤对偏头痛中医证属厥阴肝寒者具有显著疗效。

（2）有研究采用幽门结扎法、醋酸涂抹法和应激法复制大鼠消化性溃疡模型，在药效学基础上探讨吴茱萸汤抗消化性溃疡的作用机制。结果发现吴茱萸汤对多种方法所致的急、慢性溃疡模型均有明显的治疗及预防作用。

（3）有研究对30例寒凝血瘀型痛经的患者，运用吴茱萸汤加减进行治疗，在月经前7天，始用药，每天早、晚服药各1次，连续服用10天，每10天为1个疗程，连续服用3个疗程。经过细致的临床观察，治疗后的总有效率为93.33%。证实了吴茱萸汤治疗原发性痛经的临床疗效确切，表现出的毒副作用较低。

（4）有临床研究选取70例慢性胆囊炎患者，在治疗期间停用其他药物，均采用以吴茱萸汤加味为基本方随证加减治疗。发现其治疗的总有效率为88%，证明吴茱萸汤加味治疗慢性胆囊炎疗效明显。

（5）有研究选取100例反复自然流产者，随机分为对照组和研究组各50例，观察在西药治疗基础上加用吴茱萸汤治疗反复自然流产的临床疗效。发现吴茱萸汤加减联合枸橼酸氯米芬胶囊、绒毛膜促性腺激素治疗反复自然流产，能有效提高妊娠率及妊娠患者的孕酮水平，从而提高临床疗效。

【国医经验】本方主要用于肝胃虚寒，浊阴上逆证。西医胃及十二指肠溃疡、幽门梗阻、神经性呕吐、贲门痉挛、慢性非特异性结肠炎、慢性肝炎等亦可参照本方加减进行辨证治疗。刘老在临证时每遇如呕吐、巅顶头痛、胸脘疼痛、小便不利、关节肿痛等与浊阴上逆有关的病证时均会使用本方，有如《灵枢·脉度》云："阴气太盛，则阳气不能荣也，故曰关，阳气太盛，则阴气不能荣也，故曰格，以阳气下降而化浊阴，阴气上升而化清阳，清阳长则水利而不癃，浊阴降则谷入而不呕。阴盛于下，致阳陷而不升，故肝气下郁而水不行，阳盛于上，缘阴逆而不降，故胃气上郁而食不下也。"寒不温不去，湿不燥不除，气不行不畅，故治疗时应当行其气、温其中、祛其寒、燥其湿。刘老常讲寒性凝滞，湿性黏腻，则易阻气机，若寒湿着而不行，困于脾胃，则致脾胃气机阻滞，升降失常，遂患者会出现脘腹胀满或疼痛，不思饮食，四肢倦怠等症，故在临证时常常在本方基础上加用干姜、小茴香、川芎等药物，总方体现温里祛寒之功，临床疗效显著。

【医案举隅】

初诊：李某，男，40岁，司机，2015年7月初诊。

主诉：中上腹反复疼痛3年，加重3天。患者近3年来反复出现中上腹疼痛，发作时伴有嗳气、嘈杂泛酸，有饱闷及压迫感，嗳气后则舒，四肢逆冷，不欲饮食。3天前因饮食生冷，诱发中上腹疼痛，自服西药不能缓解，就诊于贵阳中医学院第一附属医院，胃镜检查确诊为慢性浅表性胃炎。查体：T 37.2℃，BP 120/65mmHg，P 20 次 / 分，饮食一般，睡眠可，大、小便正常，舌质暗淡，苔薄白，脉沉缓。中医诊断：胃痛。证属：寒邪犯胃，胃虚肝乘证。治当温胃散寒，理气降逆，拟方如下：

黄连 6g	生姜 6g	吴茱萸 3g
法半夏 10g	瓜蒌皮 10g	佛手 10g
郁金 10g	玉竹 20g	石斛 20g

二诊：服上方一个月后，患者自述腹痛较前有所缓解，但仍不欲饮食，舌淡苔滑，继以温阳之法，加苍术、黄芪、薏苡仁、厚朴健脾祛湿。

三诊：3 个月后复诊，药后诸症消失，饮食二便恢复。

【按语】本例由平素胃虚，寒邪犯胃所致。胃虚阴寒内盛，浊阴上逆，故出现上腹部不适而恶心呕吐清水、嗳气等症状。正如《素问·举痛论篇第三十九》云："寒气客于肠胃，厥逆上出，故痛而呕也。"肝木与脾胃关系密切，肝寒内盛，必横犯脾胃，侵脾则利，犯胃则呕。其病机乃阳虚阴寒内盛，阳气外越，阴阳将脱。吐利、烦躁、手足逆冷皆乃险证之象，如此险证以参附回阳尚恐不及，何以用辛热散寒温阳之吴茱萸汤？实肝阳虚与肾阳虚之间存在着必然的联系，肝肾同居于下焦，少阴肾阳为一身阳气之根本，由肝胆而升，行于三焦，温煦各个脏腑组织，因而肝胃虚寒不能与少阴无关。故《伤寒论三注》卷四曰："然则仲景立吴茱萸汤本以治厥阴病，乃于阳明之食谷欲呕亦用之何哉？盖脾胃既虚，则阳退而阴寒独盛，与辛热之气相宜，况土虚木必乘，乘之不下泄，必上逆，自然之理也。"

【参考文献】

[1] 刘红燕，刘春艳 . 吴茱萸汤治疗偏头痛 32 例临床观察 [J]. 中国中医急症，2006，15 (6)：608.

[2] 李冀，柴剑波，赵伟国，等 . 吴茱萸汤抗大鼠幽门结扎型胃溃疡作用机理的实验研究 [J]. 中医药信息，2007，24 (6)：53–54.

[3] 官润莲 . 吴茱萸汤加减治疗痛经临床观察 [J]. 中国现代医药杂志，2012，14 (4)：103.

[4] 蔡界新 . 自拟加味吴茱萸汤治疗慢性胆囊炎 65 例疗效观察 [J]. 内蒙古中医药，2010，29 (19)：26–27.

[5] 徐道仙，林敏，郑建红，等 . 吴茱萸汤联合西药治疗反复自然流产 50 例临床观察 [J]. 新中医，2016 (2)：141–143.

53. 沙参麦冬汤

【出处】清·吴瑭《温病条辨》。

【组成】沙参、玉竹、生甘草、冬桑叶、麦冬、生扁豆、花粉。

【功用】清养肺胃，生津润燥。

【主治】

中医主治燥伤肺胃阴分证，症见咽干口渴，干咳痰少而黏，或发热，痞满，呕吐，呃逆，胃脘痛，脉细数，舌红少苔者。

西医上呼吸道感染、肺炎、支气管炎、支气管扩张、慢性浅表性胃炎等病可参考此方。

【方解】本方证由燥伤肺胃阴分、肺胃失养所致。多见于温病气分后期，为邪热已退（或渐退），而肺胃津伤未复之候，病情属虚，病位在肺胃。低热不退说明尚有余邪未净，如不发热则提示邪热已解；肺阴耗伤，宣降失司，则咳嗽而无痰，或少痰而黏；肺胃阴伤，则口舌干燥而渴；舌干红少苔，脉细数均为阴液不足之象。方中沙参、麦冬清养胃阴。玉竹、花粉生津解渴。生扁豆、生甘草益气培中，甘缓和胃。配以冬桑叶，轻宣燥热。七药合而成方，具有清养肺胃、生津润燥之功。

【文献摘要】

（1）《温病条辨·上焦篇·秋燥》："燥伤肺胃阴分，或热或咳者，沙参麦冬汤主之。"

（2）《中医方剂学》："方中沙参、麦冬清养肺胃，玉竹、花粉生津解渴，生扁豆、生甘草益气培中，甘缓和胃，配以桑叶，轻宣燥热，合而成方，有清养肺胃、生津润燥之功。”

【科学研究】

（1）有研究将 70 只 SD 大鼠按体重相近原则分为对照组 10 只和模型组、高剂量组、低剂量组、氨茶碱组各 15 只。采用混合烟雾吸入法制备慢支模型，观察沙参麦冬汤对慢性支气管炎大鼠抗氧化能力的影响。结果提示沙参麦冬汤可以提高慢支大鼠血清中 SOD、GSH-Px、CAT 活性，从而提高慢支大鼠血清的抗氧化能力，减少氧化应激损伤。

（2）有临床研究将 63 例确诊为非小细胞肺癌患者随机分为沙参麦冬汤为主方加减联合化疗治疗组及单纯化疗对照组，观察沙参麦冬汤加减联合化疗治疗非小细胞肺癌的临床疗效。结果提示沙参麦冬汤加减联合化疗治疗非小细胞肺癌可明显改善临床症状，并能明显抑制肺癌癌灶生长，降低化疗毒副反应，提高生存质量。

（3）有研究观察沙参麦冬汤防治鼻咽癌急性放射性口腔黏膜炎的效果。将根治性放疗后鼻咽非角化性鳞癌患者 60 例分为两组各 30 例，治疗组于放疗第 3 天开始服用沙参麦冬汤，对照组含漱复方氯己定含漱液。结果提示治疗组出现放射性口腔黏膜炎时间晚于对照组（$P<0.05$），出现口腔黏膜损伤程度也轻于对照组（$P<0.05$），说明沙参麦冬汤防治鼻咽癌放化疗后口腔黏膜损伤有效。

（4）有临床研究对 53 例慢性咽炎患者给予沙参麦冬汤方加减治疗，观察沙参麦冬汤加减治疗慢性咽炎的疗效。结果提示 53 例中，治愈 30 例，好转 18 例，未愈 5 例，总有效率为 90.57%。说明沙参麦冬汤治疗慢性咽炎效果良好。

（5）有研究将90例支气管哮喘患者，根据随机数字法将其分为对照组40例和观察组50例，对照组采用孟鲁司特治疗，观察组采用加减沙参麦冬汤结合孟鲁司特治疗，对两组治疗前后肺功能、临床疗效进行观察和比较，结果提示对于支气管哮喘患者，采用加减沙参麦冬汤结合孟鲁司特治疗疗效显著，明显提高患者的生活质量。

【国医经验】本方主要用燥伤肺胃阴分证。西医中属上呼吸道感染、肺炎、支气管炎、支气管扩张、慢性浅表性胃炎等亦可参照本方加减进行辨证治疗。“燥胜则干”，如《素问·生气通天论》谓：“秋伤于燥，上逆而咳，发为痿厥，燥病之要，一言而终。”即“诸气膹郁，皆属于肺”，“诸痿喘呕，皆属于上”，二条指燥病更多属于肺之燥，故治秋燥病，须遵《内经》燥化于天，热反胜之之旨，以甘寒为主，发明《内经》燥者润之之法。本病病程自始至终均有燥伤阴津之象，病机发展以卫、气、营、血和上、中、下三焦为层次。刘老认为对本病治疗应以滋润为原则，本证的性质实为邪少虚多，其虚在肺胃津伤，故只宜甘寒，忌用苦寒。正如吴鞠通所说：“温病燥热，欲解燥者，先滋其干，不可纯用苦寒也，服之反燥甚。”这说明了苦寒之品不仅不能退虚热，反有苦燥动津之弊。故刘老在临证时常常将本方加用梨汁、荸荠、苇根等药物，既能清透肺胃气分实热，又能生津止渴、除烦，对热病伤津，烦热口渴者有着较好疗效，总方配伍体现清养肺胃，生津润燥之理，疗效显著。

【医案举隅】

初诊：刘某，女，59岁，退休，2015年3月初诊。

反复咳嗽、咳痰一年余，夜咳明显，痰白质稀，量多，伴胸闷，症状时轻时重，多次就诊于外院，诊断为“咳嗽变异性哮喘”，服用中西药，现患者咳嗽、咳痰、胸闷，并伴有胃部不适。查体：咽部暗红，左上肺可闻干啰音，心率 70 次 / 分，舌暗胖，有齿痕，苔白腻，脉沉细。血常规提示嗜酸性粒细胞偏高。西医诊断：咳嗽变异性哮喘。中医诊断：哮病。证属：肺阴亏虚证。治当养阴止咳，清热化痰，拟方如下：

北沙参 20g	麦冬 10g	玉竹 20g
石斛 20g	玄参 10g	紫菀 10g
桔梗 10g	百部 10g	半夏 10g

二诊：服上方一个月后，患者自述症状明显改善，舌淡红，苔薄白，脉细。原方去温燥之百部、半夏，加用胆南星、川芎、黄精，继续服用。

三诊:1 个月后复诊，药后诸症消失，1 年后随访仍未复发。

【按语】哮病病因归纳起来主要有外邪、痰饮和正虚三个方面，外邪有风寒、风热之分，痰饮有寒痰、热痰之别，正虚有阳虚、阴虚之异，咳嗽变异性哮喘之阴虚证主要是由于痰饮在肺，咳嗽反复发作，势必耗伤正气，痰浊易于化热伤阴，阴虚火旺，虚火灼肺，肺气上逆而致哮喘。哮病发作的基本病理变化为“伏痰”遇感引触，邪气触动停积之痰，痰随气升，气因痰阻，痰气壅塞于气道，气道狭窄挛急，通畅不利，肺气宣降失常而喘促，痰气相互搏击而致痰鸣有声。《证治汇补·哮病》说:“因内有壅塞之气，外有非时之感，膈有胶固之痰，三者相合，闭拒气道，搏击有声，发为哮病。”《医学实在易·哮证》也认为哮病为邪气与伏痰“狼狈相因，窒塞关隘，不容呼吸，而呼吸正气，转触其痰，鼾驹有声”。若哮病反复发作，寒痰伤及脾肾之阳，痰热伤及肺肾之阴，则可从实转虚。于是，肺虚不能主气，气不布津，则痰浊内蕴，并因肺不主皮毛，卫外不固，而更易受外邪的侵袭诱发。可见，哮病为本虚标实之病，标实为痰浊，本虚为肺脾肾虚。故先以滋阴清热药配伍化痰药，从标本共治此病，后待病情稳定，专用补阴之品养正。

【参考文献】

［1］李静，李彬彬，尹磊，等．沙参麦冬汤对慢性支气管炎模型大鼠抗氧化能力的影响［J］．中医杂志，2013，54（17）：1497–1500.

［2］徐萌，周蓓．沙参麦冬汤加减对非小细胞肺癌化疗增效减毒的临床研究［J］．新中医，2006，38（4）：29–30.

［3］王萍．沙参麦冬汤加减防治鼻咽癌急性放射性口腔炎临床观察［J］．湖北中医杂志，2011，33（9）：14–15.

［4］李成光．沙参麦冬汤加减治疗慢性咽炎 53 例［J］．河南中医，2013，33（7）：1150–1151.

［5］马列，刘振千，陈旭昕，等．加减沙参麦冬汤结合孟鲁司特治疗支气管哮喘临床疗效研究［J］．实用中西医结合临床，2015，15（11）：41–42.

54. 牡蛎散

【出处】宋·陈师文等《太平惠民和剂局方》。

【组成】黄芪、麻黄根、牡蛎、小麦。

【功用】敛阴止汗，益气固表。

【主治】

中医主治体虚自汗、盗汗证，症见常自汗出，夜卧更甚，心悸惊惕，短气烦倦，舌淡红，脉细弱者。

西医甲状腺功能亢进、自主神经功能紊乱、风湿热、结核病等病可参考此方。

【方解】本证为气虚卫外不固，心阴耗伤，心阳不潜所致。气虚卫表不固，阴液外泄，故常自汗出；汗为心之液，汗出太过，心阴不足而心阳不潜，又夜间属阴，故汗出夜卧更甚；汗出过多，不但心阴受损，心气亦耗，故心悸惊惕，短气烦倦；舌淡红，脉细弱为气阴耗伤之征。治宜敛阴止汗，益气固表。方中煅牡蛎敛阴潜阳，固涩止汗，为君药；生黄芪益气固表止汗，为臣药；麻黄根甘平，功专收涩止汗，为佐药；小麦甘凉，专入心经，益心气，养心阴，退虚热而止汗，为使药。合而成方，补敛并用，兼潜心阳，使气阴得复，肌表得固，汗出可止。

【文献摘要】

（1）《太平惠民和剂局方》："治诸虚不足，及新病暴虚，津液不固，体常自汗，夜卧即甚，久而不止，羸瘠枯瘦，心忪惊惕，短气烦倦。"

（2）《成方便读》："夫自汗、盗汗两端，昔人皆谓自汗属阳虚、盗汗属阴虚而立论。然汗为心液，心主血，故在内则为血，在外则为汗，不过自汗、盗汗虽有阳虚、阴虚之分，而所以致汗者，无不皆由郁蒸之火逼之使然。故人之汗以天地之雨名之，天地亦必郁蒸而后有雨。但火有在阴在阳之分，属虚属实之异，然二证虽有阴阳，其为卫虚不固则一也。此方用黄芪固卫益气；以麻黄根领之达表而止汗；牡蛎咸寒，潜其虚阳，敛其津液；麦为心谷，其麸则凉，用以入心，退其虚热耳。此治卫阳不固，心有虚热之自汗者也。"

（3）《医方论》："牡蛎（研），黄花，麻黄根一钱，浮小麦百粒煎服。固表清烦，即以止汗，此法是也。"

（4）《普济本事方》："治虚劳盗汗不止。牡蛎（坩埚子内，醋淬七次，焙），麻黄根（漫火炙，拭去汗），黄花（蜜炙，等分）上细末，每服二钱，水一盏，煎至七分，温服。"

（5）《三因极一病证方论》："治诸虚不足，及新病暴虚，津液不固，体常自汗，夜卧即甚，久而不止，羸瘠枯瘦，心忪惊惕，短气烦倦。牡蛎（米泔浸去土，取粉）、麻黄根、黄芪各一两上为锉散。每服三钱，水一盏半，小麦百余粒，同煎至八分，去滓，不拘时。一方，为细末，每三钱，水三盏，葱白三寸，煎一盏半，分三服。"

【科学研究】

（1）有研究选取原发性手汗症患者 57 例，采用牡蛎散加减制为粗散，枣汤送服，7 天为一疗程，治疗 2 个疗程，观察牡蛎散加减治疗原发性手汗症的临床疗效。结果显示，治愈 20 例，好转 34 例，未愈 3 例，总有效率 94.7%。说明牡蛎散加减治疗原发性手汗症疗效显著。

（2）有临床研究将绝经前后诸证的116例患者随机分为治疗组58例，对照组58例，治疗组予归肾丸合牡蛎散加减，对照组口服六味地黄软胶囊，时间均为3个月，观察中药归肾丸合牡蛎散加减治疗绝经前后诸证的效果。结果提示归肾丸合牡蛎散加减治疗绝经前后诸证疗效肯定，可以减轻诸多临床不适症状。

（3）有临床研究选取68例原发性肝癌经肝动脉栓塞化疗术后出现盗汗，证属阴虚火旺患者，采用当归六黄汤合牡蛎散辨证加减治疗，观察其临床疗效。结果显示总有效率为94.2%，有效病例一般于1～3天见效，说明当归六黄汤合牡蛎散治疗原发性肝癌经肝动脉栓塞化疗术后盗汗证属阴虚火旺者有较好疗效。

（4）有研究将72例脑外伤术后汗证患者随机分为对照组34例和治疗组38例，对照组采用玉屏风颗粒治疗，治疗组采用归脾汤合牡蛎散治疗，观察归脾汤合牡蛎散治疗脑外伤术后汗证的临床疗效。结果显示治疗组临床疗效总有效率为100.0%，显著高于对照组（52.9%），相比较有显著性差异（$P<0.05$），无不良反应，说明归脾汤合牡蛎散治疗脑外伤术后汗证疗效显著，安全可靠。

【国医经验】本方主要用于治体虚自汗、盗汗证。西医甲状腺功能亢进、自主神经功能紊乱、风湿热、结核病等亦可参照本方加减进行辨证治疗。自汗之病多主虚，有气虚、阳虚之别，主要病机为阴阳失调，腠理不固，而致汗液外泄。素体虚弱，久病全虚之人，正气不足，稍事劳累多见自汗。咳喘日盛之人，肺气不足，气虚日久，肌表疏松，卫表不固，腠理开泄可致自汗。暑热伤阳，或湿热内郁，或表虚之人微受风邪，以致营卫不和，卫外失司，可致自汗。盗汗之成因，前人大多责之于阴虚，有“阳虚自汗，阴虚盗汗”的说法。如《丹溪心法》说：“盗汗属血虚、阴虚。”盗汗属于阳虚的也有记载。如《沈氏尊生书》说：“盖肾伤则阳衰，阳衰则卫虚，所虚之卫行于阴分，当目瞑之时，无气以固其表，则腠理开而盗汗出，醒则行阴之卫气复于表，而盗汗止。”总之，阴虚或阳虚均可导致盗汗，故益气固表、育阴清热是治疗本病的基本方法。刘老常讲本方主要为治疗卫外不固，阴伤心阳不潜之自汗或者盗汗，因卫气虚则腠理疏松，津液外泄，故在临证时常常将本方加用白芍、人参、白术、生地等，既能益气固表，又能敛阴止汗，总方体现益气养阴，益气固表之功，取得较好的疗效。

【医案举隅】

初诊：尹某，女，58岁，农民，2014年12月初诊。

患者夜间多汗5年，常晨起衣被皆湿。曾服用玉屏风颗粒及中药汤剂治疗，效不佳。现夜间汗出加重，兼心悸心烦，口渴，头晕，头部沉重，睡眠欠佳，舌红少苔，脉细数。查体：T 37.1 ℃，P 72次/分，R 20次/分，Bp 160/96mmHg，神清，查体合作。化验血常规：Hb 129g/L，WBC 6.7×10^9/L；尿常规：尿蛋白（++），尿比重1.016，镜检（-）；肾功能：BUN 7.0mmol/L，Cr 113μmol/L；肝功能：ALT 56U/L，TBIL 19.6μmol/L。中医诊断：盗汗（阴虚热盛证）。治以滋阴清热，益气固表为法，拟方如下：

龟甲 20g	煅牡蛎 20g	知母 10g
玉竹 20g	石斛 20g	麻黄根 20g
浮小麦 20g	酸枣仁 20g	羌活 20g

二诊：上方服用1个月后，汗出明显减轻，仍自述眠差，

考虑患者久病必瘀，上方去玉竹、石斛，加用莪术、川芎加强活血祛瘀之效，继续服用。

【按语】本案为典型的盗汗证。心悸心烦、舌红少苔、脉细数属于阴虚热盛表现，加之患者久病，阴津外泄，更致阴阳失衡，虚热内盛。单用玉屏风散等补气固表之剂难以收敛。故以牡蛎散敛阴清热，固表止汗。因患者伴心悸、失眠，故合用酸枣仁养血安神，又加知母清虚热。《内经》云："阳加之于阴谓之汗。"汗液通过阳气蒸腾气化，从玄府排出。脾胃受纳水谷精微而成津液，经脾气升清上输于肺。肺气宣发，将津液输布于体表，经阳气蒸腾而形成汗液。津属阴，气属阳，若脾胃和肺的功能失常，阴阳失衡，汗液排出过多则成汗证。其中盗汗多为阴液不足，阳不敛阴，虚热内生，热逼津液外泄所致，故滋阴降火，收敛固表，维持阴阳平衡，为盗汗重要治疗方法。

【参考文献】

［1］陈佳娜，肖勇，吴小芸．牡蛎散加减治疗原发性手汗症57例［J］．实用中医药杂志，2017，33（1）：33-34.

［2］朱澄漪．归肾丸合牡蛎散加减治疗绝经前后诸证的临床观察［J］．陕西中医，2015（10）：1293-1294.

［3］林侃，傅开龙．当归六黄汤合牡蛎散治疗原发性肝癌经肝动脉栓塞化疗术后盗汗68例［J］．吉林中医药，2011，31（4）：337-338.

［4］黄清苑，温利辉．归脾汤合牡蛎散治疗脑外伤术后汗证38例［J］．陕西中医，2011，32（7）：846-847.

55. 羌活胜湿汤

【出处】金·李杲《脾胃论》。

【组成】羌活、独活、藁本、防风、甘草、蔓荆子、川芎。

【功用】祛风，胜湿，止痛。

【主治】

中医主治风湿在表之痹证，症见肩背痛不可回顾，头痛身重，或腰脊疼痛，难以转侧，苔白，脉浮者。

西医风湿性关节炎、类风湿性关节炎、骨质增生症、强直性脊柱炎等病可参考此方。

【方解】本方证多由汗出当风，或久居湿地，风湿相搏，郁于肌表所致。风湿之邪客于肌表，经脉不畅，故头痛身重，或肩背疼痛不可回顾，或腰脊疼痛，难以转侧；苔白脉浮，为风湿在表之征。治以祛风胜湿为法。方中羌活、独活辛温发散，祛风胜湿。其中羌活善祛上半身风湿，独活善祛下半身风湿，二药合用，能散周身风湿，舒利关节而通痹止痛，共为君药。防风祛风除湿以解表；藁本辛散温通，能散风寒湿邪止头痛，共为臣药。佐以川芎活血行气，祛风止痛；蔓荆子祛风止痛。

【文献摘要】

（1）《脾胃论》:“如肩背痛，不可回顾，此手太阳气郁而不行，以风药散之。如背痛项强，腰似折，项似拔，上冲头痛者，乃足太阳经之不行也，以羌活胜湿汤主之。”

（2）《医方考》:“《经》曰：风胜湿。故用羌、防、藁、独、芎、蔓诸风药以治之，以风药而治湿，如卑湿之地，风行其上，不终日而湿去矣。又曰无窍不入，惟风为能。故凡关节之病，非风药不可。用甘草者，以风药悍燥，用以调之，此之谓有制之兵也。”

（3）《医方集解》:“此足太阳药也。《经》曰：风能胜湿。如物之湿，风吹则干。羌、独、防、藁、芎、蔓皆风药也，湿气在表，六者辛温升散，又皆解表之药，使湿从汗出，则诸邪散矣。藁本专治太阳寒湿；荆、防善散太阳风湿；二活祛风胜湿，兼通关节；川芎能升厥明清气，上治头痛；甘草助诸药辛甘发散为阳，气味甘平，发中有补也。”

【科学研究】

（1）有研究选取60例风寒阻络型颈椎病患者随机分为观察组与对照组各30例，观察羌活胜湿汤加减配合拔罐、艾灸治疗风寒阻络型颈椎病的临床疗效。结果提示观察组总有效率为100%，明显高于对照组80%，说明羌活胜湿汤加减配合拔罐、艾灸治疗风寒阻络型颈椎病效果理想，且安全性较高，值得推广应用。

（2）有临床研究将70例肩周炎患者随机分为治疗组和对照组，每组各35例。对照组行针刺治疗，治疗组行针刺结合羌活胜湿汤内服外敷治疗，2周为1个疗程，两组患者分别于治疗后进行总体疗效评价，观察羌活胜湿汤对肩周炎的疗效。结果治疗组总体疗效高于对照组，羌活胜湿汤可改善肩周炎治疗的效果，能提高远期疗效。

（3）有研究采用随机、阳性药物对照试验观察加减羌活胜湿汤治疗膝关节创伤性滑膜炎的疗效。其中试验组用羌活胜湿汤，对照组用滑膜炎颗粒，均于治疗1个疗程后进行疗效评价。

结果显示，试验组总有效率 89.5%，对照组总有效率 78.6%，两组总有效率经统计学处理有显著性差异，P<0.05，说明加减羌活胜湿汤是治疗膝关节创伤性滑膜炎的有效方药。

【国医经验】本方主要用于风湿在表之痹证。西医中属风湿性关节炎、类风湿性关节炎、骨质增生症、强直性脊柱炎等亦可参照本方加减进行辨证治疗。《内外伤辨惑论》中指出人体患病，不只是感受外邪而引起，与内伤脾胃，胃气亏乏亦有很大的关系。脾胃内伤，就会影响其运化水湿的功能。羌活有解表散寒，祛风胜湿，止痛的功效，用它不仅能治外感风寒引起的头身痛，而且还能祛风胜湿，治风寒湿邪侵袭所致的肢节疼痛、肩背疼痛，《珍珠囊》曾有记载羌活能“治太阳经头痛，去诸骨节疼痛”，一句话概括了该药的功用。独活能祛风湿，止痛，解表，善走下部，《别录》记载独活“治诸风，百节痛风无久新者”。另方中防风，祛风解表，胜湿止痛，解痉。藁本发表散寒，祛风胜湿，止痛。以上几种药物配合，起到协同作用，从而使祛风胜湿，止痛，振奋人体阳气的作用大大增强。刘老临床运用羌活胜湿汤，不仅限于治疗寒湿在表的病证，而且对于风寒湿邪浸入人体全身的各个部位，以及由于脏腑功能失调，湿从中生，湿阻引起的各种病证都有很好的疗效。刘老在临证时如患者出现风湿在表之痹证时常用此方加减，因该方用药比较辛散温燥，又量轻力缓，将本方加用苍术、黄芩、黄柏、知母等药物后，总方体现祛风清热，通络止痛之理，亦有佳效。

【医案举隅】

初诊：王某，男，29 岁，职员，2016 年 5 月初诊。

主诉：左侧颈部酸楚疼痛 1 周。患者 1 周前晨起后出现头项及左侧颈部强痛不能转动，左肩酸沉疼痛。在某院针灸科行手法及针灸治疗，但左侧颈肩部酸楚疼痛未缓解，来我院诊治。刻下症：左侧颈、肩及项部肌肉痉挛，有压痛，喜热敷，无红肿。舌质淡，舌苔白，脉紧。查体：T 37.4℃，P 68 次 / 分，R 20 次 / 分，Bp 120/66mmHg。西医诊断：颈部急性扭伤。中医诊断：落枕（风寒湿痹）。治以祛风胜湿散寒，通络止痛为法，拟方如下：

羌活 20g	独活 20g	藁本 20g
防风 10g	蔓荆子 20g	川芎 10g
白芷 20g	当归 10g	葛根 20g

二诊：服上方 1 个月后，患者疼痛明显减轻，周身无活动不便，继续上方加减，随访半年未复发。

【按语】落枕又称失枕、失颈，即颈部伤筋，是指患者颈项部强痛、活动障碍的一种病证。多由睡眠姿势不当，或枕头高低不适，也可由颈部扭伤、外伤或风寒侵袭项背致局部气血不和、筋脉拘急而引起。现代医学认为，该病主要由颈部肌肉长时间过分牵拉而发生痉挛所致，也可见于颈椎小关节滑膜嵌顿、半脱位或肌肉筋膜的炎症。本例患者因为睡姿不当和受凉所致，《黄帝内经》病机十八条曰："诸颈项强，皆属于湿。"故用羌活胜湿汤祛风胜湿止痛，加细辛、白芷加强祛风散寒止痛之效；加苍术以燥湿；加当归、白芍以养血和血；白芍配甘草可缓急止痛；葛根为解肌治项强之要药。诸药合用共奏祛风胜湿、和血止痛之功。

【参考文献】

［1］邓丽兴．羌活胜湿汤加减配合拔罐艾灸治疗颈椎病的临床疗效观察［J］．中国医药指南，2013（23）：694-695.

［2］赵作义．羌活胜湿汤配合针刺、哑铃治疗肩周炎60例临床观察［J］．中外医疗，2011，30（20）：135.

［3］周献伟，张虹．加减羌活胜湿汤主治膝关节创伤性滑膜炎临床观察［J］．世界中西医结合杂志，2007，2（4）：232-233.

56. 良附丸

【出处】清·谢元庆《良方集腋》。

【组成】高良姜、香附。

【功用】温胃散寒，理气止痛。

【主治】

中医主治寒凝气滞证，症见肝气郁滞，胃脘疼痛，畏寒喜温，胸腹胀满，舌淡，苔白，脉弦者。

西医慢性胃炎、胃及十二指肠溃疡、胃黏膜脱垂、肠易激综合征、胃癌等病可参考此方。

【方解】本方证为肝郁气滞，寒邪凝胃所致。肝气不舒，寒凝气滞，不通则痛，则胃脘疼痛；寒邪内盛，则畏寒喜温；气为血帅，气滞则血行不畅，故可见胸腹胀满；舌淡，苔白，脉弦乃寒凝气滞之候。寒凝宜温，气滞宜行，故当温胃散寒，理气止痛。方中高良姜味辛大热为君药，温中暖胃，散寒止痛，用酒洗增其散寒之效；香附疏肝开郁，行气止痛，用醋洗增强入肝行气止痛之功。两药合用，一以散寒凝，一以行气滞，如此则寒散气畅，疼痛自止共收温胃理气之效。

【文献摘要】

（1）《良方集腋·气痹门》："治心口一点痛，乃胃脘有滞或有虫，多因恼怒及受寒而起，遂致终身为痰，俗云心头痛者非也。"

（2）《谦斋医学讲稿》："本方治肝胃气痛之偏于寒者有效。

这两药的效能，良姜长于温胃散寒，香附长于疏肝行气。一般用量大多相等，取其互相协助，但因寒而得者，良姜可倍于香附；因气而得者，香附可倍于良姜。”

【科学研究】

（1）有临床研究将150例胃脘痛患者根据随机、双盲、平行对照的方法平分为给予良附丸饮片汤剂组和良附丸饮片汤剂安慰剂组。结果显示治疗组治愈67例，显效5例，总有效率为96.0%；对照组治愈25例，显效13例，总有效率为50.6%。差异有统计学意义（P<0.05）。良附丸饮片汤剂治疗胃脘痛有较好的疗效，不良反应少，安全性较高。

（2）有实验研究建立人胃癌细胞SGC-7901移植瘤动物模型，随机分为模型组、5-FU组及加味良附丸大、中、小剂量组，加味良附中剂量+5-FU组（联合给药组）。结果显示联合给药组、5-FU组及加味良附丸大、中、小剂量组抑瘤率分别为54%、45%、31%、28%、17%，各组间差异具有显著统计学意义（P<0.05）。

（3）有临床研究将脾胃虚寒型消化性溃疡的患者共150例随机分为对照组（西药治疗）和观察组（传统西药+建中汤合良附丸）各75例，观察两组患者的临床治疗效果。结果显示观察组治疗有效率为97.33%，明显优于对照组治疗有效率85.34%，差异有统计学意义（P<0.05）；且治疗后观察组患者症候积分降低程度显著优于对照组，差异有统计学意义（P<0.05）。

（4）有研究将90例慢性萎缩性胃炎瘀血阻滞型患者随机分为治疗组（丹参饮合良附丸加味治疗）和对照组（奥美拉唑+阿莫西林+克拉霉素+复方雷尼替丁治疗）。结果显示治疗组总有效率为93.3%，对照组总有效率为73.3%，两组比较差异具有统计学意义（$P<0.05$）。丹参饮合良附丸加味治疗慢性萎缩性胃炎瘀血阻滞型疗效较好，且无明显不良反应。

【国医经验】本方主要用于寒凝气滞证。西医慢性胃炎、胃及十二指肠溃疡、胃黏膜脱垂、肠易激综合征、胃癌等亦可参照本方加减进行辨证治疗。刘教授临证时每遇与寒凝气滞有关的病证，如胃脘疼痛、畏寒喜温、胸腹胀满、胃溃疡、胃癌等诸多寒凝气滞型胃病时多使用本方，诸多胃病皆与肝有关，寒邪克胃，肝胃不和则发生胃病。方中高良姜味辛性热，归脾、胃经，具有散寒止痛，温中止呕之功，正如《名医别录》所云："主暴冷，胃中冷逆，霍乱腹痛。"香附子味辛、微苦微甘，性平，归肝、脾、三焦经，功善疏肝解郁、调经止痛、理气调中，如《本草纲目》载："利三焦，解六郁，消饮食积聚、痰饮痞满，胕肿腹胀，脚气，止心腹、肢体、头目、齿耳诸痛……妇人崩漏带下，月候不调，胎前产后百病。"一散寒凝，一行气滞，刘老在临证时常以附片代替炮姜以增强散寒除痹止痛之功，以佛手、郁金、木香等药达到香附之疏肝解郁、调经止痛、理气调中之效，并配以黄连、吴茱萸辛开苦降，肝胃同治，总方体现温胃散寒、理气止痛之理，疗效显著。

【医案举隅】

初诊：张某，男，38岁，务农，2016年11月初诊。

患者2年前食用寒凉之物后逐渐出现胃脘疼痛，畏寒喜温，胸腹胀满不适等症，自行用热水袋捂胃及饮用热水后缓解，后上症反复发作，且日益加重。就诊于贵州省人民医院，经胃镜诊断为"慢性胃炎"，并予以抑酸护胃及促进胃肠动力药物后好转，但症状仍时有反复，今为求中医治疗就诊于我院国医堂门诊。症状表现为胃脘疼痛，畏寒，喜温喜按，胸腹胀满，呃逆，嗳气，舌淡，苔白腻，脉弦。诊断为寒邪克胃，肝胃不和证，治以温胃散寒，理气止痛为法，拟方如下：

高良姜 10g	香附 10g	黄连 6g
吴茱萸 3g	法半夏 10g	木香 10g
徐长卿 10g	柿蒂 10g	

二诊：半个月后复诊，患者疼痛稍缓解，偶有脘腹胀满，嗳气吞酸，继以温胃散寒，疏肝理气为法，拟方如下：

白附片 10g（先煎）	酒黄连 6g	吴茱萸 3g
法半夏 10g	佛手 10g	郁金 10g
丁香 10g	柿蒂 10g	

三诊：2 个月后复诊，药后诸症消失。

【按语】“慢性胃炎”属于中医“胃痛”等范畴，刘老将其归属于寒邪克胃，肝胃不和证。方以高良姜、香附温胃散寒，理气止痛，配合法半夏以温化寒痰，吴茱萸、黄连疏肝，和胃止痛，木香、徐长卿行气止痛，柿蒂降逆止呕。二诊后疼痛缓解，但仍有肝胃不和、气机不利之症，故于上方基础上改用附片振奋一身之阳气，温阳逐寒止痛，佛手、郁金疏肝理气，用丁香以增强止呕之功。三诊后诸症缓解。对于寒邪克胃，肝胃不和者，需温胃散寒，且肝主藏血，体阴而用阳，肝中阴血是肝木得疏的重要基础。诸胃病大多要疏肝，体现肝胃之间的紧密联系。肝经走向与胃经循行部位相联系，故因情绪等造成肝的疾病直接影响着胃的收纳腐熟功能，以此为切入点，胃阳足，肝胃和，胃则安。

【参考文献】

[1] 康洁 . 良附丸饮片治疗胃脘痛的有效性 [J]. 中国当代医药，2012，19 (16)：116.

[2] 吴晓勇，赵林涛，宋延平，等 . 加味良附丸联合 5-Fu 对裸鼠胃癌移植瘤 NF-KBp65 表达的影响 [J]. 陕西中医学院学报，2017，40 (1)：76-80.

[3] 聂静涛 . 脾胃虚寒型消化性溃疡运用小建中汤合良附丸联合西药治疗的效果分析 [J]. 吉林医学，2016，37 (3)：664-665.

[4] 李广琴 . 丹参饮合良附丸加味治疗萎缩性胃炎瘀血阻滞型 45 例 [J]. 临床和实验医学杂志，2011，10 (15)：1218-1219.

57. 苍耳子散

【出处】宋·严用和《重订严氏济生方》。

【组成】辛夷仁、苍耳子、香白芷、薄荷叶。

【功用】芳香清窍，祛风散寒。

【主治】

中医主治鼻渊，症见鼻塞，鼻痒，流浊涕不止，前额疼痛者。

西医慢性鼻炎、鼻窦炎及过敏性鼻炎等病可参考此方。

【方解】本方证由风邪上攻，致成鼻渊，正如《医方考》曰："鼻流浊涕不止者名鼻渊，乃风热在脑，伤其脑气，脑气不固而液自渗也。"鼻渊治宜芳香清窍，祛风散寒。方中辛夷味辛，入肺胃经，通九窍，散风热，能助胃中清阳上行头脑，为君。苍耳子味甘入肺，能发汗通窍，散风祛湿，同时可清热镇痛，使清阳之气上行，发散而通鼻窍，为臣。薄荷泄肺疏肝，清利头目；白芷味辛温，入肺胃经，具有发表祛风，上行头面，消肿止痛通鼻窍，使脓出之，共为佐药。诸药合用，具有散风邪，通鼻窍之功。

【文献摘要】

（1）《医方集解》："此手太阴、足阳明药也。凡头面之疾，皆由清阳不升，浊阴逆上所致。白芷主手足阳明，上行头面，通窍表汗，除湿散风；辛夷通九窍，散风热，能助胃中清阳上行头脑；苍耳疏风散湿，上通脑顶，外达皮肤；薄荷泄肺疏肝，清利头目；葱白升阳通气；茶清苦寒下行，使清升浊降，风热散而脑液自固矣。”

（2）《济生方》卷五：“辛夷仁半两，苍耳子两钱半，香白芷一两，薄荷叶半钱，上晒干，为细末，每服两钱，食后用葱、茶清调下。”

（3）《景岳全书》中指出：“鼻渊证，总由太阳督脉之火，甚者上连于脑而津津不已，故又名为脑漏。此证多因酒醴肥甘，或久用热物，或火由寒郁，以致湿热上蒸，津汁溶溢而下，离经腐败，有作臭者，有大臭不堪闻者。河间用防风通圣散一两，加薄荷、黄连各二钱以治之。古法有用苍耳散治之者。然以余之见，谓此炎上之火而治兼辛散，有所不宜，故多不见效。莫若但清阴火而兼以滋阴，久之自宁，此即高者抑之之法，故常以清化饮加白蒺藜五钱或一两、苍耳子二钱……”

【科学研究】

（1）有临床研究将 98 例行鼻内镜手术治疗的慢性鼻窦炎患者随机平分为对照组（常规术后治疗）和观察组（常规术后治疗 + 苍耳子散加味内服与熏蒸）各 49 例，结果显示术后 12 周，观察组治愈率和有效率均显著高于对照组（$P<0.05$），临床体征与症状缓解时间与对照组比较明显缩短（$P<0.05$）。

（2）有临床研究将 102 例接受放疗的鼻咽癌患者随机分为治疗组 52 例（对照组基础上 + 加用苍耳子散加味方）和对照组 50 例（常规维生素 B_{12} 鼻腔冲洗）。结果显示：治疗组患者治疗后鼻塞、鼻黏膜充血、鼻甲肿大、鼻腔分泌物、嗅觉减退和头痛评分明显优于对照组（$P<0.05$）。苍耳子散加味方口服联

合鼻腔冲洗可改善鼻咽癌放疗患者的鼻窦症状。

（3）有临床研究将56例鼻腔鼻窦内翻性乳头状瘤患者随机分为对照组（采用鼻内镜手术治疗）28例和观察组（苍耳子散合除湿汤加减治疗）28例，对比两组的临床疗效。结果显示观察组治疗效果显著优于对照组，差异具有统计学意义（$P<0.05$）。经随访发现，对照组复发率为25.0%，明显高于观察组复发率7.1%，差异有统计学意义（$P<0.05$）。

【国医经验】方主要用于鼻渊。西医慢性鼻炎、鼻窦炎及过敏性鼻炎等亦可参照本方加减进行辨证治疗。刘老临证时每遇鼻渊有关的病证均会使用本方加减，每获佳效。诸多鼻病皆与风邪上扰有关。正如《内经》曰："鼻渊者，鼻流浊涕不止也。"浊涕量多，临床辨证多属热证，《内经》曰："诸转反戾，水液浑浊，皆属于热。"方中辛夷味辛，通肺窍，散风寒；苍耳子味甘，能发汗通窍，散风祛湿；白芷味辛温，发表祛风，消肿止痛通鼻窍。刘老在临证时常常将本方加用藿香、胆南星、地龙等化痰、通窍之品，另外，还可以膜病论治，加用地肤子、白鲜皮、蝉蜕、刺蒺藜、防风等祛风止痒之品，疗效显著。

【医案举隅】

初诊：李某，男，20岁，学生，2016年8月初诊。

患者4年前受凉后出现流腥臭清涕，前额疼痛，此后每遇感冒则鼻塞流涕发作，多次反复，以致双鼻常年流涕不断，量时多时少，始则无臭，渐而发出腥臭气味，尤以感冒时稠鼻涕更多，腥臭气味更浓，就诊于贵州省医科大学附属医院诊断为"鼻窦炎"，屡治疗效不佳，今为求中医治疗就诊于我院国医堂门诊。症状表现为鼻塞流浊涕，气味腥臭，头重而痛，舌红，苔黄腻，脉滑数。查见鼻甲黏膜暗红，增厚粗糙，表面光滑，双上颌窦区压痛。诊断为鼻渊之肺表不固，痰浊壅盛证，治以清肺固表，化痰通窍为法，拟方如下：

胆南星 10g	藿香 10g	黄芩 10g
桔梗 10g	防风 10g	苍耳子 10g
辛夷 10g（布包）	白芷 15g	地龙 10g

二诊：1 个月后复诊，浊涕较前缓解，但仍有鼻塞，头晕，舌苔白腻，前方加减，继以化痰通窍为法，增强化痰通络之功，拟方如下：

苍耳子 10g	辛夷 10g（布包）	山银花 20g
当归 15g	广藿香 20g	胆南星 10g
川芎 10g	法半夏 10g	石菖蒲 15g

三诊：3 个月后复诊，药后诸症消失。

【按语】“鼻窦炎”属于中医“鼻渊”等范畴，刘老将其归属于肺表不固，痰浊壅盛之证，独辟蹊径，苍耳子、辛夷通窍除涕为主药；胆南星、藿香、白芷、桔梗皆可化痰除涕；防风、地龙祛风通络，全方合用，共奏祛风化痰之功。二诊后诸症缓解，仍有鼻塞、头晕，故于上方加用化痰活血之品。三诊后诸症缓解。刘老在临证时每遇与外感风邪导致鼻窍不通有关的病证，均会使用本方，肺气充盛则呼吸通畅，嗅觉灵敏；肺气虚弱，易受风寒，鼻息不畅，嗅觉失灵。肺开窍于鼻，治疗鼻患应当注意调理肺气的宣肃，肺为气之主，肺安则鼻患可愈。

【参考文献】

[1] 李华超．苍耳子散应用于慢性鼻窦炎鼻内镜术后 49 例 [J]．河

南中医，2014，34（10）：2052–2053.

［2］李泳文．苍耳子散加味方联合鼻腔冲洗对鼻咽癌放疗患者放射性鼻窦炎发生的影响［J］．中医杂志，2015，56（15）：1314–1317.

［3］朱勇，马建容．苍耳子散合除湿汤加减配合手术治疗鼻腔鼻窦内翻性乳头状瘤的临床观察［J］．北方药学，2017，14（4）：121.

58. 补中益气汤

【出处】 金·李杲《脾胃论》。

【组成】 黄芪、甘草、人参、当归身、橘皮、升麻、柴胡、白术。

【功用】 补中益气，升阳举陷。

【主治】

中医主治脾胃气虚证，症见饮食减少，体倦肢软，少气懒言，面色萎黄，大便稀溏，舌淡，脉虚者；气虚发热，症见身热自汗，渴喜热饮，气短乏力，舌淡，脉虚大无力者。

西医重症肌无力、内脏下垂、久泻、久痢、脱肛、乳糜尿、慢性肝炎、子宫脱垂、妊娠及产后癃闭、胎动不安、月经不调等病可参考此方。

【方解】 本方证因饮食劳倦，损伤脾胃，致脾胃气虚、清阳下陷所致。脾胃为气血生化之源，脾胃气虚，纳运乏力，故饮食减少、少气懒言、大便稀薄；脾主升清，脾虚则清阳不升，中气下陷，故见脱肛、子宫下垂等；清阳陷于下焦，郁遏不达则发热，因非实火，故其热不甚，病程较长。时发时止、手心热甚于手背，与外感发热之热甚不休、手背热甚于手心者不同。气虚腠理不固，阴液外泄则自汗。治宜补益脾胃中气，升阳举陷。方中重用黄芪，味甘微温，入脾、肺经，补中益气，升阳固表，为君药。配伍人参、炙甘草、白术补气健脾为臣，与黄芪合用，以增强其补益中气之功。血为气之母，气虚时久，营血亦亏，故用当归养血和营，协人参、黄芪以补气养血；陈皮理气和胃，使诸药补而不滞，共为佐药。并以少量升麻、柴胡升阳举陷，协助君药以升提下陷之中气。炙甘草调和诸药，亦为使药。诸药合用，使气虚得补，气陷得升则诸症自愈。气虚发热者，亦借甘温益气而除之。正如李东垣说："是热也，非表伤寒邪，皮毛间发热也，乃肾间脾胃下流之湿气，闭塞其下，致阴火上冲，作蒸蒸燥热。"治宜"惟当以甘温之剂，补其中，升其阳，甘寒以泻其火则愈"。

【文献摘要】

（1）《内外伤辨惑论》："夫脾胃虚者，因饮食劳倦，心火亢甚，而乘其土位，其次肺气受邪，须用黄芪最多，人参、甘草次之。脾胃一虚，肺气先绝，故用黄芪以益皮毛而闭腠理，不令自汗，损伤元气；上喘气短，人参以补之；心火乘脾，须炙甘草之甘以泻火热，而补脾胃中元气；白术苦甘温，除胃中热，利腰脐间血；胃中清气在下，必加升麻、柴胡以引之，引黄芪、人参、甘草甘温之气味上升，能补卫气之散解，而实其表也，又缓带脉之缩急，二味苦平，味之薄者，阴中之阳，引清气上升；气乱于胸中，为清浊相干，用去白陈皮以理之，又能助阳气上升，以散滞气，助诸辛甘为用。"

（2）《医方集解》："此足太阴、阳明药也。肺者气之本，黄芪补肺固表为君。脾者肺之本，人参、甘草补脾益气和中，泻火为臣。白术燥湿强脾，当归和血养阴为佐。升麻以升阳明清气，柴胡以升少阳清气，阳升则万物生，清升则浊阴降，加陈皮者，以通利其气。生姜辛温，大枣甘温，用以和营卫，开腠理，致津液，诸虚不足，先建其中。"

（3）《医门法律》："东垣所论饮食劳倦，内伤元气，则胃脘之阳不能升举，并心肺之气，陷入于中焦，而用补中益气治之。方中佐以柴胡、升麻二味，一从左旋，一从右旋，旋转于胃之左右，升举其上焦所陷之气，非自腹中而升举之也。其清气下入腹中，久为飧泄，并可多用升、柴，从腹中而升举之矣。若阳气未必陷下，反升举其阴气，干犯阳位，为变岂小哉。更有阴气素惯上干清阳，而胸中之肉隆耸为䐜，胸间之气漫散为胀者，而误施此法，天翻地覆，九道皆塞，有濒于死而坐困耳。”

【科学研究】

（1）有实验研究观察脾虚大鼠胃黏膜MEK、ERKmRNA表达变化及补中益气汤对其表达的影响，并探讨相关作用机制。得出结论补中益气汤可提高脾虚大鼠消炎痛攻击后胃黏膜MEKmRNA、ERKmRNA表达水平，并显示提示该方的胃黏膜保护、降低胃黏膜易损性等作用可能与激活MEK/ERK信号传导途径有关。

（2）有临床研究将100例气血亏虚型眩晕患者随机分为对照组（尼莫地平治疗）和治疗组（补中益气汤）各50例，两组均以1个月为1个疗程。结果显示治疗组临床症状改善有效率为86.0%，明显高于对照组临床症状改善有效率68.0%，差异具有统计学意义（$P<0.05$）。补中益气汤治疗气血亏虚型眩晕效果明显，不良反应少。

（3）有实验研究采用补中益气汤免煎剂治疗小儿反复呼吸道感染（RRTI）肺脾气虚、脾虚肝旺证型患儿200例。结果显示治疗组总有效率90%，外周淋巴细胞$CD3^+$、$CD4^+$、$CD4^+/CD8^+$比值升高，与对照组比较，有显著统计学差异（$P<0.01$）。补中益气汤能有效促进细胞免疫功能，使机体免疫功能趋向平稳。

（4）有临床研究探讨补中益气汤治疗便秘气虚证的临床疗效，将56例患者随机分成治疗组30例和对照组26例，治疗组口服补中益气汤治疗，对照组口服芪蓉润肠液。结果显示治疗组有效率为93.33%，明显高于对照组有效率69.23%，差异有统计学意义（$P<0.05$）。说明了补中益气汤口服治疗气虚型便秘具有显著的疗效。

【国医经验】诸多气虚病皆与脾胃有关，因脾胃为后天之本，刘老在临证时每遇与脾胃气虚及气虚发热的病人常使用此方加减，每获佳效。刘老在临证时常常将本方加用黄精、肉苁蓉、当归、玉竹、石斛等养阴之品，取阴中求阳之意，补中益气，升阳举陷，疗效显著。

【医案举隅】

初诊：杨某，男，40岁，工人，2016年10月初诊。

患者1年余前无明显诱因出现肢软乏力，精神倦怠，胸闷，饮食及睡眠不佳，于当地医院服用中药调理后，未见明显缓解。遂就诊于贵州省人民医院完善检查后确诊为“重症肌无力”，并予以药物控制后稍好转，但时有反复，今为求中西医结合治疗就诊于我院国医堂门诊。症状表现为眼睑下垂，乏力，胸闷，纳眠欠佳，腰膝酸胀不适，舌淡红，苔薄白，脉沉细。诊断为“虚劳”，治以益气养阴，升阳举陷为法，拟方如下：

黄芪 30g	酒黄精 20g	当归 10g
肉苁蓉 20g	威灵仙 20g	玉竹 10g
石斛 10g	苍术 10g	厚朴 10g

二诊：1个月后复诊，患者诉乏力，畏风，自汗，加白术、防风益气固表，加升麻以升阳举陷，腰膝酸软，肢体拘挛不适，加千年健以祛风湿，强筋骨，拟方如下：

黄芪 50g　　当归 10g　　川芎 10g
升麻 15g　　玉竹 20g　　石斛 20g
白术 10g　　防风 10g　　千年健 15g

三诊：3 个月后复诊，症状明显缓解，久病入络，加用虫类药，取其攻毒散结，通络止痛之效，病情稳定，继续中药调理：

黄芪 30g　　白术 10g　　麸炒苍术 10g
法半夏 10g　　天麻 20g　　羌活 10g
益智仁 10g　　蜈蚣 4 条

四诊：4 个月后复诊，病情稳定，继予中药调理，拟方如下：

黄芪 20g　　白术 10g　　胆南星 10g
当归 10g　　白附片 10g（先煎）　　蜈蚣 4 条
黄精 20g　　肉苁蓉 20g　　麦冬 20g

【按语】本病为自身免疫性疾病，其临床主要表现为部分或全身骨骼肌无力和易疲劳，活动后症状加重，经休息后减轻。刘老将其归属为虚劳、痿证一类。病因有脾胃亏虚、精微不输、肝肾亏虚、髓枯筋萎、湿邪浸淫、气血不运等，眼肌型重症肌无力主要为脾气亏虚，痰湿瘀血阻络，精不上承所致。该患者辨证准确，以黄芪重用为君，取其益气升举之义，配以大量养阴药，为阴中求阳，阳中求阴也。二诊后仍有眼睑下垂，重用黄芪，加以升麻、白术，增强补中益气，升阳举陷之效。三诊时诸症缓解，故在上方基础上加减治疗，以益气养阴为主，加用蜈蚣以通络解毒。四诊后诸症缓解，继予前方加减调理后天脾胃，使生化有源。

【参考文献】

［1］刘晓玲，王汝俊，付铨盛．补中益气汤对脾虚大鼠胃黏膜MEK/ERKmRNA表达的影响［J］．中药药理与临床，2013，29（1）：5–8.

［2］唐迪文，陈碧华，钱郑凤．补中益气汤治疗气血亏虚型眩晕临床研究［J］．河南中医，2015，35（1）：65–67.

［3］李娟，刘映霞，张俊绮．补中益气汤治疗小儿RRTI200例临床研究［J］．中国民族民间医药，2010，19（9）：104–106.

［4］席作武，刘帅．补中益气汤治疗便秘气虚证的临床研究［J］．中医学报，2013，28（4）：583–584.

59. 补阳还五汤

【出处】清·王清任《医林改错》。

【组成】黄芪、归尾、赤芍、地龙、川芎、桃仁、红花。

【功用】补气活血，祛瘀通络。

【主治】

中医主治中风之气虚血瘀证，症见半身不遂，口眼㖞斜，语言謇涩，口角流涎，小便频数或遗尿失禁，舌暗淡，苔白，脉缓无力者。

西医脑血管意外后遗症、冠心病、小儿麻痹后遗症，以及其他原因引起的偏瘫、截瘫，单侧上肢或下肢痿软等病可参考此方。

【方解】本方证因中风之后，正气亏虚，气虚血滞，脉络瘀阻所致。正气亏虚，不能行血，以致脉络瘀阻，筋脉肌肉失去濡养，故见半身不遂、口眼㖞斜，正如《灵枢·刺节真邪第七十五》所言："虚邪偏客于身半，其入深，内居荣卫，荣卫稍衰，则真气去，邪气独留，发为偏枯。"气虚血瘀，舌本失养，故语言謇涩；气虚失于固摄，故口角流涎、小便频数、遗尿失禁；舌暗淡，苔白，脉缓无力为气虚血瘀之象。本方证以气虚为本，血瘀为标，即王清任所谓"因虚致瘀"。治当以补气为主，活血通络为辅。本方重用生黄芪，补益元气，意在气旺则血行，瘀去络通，为君药。当归尾活血通络而不伤血，用为臣药。赤芍、川芎、桃仁、红花协同当归尾以活血祛瘀；地龙通经活络，力专善走，周行全身，以行药力，为佐药。重用补气药与少量活血药相伍，使气旺血行以治本，祛瘀通络以治标，标本兼顾，且补气而不壅滞，活血又不伤正。合而用之，则气旺、瘀消、络通，诸症则愈。

【文献摘要】

（1）《医学衷中参西录》上册："至清中叶王勋臣出，对于此证，专以气虚立论，谓人之元气，全体原十分，有时损去五分，所余五分，虽不能充体，犹可支持全身。而气虚者，经络必虚，有时气从经络处透过，并于一边，彼无气之边，即成偏枯。爰立补阳还五汤，方中重用黄芪四两，以峻补气分，此即东垣主气之说也。然王氏书中全未言脉象何如，若遇脉之虚而无力者，用其方原可见效；若其脉象实而有力，其人脑中多患充血，而复用黄芪之温而升补者，以助其血愈上行，必至凶危立见，此固不可不慎也。"

（2）《医林改错》卷下："此方治半身不遂，口眼㖞斜，语言謇涩，口角流涎，下肢痿废，小便频数，遗尿不禁。"

【科学研究】

（1）有学者探讨补阳还五汤对急性脑缺血再灌注大鼠脑组织蛋白激酶B（AKT）和磷酸化蛋白激酶B（p-AKT）蛋白表达的影响，发现补阳还五汤对急性脑缺血再灌注损伤模型大鼠的脑保护作用机制可能与上调PI3K/AKT信号通路AKT、p-AKT的表达，促进AKT的磷酸化有关。

（2）有临床研究将60例缺血性中风恢复期（气虚血瘀）患者随机分为对照组（西医常规诊疗）和实验组（对照组＋补阳还五汤）各30例。结果显示实验组对降低神经功能缺损程度评分、血脂水平、Hcy水平，提高中医症状积分方面均优于对照组。实验组治疗缺血性中风恢复期（气虚血瘀）有显著的疗效，其机制可能与降低血脂及 Hcy 水平有关。

（3）有临床研究补阳还五汤治疗心肌梗死的机制，将 56 例患者随机分为治疗组 36 例（常规治疗 + 补阳还五汤）和对照组 20 例，两组均于 6 个月后观察心脏重塑和心功能的变化。结果显示治疗组有效率 91.7%，明显高于对照组有效率 65.0%（$\chi 2$ =5.67，P<0.05）；治疗组治疗后心脏重塑和心功能的指标与治疗前及对照组治疗后比较均有显著改善（P<0.01）。

（4）有研究将晚期肺癌合并血小板增多，中医属气虚血瘀证型患者 40 例，随机平分为观察组（常规对症治疗 + 补阳还五汤）与对照组（常规对症治疗）。结果显示观察组 PLT 平均下降 97.95，（显效 + 有效）率为 70%，（显效 + 有效 + 稳定）率为 90%。对照组 PLT 平均下降 51.10，（显效 + 有效）率为 65%，（显效 + 有效 + 稳定）率为 85%，观察组优于对照组。

（5）有研究将 120 例恢复期缺血性中风患者随机分为对照组（常规西药治疗）和观察组（常规西药治疗 + 补阳还五汤）各 60 例。结果显示神经功能改善有效率观察组为 88.33%，明显高于对照组 68.33%，差异有显著性意义（P<0.05）。观察组患者治疗第 1、2 疗程神经功能缺损评分低于治疗前（P<0.05），对照组患者第 2 疗程神经功能缺损评分低于治疗前评分（P<0.05）。

【国医经验】刘老在临证时每遇与心脑血管疾病有关的病证，如半身不遂，口眼㖞斜，语言謇涩，口角流涎诸多气虚血瘀证时多使用本方，诸多心脑血管疾病皆与气血有关，气血不和则发病。临证时，常用养阴药代替黄芪为君药。当归、川芎、桃仁、红花活血祛瘀，蜈蚣、地龙通经活络，力专善走，周行全身，以行药力。气旺血行以治本，祛瘀通络以治标，标本兼顾。刘老临证时每遇气虚血瘀，痰浊胸痹者常以附片、胆南星、川芎合用化顽痰，行瘀滞，配桂枝以通胸阳，不寐者加生酸枣仁、熟酸枣仁、合欢皮、远志、百合等，总方体现补气活血，祛瘀通络之理。

【医案举隅】

初诊：罗某，男，50岁，务农，2016年10月初诊。

患者1个月前无明显诱因出现心前区疼痛，伴头昏，心悸，面唇皆紫，胸闷气短，就诊于贵阳市第一人民医院，诊断为“心绞痛”，并予以扩冠、改善心肌供血等对症治疗后好转，但症状反复。此后常因晨起、活动、饱餐后发病，舌下含服硝酸甘油可缓解，今为求中西医结合治疗就诊于我院国医堂门诊。症状表现为心前区隐痛不适，伴头昏，心悸，胸闷气短，舌胖紫，苔薄白，脉弦。诊断为胸痹之心阳不足、气血瘀滞证，治以益气通阳、活血通痹为法。拟方如下：

白附片10g（先煎）	胆南星10g	川芎10g
石菖蒲15g	远志10g	天麻20g
羌活20g	百合20g	炙甘草20g

二诊：1个月后复诊，心前区疼痛缓解，继以宣阳通痹为法，增强养阴通络之功，拟方如下：

炙甘草20g	生地20g	黄精20g
石菖蒲15g	远志10g	当归10g
桃仁10g	百合20g	蜈蚣4条

三诊：3个月后复诊，药后诸症消失。复查心电图：窦性心律，ST段稍低。

【按语】“心绞痛”属于中医“胸痹”等范畴，刘老将其归属于心阳不足、气血瘀滞证，独辟蹊径，初诊时以白附片、胆南星、川芎温阳化痰为主药，石菖蒲、远志安神定悸，天麻、羌活平肝潜阳，百合、炙甘草养阴复脉，二诊后心前区痛缓解，故在上方基础上加用养阴药调理，三诊后诸症缓解。对于胸痹，不仅需要补足心阳，更应顾护阴液，且诸心脑血管病大多要调理气血，体现与气血之间的紧密联系。以此为切入点，气血调和则病愈。

【参考文献】

[1] 蔡俊，张继平，姚晖，等.补阳还五汤对急性脑缺血再灌注大鼠脑组织 AKT 和 p-AKT 蛋白表达的影响 [J].中国实验方剂学杂志，2015，21（6）：122-126.

[2] 袁磊，杨进平，闻瑛，等.补阳还五汤治疗缺血性中风恢复期（气虚血瘀）的临床疗效及对 Hcy 影响的临床研究 [J].中华中医药学刊，2016，34（1）：195-197.

[3] 续冬梅，张福生.补阳还五汤对心肌梗死后患者心脏重塑及心功能改善作用的临床研究 [J].中国中西医结合急救杂志，2001，8（5）：298-300.

[4] 杨薇.补阳还五汤治疗晚期肺癌合并血小板增多症的临床研究 [J].广州医药，2013，44（2）：43-44.

[5] 隋文乐，李爱萍.补阳还五汤改善缺血性中风恢复期神经功能缺损临床研究 [J].新中医，2014，46（7）：40-42.

60. 连朴饮

【出处】清・王士雄《霍乱论》。

【组成】制厚朴、川连、石菖蒲、制半夏、香豉、焦栀子、芦根。

【功用】清热化湿，理气和中。

【主治】

中医主治湿热霍乱，症见上吐下泻，胸脘痞闷，心烦躁扰，小便短赤，舌苔黄腻，脉滑数者。

西医病急性胃肠炎、肠伤寒、副伤寒可参考此方。

【方解】本方证由内伤饮食，外感湿浊，致使脾胃升降失常所致。湿热蕴伏，清浊相干，胃失和降，脾失升清，故而上吐下泻，湿热中阻，脾胃升降失职，浊气不降则吐，清气不升则泻；气机不畅则胸脘烦闷；湿热下注则便短赤；舌苔黄腻，脉滑乃湿热内蕴之症。治疗当清热化湿，理气和中。方中黄连清热燥湿，厚朴行气化湿，共为君药。石菖蒲芳香化湿而悦脾，半夏燥湿降逆而和胃，增强君药化湿和胃止呕之力，是为臣药。山栀子、豆豉清宣胸脘之郁热；芦根性甘寒质轻，清热和胃，除烦止呕，生津行水，皆为佐药。诸药配伍，具有辛开苦泄，升清降浊之特点，使湿热一除，脾胃即和，则吐泻立止。

【文献摘要】

(1)《霍乱论》卷下：“湿热蕴伏而成霍乱，兼能行食涤痰。”

（2）《温病纵横》："本证属湿热并重，治疗宜清热与燥湿并行。方中黄连、栀子苦寒，清热泻火燥湿；厚朴、半夏、石菖蒲三药相配，苦温与辛温并用，辛开苦泄，燥湿化浊；半夏又有和胃降逆止呕之功；豆豉宣郁透热；芦根清热生津。诸药配伍，为燥湿清热之良方。"

（3）《温病学讲义》载"本方以川连苦寒清热化湿，厚朴苦温理气化湿，半夏降逆和胃，菖蒲芳香化浊，栀子、豆豉清宣郁热，芦根清利湿热，生津止渴。"

【科学研究】

（1）有临床研究将60例功能性消化不良（FD）湿热中阻证患者随机分为治疗组、对照组各30例，治疗组采用口服连朴饮治疗，对照组采用多潘立酮口服治疗。观察连朴饮治疗功能性消化不良（FD）湿热中阻证的临床疗效。结果显示治疗组总有效率93.3%。对照组总有效率70.0%，差异有显著统计学意义（$P<0.01$）。

（2）有研究将88例幽门螺杆菌阳性的慢性胃炎患者随机分为对照组（2周序贯疗法治疗）和观察组（对照组的基础上+连朴饮加减内服，疗程4周）各44例，结果显示观察组总有效率93.18%，明显高于对照组总有效率75%（$P<0.05$）；观察组Hp根除率88.64%，优于对照组根除率70.45%（$P<0.05$）；观察组患者上腹胀、胃脘灼热等评分均低于对照组，差异有统计学意义（$P<0.01$）。

（3）有实验研究取SD大鼠50只，随机分为正常对照组、模型组和王氏连朴饮高、中、低剂量组各10只。结果显示：本实验P53、Bcl-2、COX-2基因蛋白表达定位于胞质，模型组大鼠上述蛋白表达明显升高，与对照组比较，有显著性差异（P<0.01）。王氏连朴饮高、中、低剂量组 P53、Bcl–2 及 COX–2 蛋白表达有一定程度下调，与模型组比较，差异显著（P<0.01），中剂量组作用最为明显。

（4）有研究将 98 例胆汁反流性胃炎病人随机分为治疗组 56 例（中药连朴饮加减治疗），对照组 42 例（采用西药西沙必利、硫糖铝等治疗）。结果显示治疗组治愈 24 例，显效 12 例，有效 16 例，无效 4 例，总有效率 92 .9%；对照组治愈 10 例，显效 9 例，有效 11 例，无效 12 例，总有效率 71.4 %。两组总有效率比较有显著差异（P<0.05 ）。

（5）有实验研究通过观察王氏连朴饮对脾胃湿热型胃癌前病变大鼠胃黏膜 IL–6、NF– κ b 表达的影响，发现王氏连朴饮可通过下调脾胃湿热型胃癌前病变大鼠胃黏膜 IL–6、NF– κ b 水平的表达，一定程度减少胃黏膜的炎症反应，调节其胃黏膜细胞增殖与凋亡的失衡，进而达到阻断胃癌前病变的目的。

【国医经验】中医主治湿热霍乱。西医病急性胃肠炎、肠伤寒、副伤寒可参考此方加减进行辨证治疗。刘老临证时每遇中焦脾胃、下焦肠府湿热内蕴的患者多使用此方加减，每获佳效。刘老治湿浊中阻所致之呕吐加用藿香、大腹皮、木香、槟榔理气除胀，白头翁凉血止痢，总方体现清热化湿，理气和中之理，疗效显著。

【医案举隅】

初诊：张某，女，25 岁，职员，2016 年 9 月初诊。

患者 1 个月前无明显诱因出现胃痛灼热，腹泻，恶心呕吐，纳眠差，自行服用“胃药”后未见明显缓解，遂就诊于贵州省人民医院，经胃镜诊断为“急性胃肠炎”，并予以保护胃黏膜等药对症处理后好转，今为求进一步中医调理就诊于我院国医堂门诊。症状表现为胃痛，脘腹痞满不适，大便黏腻不畅，嗳气，口苦，精神萎靡，纳眠差，舌淡红，苔黄腻，脉滑。诊断为胃痛之湿热蕴结证，治以清化湿热，理气止痛为法，拟方如下：

厚朴 10g	苍术 9g	黄连 6g
吴茱萸 3g	石菖蒲 20g	法半夏 10g
藿香 10g	徐长卿 10g	白头翁 20g

二诊：2 周后复诊，患者胃脘灼热减轻，偶有腹部胀满，继以清热利湿为法，增强理气之功，拟方如下：

佛手 10g	郁金 10g	酒黄连 6g
吴茱萸 2g	白头翁 10g	木香 10g
槟榔 10g	白术 10g	徐长卿 20g

三诊：2 个月后复诊，药后诸症消失。

【按语】“急性胃肠炎”属于中医“泄泻”等范畴，刘老将其归属于脾胃湿热证，独辟蹊径，黄连、吴茱萸清热燥湿平肝和胃，苍术、厚朴行气化湿，藿香、石菖蒲芳香化湿，半夏燥湿降逆而和胃，徐长卿理气止痛，白头翁清热解毒，凉血止痢。二诊后患者有气机不利之征，故在上方基础上加用理气止痛之品。三诊后诸症缓解。刘老说胃痛辨证，应以胃、肝、脾脏腑辨证为纲，以八纲辨证为目，加以梳理为要，以此为切入点，“通则不痛”。

【参考文献】

［1］翟艳丽，黄福斌．连朴饮治疗功能性消化不良湿热中阻证 30 例［J］．山东中医杂志，2015，34（5）：346–347.

［2］谭亚云．连朴饮加减治疗幽门螺杆菌阳性慢性胃炎疗效观察［J］．四川中医，2016，34（5）：142–144.

［3］黄琴，王晶，王和生，等. 王氏连朴饮对脾胃湿热证模型大鼠胃黏膜P53、Bcl-2和COX-2蛋白表达的影响［J］. 中药新药与临床药理，2014，25（6）：694-696.

［4］胡大昕. 连朴饮加减治疗胆汁反流性胃炎56例临床观察［J］. 四川中医，2005，23（3）：63.

［5］黄琴，魏瑄，王和生，等. 王氏连朴饮对脾胃湿热胃癌前病变大鼠胃黏膜IL-6、NF-κb表达的影响［J］. 山西中医，2016，32（2）：55-57.

61. 附桂八味丸、八味肾气丸

【出处】东汉·张仲景《金匮要略》。

【组成】干地黄、山茱肉、山药、茯苓、丹皮、泽泻、附子、肉桂。

【功用】补肾助阳。

【主治】

中医主治肾阳不足证，症见腰膝酸痛，下肢冷感，少腹拘急，水肿，小便不利，或小便频数，入夜尤甚，阳痿，遗尿，以及痰饮，消渴，脚气，转胞等，舌淡胖，脉虚弱，尺部沉细者。

西医慢性肾炎、糖尿病、高血压、白内障、更年期综合征等病属肾阳不足证者可参考此方。

【方解】本方证由肾阳不足所致。腰为肾府，肾阳不足，故腰痛脚软、身半以下常有冷感、少腹拘急；肾阳虚弱，不能化气利水，水停于内，则小便不利，甚者转胞；肾阳亏虚，水液直趋下焦，津不上承，故消渴、小便反多；肾主水，肾阳虚弱，气化失常，水液失调，留滞为患，可发为水肿、痰饮、脚气等；舌淡胖，脉虚弱，尺部沉细乃肾阳不足之候。总的来说，病机为肾阳亏虚，可异病同治，治宜补肾助阳，即王冰所谓“益火之源，以消阴翳”之理。方中附子大辛大热，为温阳诸药之首；桂枝辛甘而温，乃温通阳气要药，二药相合，补肾阳之虚，助气化之复，共为君药。《类经》载：“善补阳者，必于阴中求阳，则阳得阴助，而生化无穷。”故重用干地黄滋阴补肾；配伍山茱萸、山药补肝脾而益精血，共为臣药。君臣相伍，补肾填精，温肾助阳，不仅可借阴中求阳而增补阳之力，而且阳药得阴药之柔润则温而不燥，阴药得阳药之温通则滋而不腻，二者相得益彰。再以泽泻、茯苓利水渗湿，配桂枝又善温化痰饮；丹皮苦辛而寒，擅入血分，合桂枝则可调血分之滞，三药寓泻于补，俾邪去而补药得力，为制诸阴药可能助湿碍邪之虞。诸药合用，助阳之弱以化水，滋阴之虚以生气，使肾阳振奋，气化复常，则诸症自除。

【文献摘要】

（1）《医方集解》：“六味地黄丸加桂心二、附子二。为治虚劳不足，大渴欲饮水，腰痛小腹拘急，小便不利方。”

（2）《金匮要略·血痹虚劳病脉证并治》卷上：“虚劳腰痛，少腹拘急，小便不利者，八味肾气丸主之。

（3）《金匮要略·消渴小便不利淋病脉证并治》：“男子消渴，小便反多，以饮一斗，小便一斗，肾气丸主之。”

【科学研究】

（1）有临床研究将136例少精症患者随机分为观察组（克罗米芬胶囊加用八味肾气丸加减口服）和对照组（克罗米芬胶囊口服）各68例。观察两组的临床疗效、精子密度以及性激素水平的变化情况。结果显示观察组的治愈率和总有效率分别为26.47%、92.65%。对照组的治愈率和总有效率分别为11.7%、83.82%，观察组疗效明显优于对照组（$P<0.05$）。

（2）有学者探讨肾气丸含药血清对转化生长因子β1（TGF-β1）诱导人肾小管上皮细胞株HK-2转分化的作用及其分子机制。将细胞分为无血清对照组，TGF-β1组，空白血清组，肾气丸低、中、高剂量组。结果显示 TGF-β1 刺激后，HK-2 细胞由铺路石变成长梭形状，E-cadherin 基因及蛋白水平下调（P<0.01），Vimentin 基因及蛋白水平显著上升（P<0.01），予肾气丸含药血清干预后，可抑制上述改变。

（3）有学者研究肾气丸、附桂混悬液和六味地黄丸对肾阳虚证大鼠下丘脑 - 垂体 - 肾上腺皮质轴功能的影响，发现肾气丸能够明显地改善肾阳虚动物的症状、体征，升高血清 ACTH、CORT 和下丘脑 CRH、CRHR1 含量。附子和肉桂在肾气丸中可能是通过调节下丘脑 - 垂体 - 肾上腺皮质轴的功能发挥补肾阳的作用。

（4）有实验研究将 60 只 SD 雄性大鼠随机分成对照组，腺嘌呤组，肾气丸低、中、高剂量组和依那普利组，给予 150mg/kg 腺嘌呤灌胃造模。结果显示肾气丸中、高剂量组和依那普利组可显著提高大鼠体质量，降低饮水量及尿量，降低血清 BUN、SCr 和尿 24h-UTP 含量，升高大鼠血清 ACTH、CORT 和尿 17-OHCS 含量，同时减轻大鼠肾间质纤维程度。

【国医经验】本方主要用于肾阳不足证。西医慢性肾炎、糖尿病、高血压、白内障、更年期综合征等病属肾阳不足者亦可参照本方加减进行辨证治疗。刘老临证时每遇与肾阳不足有关的病证，如下肢冷感，少腹拘急，水肿，小便不利，阳痿，遗尿，痰饮等均会使用本方，诸多肾阳不足皆与阴阳失调有关，阳虚阴盛则发病。方中附子大辛大热，为温阳之首；桂枝辛甘而温，温通阳气；干地黄滋阴补肾；配伍山茱萸、山药补肝脾而益精血；再以泽泻、茯苓利水渗湿，配桂枝又善温化痰饮；丹皮苦辛而寒，擅入血分，合桂枝则可调血分之滞，三药寓泻于补。补阳之中配伍滋阴之品，阴中求阳，使阳有所化；少量补阳药与大队滋阴药为伍，使微微生火，少火生气。刘老临证时常将加用巴戟天、酒续断、补骨脂、骨碎补、千年健、锁阳等补肾气、肾阳之品。活血化瘀对肾病治疗尤其重要，刘老常以莪术、川芎、刘寄奴、水蛭活血，蛇舌草、半枝莲清热解毒，总方体现补肾助阳之理，疗效显著。

【医案举隅】

初诊：蒋某，男，42 岁，工人，2016 年 5 月初诊。

患者 4 年前无明显诱因出现全身浮肿，时起时退，畏寒肢冷，遂就诊于遵义县人民医院，检查尿常规发现蛋白（++）、管型（+），完善检查后，诊断为“慢性肾炎”，经对症治疗后上症缓解，尿常规恢复正常。但此后上症反复发作。今为求中医治疗就诊于我院国医堂门诊。查尿常规蛋白（+++）。症状表现为双下肢水肿，腹胀，畏寒，乏力头晕，腰膝酸软，纳差，小便频，量少，舌淡胖，有齿印，苔白较厚，脉沉细。诊断为水肿之脾肾阳虚证，治以温肾利水，解毒消肿为法，拟方如下：

白附片 10g（先煎）	莪术 10g	川芎 10g
刘寄奴 20g	水蛭 6g	白花蛇舌草 20g
半枝莲 20g	萆薢 20g	六月雪 20g

二诊：1 个月后复诊，患者畏寒缓解，查尿蛋白（+），继以温肾利水，解毒消肿为法，增强补肾之功，拟方如下：

莪术 10g	川芎 10g	刘寄奴 20g
水蛭 6g	白花蛇舌草 20g	半枝莲 20g
巴戟天 20g	锁阳 20g	六月雪 20g

三诊：3 个月后复诊，药后尿常规恢复正常，上证均较前改善，守方服用。增加方药如下：

莪术 10g	川芎 10g	刘寄奴 20g

水蛭 6g　　六月雪 20g　　萆薢 20g

黄精 20　　山茱萸 20g　　白芥子 20g

【按语】“慢性肾炎”属于中医“水肿”等范畴，刘老将其归属于脾肾阳虚证，独辟蹊径，附子温阳化痰；莪术、川芎、刘寄奴活血化瘀，可改善肾脏血流；加用水蛭增强活血通络之功，二诊后诸症缓解，仍感腰膝酸软，在上方基础上加用补肾之品，三诊后诸症缓解，继续守方调理。诸脾肾阳虚病证大多有水肿症状，不仅需温肾补脾，还需利水，以此为切入点，扶正祛邪兼顾。

【参考文献】

［1］廖辉浩.克罗米芬联合八味肾气丸治疗少精症68例临床观察［J］.中国民族民间医药，2015，24（14）：95-96.

［2］陈红淑，杨元宵，周小杰，等.肾气丸通过TGF-β1/Smads/ILK信号途径干预肾小管上皮细胞间充质转分化的分子机制［J］.中华中医药杂志，2016，31（6）：2102-2105.

［3］徐文聃，王欣，王琛，等.从下丘脑－垂体－肾上腺皮质轴探讨附子肉桂在肾气丸中补肾阳的作用［J］.浙江中医药大学学报，2014，38（7）：831-836.

［4］陈红淑，杨元宵，戴世杰，等.肾气丸对肾阳虚证大鼠肾间质纤维化的作用研究［J］.中华中医药杂志，2017，32（6）：2700-2702.

62. 麦门冬汤

【出处】东汉·张仲景《金匮要略》。

【组成】麦门冬、半夏、人参、甘草、粳米、大枣。

【功用】清养肺胃，降逆止呕。

【主治】

中医主治虚热肺痿证，症见咳嗽气喘，咽喉不利，或咳唾涎沫，口干咽燥，手足心热，舌红少苔，脉虚数者；胃阴不足证，症见呕吐，纳少，呕逆，口渴咽干，舌红少苔，脉虚数者。

西医慢性支气管炎、支气管扩张、慢性咽喉炎、矽肺、肺结核等属肺胃阴虚，气火上逆证；消化性溃疡、慢性萎缩性胃炎、妊娠呕吐等属胃阴不足，气逆呕吐者皆可参考此方。

【方解】本方所治虚热肺痿乃肺胃阴虚，气火上逆所致。病虽在肺，其源在胃，盖土为金母，胃主津液，胃津不足，则肺之阴津亦亏，终成肺胃阴虚之证。肺虚而肃降失职，则咳逆上气；肺伤而不布津，加之虚火灼津，则脾津不能上归于肺而聚生浊唾涎沫，随肺气上逆而咳出，且咳唾涎沫愈甚，则肺津损伤愈重，日久不止，终致肺痿。咽喉为肺胃之门户，肺胃阴伤，津不上承，则口干咽燥；虚热内盛，故手足心热；胃阴不足，失和气逆则呕吐；舌红少苔、脉虚数为阴虚内热之佐证。治宜清养肺胃，降逆下气。方中重用麦冬为君，甘寒清润，既养肺胃之阴，又清肺胃虚热。人参益气生津为臣。佐以甘草、粳米、大枣益气养胃，合人参益胃生津，胃津充足，自能上归于肺，此正“培土生金”之法。肺胃阴虚，虚火上炎，不仅气机逆上，而且进一步灼津为涎，故又佐以半夏降逆下气，化其痰涎，虽属温燥之品，但用量很轻，与大剂麦门冬配伍，则其燥性减而降逆之用存，且能开胃行津以润肺，又使麦门冬滋而不腻，相反相成。甘草并能润肺利咽，调诸药，兼作使药。

【文献摘要】

（1）《金匮要略·肺痿肺痈咳嗽上气病脉证并治》卷三：“大逆上气，咽喉不利，止逆下气者，麦门冬汤主之。”

（2）《金匮要略方论本义》卷七：“火逆上气，夹热上气也；咽喉不利，肺燥津干也，主之以麦冬生津润燥，佐以半夏，开其结聚，人参、甘草、粳米、大枣概施补益于胃土，以资肺金之助，是为肺虚有热津短者立法也。亦所以预救乎肺虚而有热之痿也。”

【科学研究】

（1）杨氏等通过对咳嗽辨证属肺胃阴虚气逆者研究发现，麦门冬汤加味治疗组，临床有效率高于常规西药组。

（2）董仲用麦门冬加味治疗慢性萎缩性胃炎，有效率高于对照组，对比结果具有显著统计学意义（$P<0.01$）。

（3）冯天保等研究发现加味麦门冬汤可有效减轻肿瘤放、化疗后消化道反应症状，临床疗效有效率占92.11%。

【国医经验】刘老临证时每遇与肺虚燥热，胃阴亏虚有关的病证，如咳嗽气喘，咽喉不利，或咳唾涎沫，口干咽燥，手足心热，或呕吐，纳少，呕逆，口渴咽干，舌红少苔，脉虚数等诸多肺、胃病时均会使用本方，其临证肺胃阴虚，气火上逆的病人常常使用此方加减，每获佳效。现代人多阳常有余，阴常不足，气有余便是火，故参芪等药少用。多以养阴为主，阳虚者亦可阴中求阳，主之以天冬、麦冬生津润燥，佐以半夏，开其结聚；甘草、粳米、大枣概施补益于胃土，以资肺金之助。刘老在临证时常根据病证进行加减，多去人参，虑其燥热伤阴，本方药力较缓，若津伤甚重者，可加龟甲滋阴潜阳，天冬、南沙参、北沙参、玉竹、石斛等养阴之品。总方体现清养肺胃之理，疗效显著。

【医案举隅】

初诊：李某，男，65岁，退休，2016年10月初诊。

患者平素体虚易感风寒，受凉后常有咳嗽咳痰，胸闷气促，10余年前于省医确诊为“慢性阻塞性肺疾病”。一周前因不慎受凉后出现咳嗽咯痰，呼吸气促，动则尤甚。今为求中医治疗就诊于我院国医堂门诊。观其形体消瘦，面色萎黄，症状表现为咳嗽频发，咯少量白色泡沫痰，胸闷气促，动则尤甚，舌红少苔，脉细数。诊断为寒邪外袭，阴虚燥咳证，治以养阴清肺，化痰止咳为法，拟方如下：

海浮石 20g（先煎）	蜜麻黄 6g	地龙 10g
葶苈子 20g（布包）	冬凌草 20g	法半夏 10g
紫菀 20g	款冬花 20g	百部 20g

二诊：一周后复诊，咯痰喘较前缓解，外邪得散，加用滋养肺阴之药以培本固原，拟方如下：

醋龟甲 20g（先煎）	北沙参 20g	天冬 20g
麦冬 20g	五味子 6g	紫菀 20g
款冬花 20g	冬凌草 20g	葶苈子 20g（布包）

三诊：一个月后复诊诸症明显改善，继用麦门冬汤加减，养阴润肺止咳为法。

【按语】患者肺病日久，久咳伤津耗气，复感外邪加重，刘老将其辨为肺痿阴虚燥咳之证。方中先以保金立甦汤清宣肺卫，化痰止咳。待外邪已去，改用养阴润肺、化痰止咳之品。方药对证，故二诊时咳痰喘减轻。三诊时患者咳嗽、喘促、诸症已明显缓解，此时仍需注意调护，慢病守方常服，切勿受凉。患者肺病日久，耗损肺气、津液，终成阴虚燥咳之证。当以滋阴清肺为原则，抓住病机要点，辨证施治，临床疗效显著。

【参考文献】

[1] 杨志强. 麦门冬汤加减治疗慢性咳嗽 40 例 [J]. 实用中医内科杂志，2011，25 (12)：23-25.

[2] 董仲. 麦门冬汤加味治疗慢性萎缩性胃炎 48 例临床观察 [J]. 甘肃中医学院学报，2012，29 (1)：30-31.

[3] 冯天保，陶双友. 加味麦门冬汤治疗肿瘤放化疗后消化道反应 38 例 [J]. 中国民间疗法，2012，20 (7)：34-35.

63. 参苓白术散

【出处】宋·陈师文等《太平惠民和剂局方》。

【组成】莲子肉、薏苡仁、砂仁、桔梗、白扁豆、白茯苓、人参、甘草、白术、山药。

【功用】益气健脾，渗湿止泻。

【主治】

中医主治脾虚湿盛证，症见饮食不化，胸脘痞闷，肠鸣泄泻，四肢乏力，形体消瘦，面色萎黄，舌淡苔白腻，脉虚缓者。

西医慢性胃肠炎、贫血、慢性支气管炎、慢性肾炎等属脾虚湿盛证者皆可参考此方。

【方解】本方证是由脾虚湿盛所致。脾胃虚弱，纳运乏力，故饮食不化；水谷不化，清浊不分，故见肠鸣泄泻；湿滞中焦，气机被阻，而见胸脘痞闷；脾失健运，则气血生化不足；肢体肌肤失于濡养，故四肢无力、形体消瘦、面色萎黄；舌淡，苔白腻，脉虚缓皆为脾虚湿盛之象。治宜补益脾胃，兼以渗湿止泻。方中人参、白术、茯苓益气健脾渗湿为君。配伍山药、莲子肉助君药以健脾益气，兼能止泻；白扁豆、薏苡仁助白术、茯苓以健脾渗湿，均为臣药。砂仁醒脾和胃，行气化滞，为佐药。桔梗宣肺利气，通调水道，又能载药上行，培土生金；炙甘草健脾和中，调和诸药，共为佐使。综观全方，补中气，渗湿浊，行气滞，使脾气健运，湿邪得去，则诸症自除。本方是在四君子汤基础上加山药、莲子、白扁豆、薏苡仁、砂仁、桔梗而成。两方均有益气健脾之功，但四君子汤以补气为主，为治脾胃气虚的基础方，参苓白术散兼有渗湿行气作用，并有保肺之效，是治疗脾虚湿盛证及体现“培土生金”治法的常用方剂。

【文献摘要】

（1）《太平惠民和剂局方》卷三：“脾胃虚弱，饮食不进，多困少力，中满痞噎，心忪气喘，呕吐泄泻及伤寒咳噫。”

（2）《医方考》卷四：“脾胃虚弱，不思饮食者，此方主之。脾胃者，土也。土为万物之母，诸脏腑百骸受气于脾胃而后能强。若脾胃一亏，则众体皆无以受气，日渐羸弱矣，故治杂证者，宜以脾胃为主。然脾胃喜甘而恶苦，喜香而恶秽，喜燥而恶湿，喜利而为恶滞。是方也，人参、扁豆、甘草，味之甘者也；白术、茯苓、山药、莲肉、薏苡仁，甘而微燥者也；砂仁辛香而燥，可以开胃醒脾；桔梗甘而微苦，甘则性缓，故为诸药之舟楫，苦则喜降，则能通天气于地道矣。”

【科学研究】

（1）游氏等研究发现，参苓白术散能改善 DSS 引起的小鼠体重下降、隐血、便血等症状，降低 DAI 积分及组织病理损伤评分等。

（2）李氏等研究发现参苓白术散通过提高肠道 $CD4^+$、$CD25^+$、$Foxp3^+$ 调节性 T 细胞数量发挥肠道黏膜免疫功能。

（3）李莉应用参苓白术散加减治疗慢性腹泻 38 例，有效率为 92.11%（$P<0.05$）。

【国医经验】刘老临证时每遇与脾虚湿盛有关的病证，如饮食不化，胸脘痞闷，肠鸣泄泻等诸多脾胃病时多以本方加减，每获佳效。刘老接诊时气虚者少，阴虚者多，气有余便是火，虑方中人参过热伤阴，多不用，白术、茯苓、山药、莲肉、薏苡仁，甘而微燥者也；砂仁辛香而燥，可以开胃醒脾；桔梗甘而微苦，甘则性缓，故为诸药之舟楫。脾为后天之本，喜燥恶湿，观其舌苔厚腻、身体肥胖等痰湿较盛者，刘老常加用厚朴、苍术、草豆蔻、豆蔻、藿香等利湿化痰之品，总方体现健脾利湿之理，疗效显著。

【医案举隅】

初诊：陈某，女，56岁，退休，2017年1月初诊。

患者平素纳差，形体消瘦，面色萎黄，时有腹泻。两天前进食肥甘厚腻后出现饮食不化，胸脘痞闷，肠鸣泄泻。自行服用保和丸、健胃消食片症状未见明显改善，今为求中医治疗就诊于我院国医堂门诊。症状表现为饮食不化，腹痛，肠鸣泄泻，舌苔厚腻，脉滑。诊断为脾虚湿盛证，治以益气健脾，渗湿止泻为法，拟方如下：

茯苓 10g　　山药 10g　　白术 20g
苍术 10g　　砂仁 10g　　薏苡仁 10g
木香 10g　　槟榔 10g　　徐长卿 10g

二诊：一周后复诊，未再腹泻，偶有胃脘不适，加用左金丸，上方又进7剂。

茯苓 10g　　山药 10g　　白术 20g
苍术 10g　　砂仁 10g　　薏苡仁 10g
甘草 6g　　酒黄连 6g　　吴茱萸 3g

三诊：半个月后复诊诸症明显改善。

【按语】依据患者临床表现可辨证为脾虚湿盛之证。刘老化用参苓白术散，予茯苓、山药、白术、砂仁、薏苡仁以健脾燥湿止泻，加用苍术，与白术配伍以增健脾燥湿之效。同时患者腹胀肠鸣，考虑湿邪易阻滞气机，故配伍木香、槟榔、徐长卿以行气消胀，同时气行则湿化。方药对证，故二诊时腹痛腹泻缓解，故以上方加减，凡脾胃病有嘈杂、吞酸、胃脘不适者刘老多用辛开苦降之左金丸，取其肝胃同治，泻火而不凉，降逆而不郁。三诊时患者上述症状明显改善。脾虚湿盛病证虚实兼杂，当以虚实并治，健脾利湿，脾胃同调。

【参考文献】

［1］游宇，刘玉晖，高书亮．参苓白术散抗小鼠炎症性肠病的机制研究［J］．中国实验方剂学杂志，2012，18（5）：136-140.

［2］李晓冰，崔利宏，陈玉龙，等．参苓白术散对溃疡性结肠炎小鼠肠道调节性 T 细胞免疫调节作用［J］．中成药，2014，36（6）：1295-1297.

［3］李莉．参苓白术散治疗慢性腹泻 38 例［J］．陕西中医学院学报，2010，33（3）：28.

64. 固经丸

【出处】元·朱震亨《丹溪心法》。

【组成】龟甲、白芍、黄芩、黄柏、椿树根皮、香附。

【功用】滋阴清热，固经止血。

【主治】

中医主治阴虚血热之崩漏，症见月经过多，或崩中漏下，血色深红或紫黑稠黏，手足心热，腰膝酸软，舌红，脉弦数者。

西医功能性子宫出血、慢性附件炎等属阴虚血热之崩漏证者皆可参考此方。

【方解】本方所治月经过多或崩中漏下，系由肝肾阴虚，相火炽盛，损伤冲任，迫血妄行所致，正如《素问·阴阳离别论》所说“阴虚阳搏谓之崩”。阴虚火旺，故手足心热、腰膝酸软。治宜滋阴清热，固经止血。方中重用龟甲咸甘性平，益肾滋阴而降火；白芍苦酸微寒，敛阴益血以养肝；黄芩苦寒，清热止血。三药用量偏大，是为滋阴清热止血的常用组合，共为君药。臣以黄柏苦寒泻火坚阴，既助黄芩以清热，又助龟甲以降火。椿根皮苦涩而凉，固经止血，为佐药。又恐寒凉太过止血留瘀，故用少量香附辛苦微温，调气活血，亦为佐药。诸药合用，使阴血得养，火热得清，气血调畅，则诸症自愈。

【文献摘要】

（1）《丹溪心法》卷五：“治妇人经水过多。”

（2）《成方便读》卷四：“治经行不止，及崩中漏下、紫黑成块等证而属于火者。夫崩中一证，有因气虚，血不固而下陷者；有因热盛，血为热逼而妄行者；有因损伤肝脾冲任之络而血骤下者，当各因所病而治之。如此方之治火盛而崩者，则以黄芩清上，黄柏清下，龟板潜阳，芍药敛阴，樗皮固脱，用香附者，以顺其气，气顺则血亦顺耳。”

【科学研究】

（1）许晓波运用固经丸治疗人工流产手术后月经过多 80 例，总有效率为 90%。

（2）于冬梅运用固经丸加减治疗更年期崩漏患者 135 例，每日 1 剂，水煎服，根据病情每 30 天服用 10 天为 1 疗程，或连续服用数疗程。研究结果显示：第 1 个疗程治愈 26 例，第 2 个疗程治愈 43 例，第 3 ～ 4 个疗程治愈 22 例，第 5 ～ 8 个疗程治愈 39 例，无效 5 例，有效率为 96.3%。

【国医经验】刘老临证时每遇与崩漏有关的病证，如月经过多，或崩中漏下，血色深红或紫黑稠黏，手足心热，腰膝酸软等诸多妇科病时均会使用本方加减，每获佳效。刘老临证时常据症加减，常以知母配黄柏，佛手配郁金，女贞子配墨旱莲，地榆配槐花，益母草配牡丹皮等两两成对使用，以增强凉血止血之功。总方体现滋阴清热，固经止血之理，疗效显著。

【医案举隅】

初诊：陈某，女，42 岁，职员，2017 年 3 月初诊。

患者平素月经量多，来势急，血色鲜红，时有潮热盗汗，失眠多梦。自行服用中药调理后症状有所改善，但月经仍多，今为求进一步中医治疗就诊于我院国医堂门诊。症状表现为经行3周有余不止，量多，来势急，血色鲜红，面颊潮红，潮热盗汗，口干，眠差，便干燥。诊断为崩漏，阴虚血热证，治以滋阴清热，固经止血为法，拟方如下：

龟甲20g（先煎）	黄柏10g	知母20g
玉竹20g	石斛20g	当归10g
牡丹皮20g	地榆20g	紫珠叶20g

二诊：两周后复诊，月经停止，但偶有小腹隐痛，继续上方加减，拟方如下：

醋龟甲20g（先煎）	盐黄柏10g	盐知母20g
生地黄20g	益母草20g	白芍10g
酒黄精20g	当归10g	刘寄奴20g

三诊：一个月后复诊，诸症明显改善，后在上方基础上加减，服用3月后，月经周期恢复正常。

【按语】患者素体体弱，且多产，耗损人体真阴，阴虚失守，虚火内生，虚火动血，破血妄行，子宫藏血无度，遂致崩漏。依据患者临床表现可辨证为崩漏阴虚血热之证。方中龟甲滋阴降火，知母、黄柏、牡丹皮清相火、止虚热，玉竹、石斛养后天之胃阴，以达补气养血，全方共奏滋阴清热止血之功效。方药对证，故二诊时月经明显减少，加用黄精、白芍养血调经，柔肝止痛，以当归配刘寄奴，增强活血调经止痛之功。三诊时患者上述症状明显改善，守方服用3月后月经恢复正常。崩漏病证与肝脾肾关系密切，尤其与肾虚密不可分，真阴亏虚之崩漏常见，应抓住主要病机，辨证施治，临床疗效显著。

【参考文献】

[1] 弭阳 . 固经丸治疗人流术后月经过多 80 例 [J]. 湖北中医杂志，1993（2）：9.

[2] 于冬梅 . 固经丸加味治疗更年期崩漏疗效观察 [J]. 中医学报，2011，26（1）：107.

65. 定吐丸

【出处】清·吴谦《医宗金鉴·幼科心法要诀》。

【组成】丁香、蝎梢、半夏。

【功用】安神镇惊，抑肝和胃，降逆止呕。

【主治】

中医主治夹惊吐，症见惊恐呕吐，睡卧惊惕，呕吐清涎，神气怯弱，心胸发热者。

西医胃肠道相关疾病属夹惊吐病证者皆可参考此方。

【方解】本方所治夹惊吐，系由饮食时突受惊吓导致呕吐，故惊恐呕吐，睡卧惊惕，呕吐清涎，神气怯弱，成心胸发热。治宜安神镇惊，抑肝和胃，降逆止呕。方中丁香辛温芳香，暖脾胃行气滞，功善降逆；半夏降逆止吐；蝎梢安神镇惊，诸药合用，达安神镇惊，和胃止呕之功效，则诸症自愈。

【文献摘要】

（1）《幼科心法要诀·吐证门》："食时触异吐清涎，身热心烦睡不安，截风观音散极妙，止吐定吐丸可痊。"

（2）《幼科心法要诀·吐证门》："夹惊吐者，多因饮食之时，忽被惊邪所触而致吐也。其证频吐青涎，身体发热，心神烦躁，睡卧不宁。先用全蝎观音散截其风，次用定吐丸止其呕，而病可痊矣。"

【科学研究】

（1）有研究发现丁香对离体大鼠肠收缩有抑制作用，且抑制作用与给药浓度成正相关。此外，有研究发现丁香煎液、丁香挥发油及丁香混合液均有抑制小鼠胃排空的作用，从而提示丁香煎液及丁香挥发油中均存在抑制小鼠胃排空的有效成分。

（2）通过大鼠的动物实验研究结果表明，无论是半夏的脂溶性组分，还是其水溶性组分都具有止吐作用。

【国医经验】刘老在临证时每遇与胃病有关的病证，如惊恐呕吐，睡卧惊惕，呕吐清涎，神气怯弱等均会使用本方加减，每获佳效。刘老在临证时常常根据病证进行加减，对于脾胃病，尤善于选用左金丸（吴茱萸、黄连）与柿蒂。总方体现安神镇惊，和胃降逆止呕之理，疗效显著。

【医案举隅】

初诊：李某，女，12岁，学生，2016年12月初诊。

患者3天前因进餐时突受惊吓，出现呕吐胃内容物夹食物残渣，晚间睡觉时有惊醒抽搐。自服昂丹司琼，甲氧氯氟安后，未见明显缓解，今为求进一步中医治疗就诊于我院国医堂门诊。症状表现为呕吐胃内容物夹食物残渣，晚间睡觉时有惊醒抽搐，神疲乏力，舌淡红，苔白腻，脉动。诊断为“呕吐”。治以化痰定惊，和胃降逆止呕为法，拟方如下：

胆南星 10g	浙贝母 10g	炒芥子 10g
酒黄连 6g	吴茱萸 2g	法半夏 10g
丁香 3g	柿蒂 10g	制远志 10g

二诊：两周后复诊，患者呕吐稍缓解，夜间睡眠较前安稳，继予前方加减：

旋覆花 20g（包煎）	法半夏 10g	莱菔子 10g
酒黄连 6g	吴茱萸 2g	厚朴 10g
丁香 3g	柿蒂 10g	酸枣仁 20g

三诊：一个月后复诊诸症明显缓解，继续中药调理。

【按语】患者年幼，突受惊吓，惊则气乱，脾胃升降失调，胃失和降，则呕吐不止；心神受惊，则睡卧不宁，惊醒抽搐。依据患者临床表现可辨为夹惊吐之病证。方中丁香、柿蒂和胃止呕，半夏降气止呕，胆南星、浙贝母、炒芥子化痰定惊，黄连、吴茱萸止呕，远志安神。全方共奏安神镇惊，和胃降逆止呕之功效。方药对证，故二诊时上症改善。呕吐病证与脾胃关系密切，脾胃升降相宜，胃气则和。

【参考文献】

［1］洪天国，钟海岩，黄光胜，等．丁香超微粉对离体大鼠肠活动影响的量效关系研究［J］．时珍国医国药，2011，12（11）：2647–2648.

［2］贾颖，赵怀舟，王红梅，等．丁香配伍郁金对小鼠胃排空影响的实验研究［J］．中华中医药杂志，2006，21（10）：620–621.

［3］同心．半夏对大鼠迷走神经胃支传出活动的激活作用［J］．国际中医中药杂志，1995（4）：30.

66. 定志丸

【出处】唐·孙思邈《备急千金要方》。

【组成】人参、茯苓、远志、菖蒲。

【功用】益气安神，宁心定志。

【主治】

中医主治心神不宁之证，症见心气不定，五脏不足，甚者忧愁悲伤不乐，忽忽喜忘，朝愈暮剧，或暮愈朝发，发则狂眩，能近视，不能远视者。

西医精神异常相关疾病属心神不宁病证者皆可参考此方。

【方解】本方所治心神不宁，系由突受惊恐，心神受扰；气血不足，心神失养等多种病因导致心神不宁的病证。治宜益气安神，宁心定志。方中人参补心气，菖蒲开心窍，茯苓能交心气于肾，远志能通肾气于心，诸药合用，达宁心安神之功效，则诸症自愈。

【文献摘要】

（1）《备急千金要方》："治心气不定，五脏不足，甚者忧愁悲伤不乐，忽忽善忘，朝瘥暮剧，或暮瘥朝发，狂眩。"

（2）《医方集解》："此手少阴药也。人参补心气，菖蒲开心窍，茯苓能交心气于肾，远志能通肾气手心。心属离火，火旺则光能及远也。"

【科学研究】余氏等用定志丸合甘麦大枣汤加减治疗脑卒中患者 58 例。药用党参 30g，茯苓 10g，石菖蒲 5g，远志 5g，龙骨 30g（代朱砂），甘草 10g，浮小麦 30g，大枣 30g，用 600mL 水煎成 150mL，饭后服，每天 2 次，15 天为一疗程，治疗 4 周。治疗临床疗效：痊愈 8 例（13.79%），显效 25 例（43.10%），进步 14 例（34.14%），无效 11 例（18.97%），总有效率 81.03%。

【国医经验】刘老在临证时每遇与心神、神志有关的病证，如心神不宁，睡卧惊惕，神志健忘，突发癫狂等诸多神志病证时均会使用本方加减，每获佳效。刘老临证时常根据病症进行加减，若久病、病情较重，可加用重镇之磁石，疏肝解郁之佛手、郁金，安神助眠之生酸枣仁、熟酸枣仁、珍珠母，补益肝肾之黄精、桑椹等药，总方体现益气安神，宁心定志之理。此外，怪病多属痰，加用化痰药往往能有不错的疗效。

【医案举隅】

初诊：李某，女，42 岁，职员，2016 年 11 月初诊。

患者中年女性，平素性格内向，不善表达交流，情志低落，郁郁寡欢，一周前突受不良情志刺激，出现心神不宁，神志时而不清，不能识人，独自言语。自发病以来未规律诊治，今为求中医治疗就诊于我院国医堂门诊。症状表现为神志时而不清，不能识人，独自言语，舌苔白腻，脉弦。诊断为心神不宁证，治以化痰醒神，宁心定志为法，拟方如下：

煅磁石 20g（先煎）	远志 20g	菖蒲 20g
牡蛎 20g	厚朴 10g	苍术 10g
佛手 10g	郁金 10g	草豆蔻 10g

二诊：一周后复诊，诸症较前缓解，继续以补气安神，宁心定志为法，增强化痰开窍之功，拟方如下：

远志 20g	菖蒲 20g	胆南星 10g

浙贝母 10g　　牡蛎 20g　　佛手 10g
郁金 10g　　炒芥子 20g　　僵蚕 10g

【按语】患者平素情志抑郁，肝失条达，肝病传脾，脾失健运，痰浊内生，上犯清窍，心神不宁。辨为心神不宁之病证。病情较重，加磁石镇惊安神，远志能通肾气于心，菖蒲开心窍，佛手、郁金行气解郁，胆南星、牡蛎、苍术、姜厚朴化痰祛湿。全方共奏化痰醒神，宁心定志之功效。方药对证，故二诊时症状改善，但仍偶有发作，去磁石，加僵蚕、炒芥子以祛风解痉，化痰散结。守方2月后未再发作。神志病证与心脏关系密切，心藏神，为君主之官，神明之府，若神志异常，必与心脏相关，以此为切入点，“主明则下安，以此养生则寿”。

【参考文献】

［1］余向东，成晓霞，孟利琴．定志丸合甘麦大枣汤加减治疗脑卒中后抑郁58例［J］．实用中医药杂志，2013，29（7）：562.

67. 实脾饮

【出处】宋·严用和《重订严氏济生方》。

【组成】厚朴、白术、木瓜、木香、草果仁、附子、白茯苓、干姜、甘草。

【功用】温阳健脾，行气利水。

【主治】

中医主治脾肾阳虚，水气内停之阴水，症见身半以下肿甚，手足不温，口中不渴，胸腹胀满，大便溏薄，舌苔白腻，脉沉弦而迟者。

西医慢性肾小球肾炎、心源性水肿、肝硬化腹水等病属脾肾阳虚气滞者皆可参考此方。

【方解】本方所治之水肿，亦谓阴水，乃由脾肾阳虚，阳不化水，水气内停所致。水湿内盛，泛溢肌肤，则肢体浮肿；水为阴邪，其性下趋，故身半以下肿甚；脾肾阳虚，失于温煦，则手足不温；水气内阻，气机不畅，则胸腹胀满；脾阳不足，腐熟无权则便溏；口中不渴，舌苔白腻，脉沉弦而迟为阳虚水停之征。治以温阳健脾，行气利水为法。方中以附子、干姜为君，附子善于温肾阳而助气化以行水；干姜偏于温脾阳而助运化以制水，二药相合，温肾暖脾，扶阳抑阴。臣以茯苓、白术渗湿健脾，使水湿从小便去。佐以木瓜除湿醒脾和中；厚朴、木香、大腹子（槟榔）、草果行气导滞，令气化则湿化，气顺则胀消，且草果、厚朴兼可燥湿，槟榔且能利水。甘草、生姜、大枣益脾和中，生姜兼能温散水气，甘草还可调和诸药，同为佐使之用。诸药相伍，脾肾同治，而以温脾阳为主，寓行气于温利之中，令气行则湿化。

【文献摘要】

（1）《重订严氏济生方·水中门》："阴水为病，脉来沉迟，色多青白，不烦不渴，小便涩少而清，大腑多泄，此为阴水，则宜用温暖之剂如实脾散、复元丹是也。"

（2）《医方集解·利湿之剂》："此足太阴药也，脾虚故以白术、苓、草补之，脾寒故以姜、附、草蔻温之，脾湿故以大腹、茯苓利之，脾满故以木香、厚朴导之。然土之不足，由于木之有余，木瓜酸温能于土中泄木，兼能行水，与木香同为平肝之品，使木不克土而肝和，则土能制水而脾实矣。经曰：湿胜则地泥，泄水正所以实土也。"

【科学研究】

（1）李娜等对运用实脾饮治疗80例糖尿病合并心衰（脾肾阳虚型）患者的临床疗效进行观察研究，采用随机对照的实验方法，两组均采用常规的西医治疗，治疗组在此基础上服实脾饮加减，1个月后，观察两组患者治疗效果，结果：两组治疗前后临床症状明显改善，治疗组中医证候总有效率为87.5%，明显优于对照组（$P<0.05$）。

（2）张瑞等对运用实脾饮加味治疗62例慢性心力衰竭的临床疗效进行研究观察，对照组采用西医常规治疗，治疗组在常规治疗基础上加服中药汤剂实脾饮加减治疗。结果治疗组总有效率为93.8%，显效率为65.6%，而对照组分别为76.7%和46.7%，两组比较有统计学意义（$P<0.05$）。结论：实脾饮加味治疗慢性心力衰竭的临床疗效优于常规治疗。

（3）张晋锋等对接受实脾饮治疗的100例脾阳虚衰型慢性肾炎患者的临床疗效进行观察，患者随机分组（各50例），治疗组患者采用实脾饮治疗，对照组患者采用常规治疗。结果：经治疗，治疗组患者治疗总有效率为82.0%，明显高于对照组的74.0%，差异具有统计学意义（$P<0.05$）。结论：实脾饮治疗脾阳虚衰型慢性肾炎疗效确切，可有效改善脾阳虚、肾阳虚之水液内停。

【国医经验】刘老在临证时每遇与水肿有关的病证，如双下肢水肿，胸腹胀满等诸多水肿病证，尤其是脾肾阳虚之阴水的病人常常使用此方加减，每获佳效。刘老临证时常据症加减，多不用干姜，改附子为附片为君药，取温阳利水之意，加猪苓、泽泻、车前草等利湿之品，对于病久痰瘀阻络者加胆南星、川芎。总方体现温阳健脾，行气利水之理，疗效显著。

【医案举隅】

初诊：陈某，女，69岁，退休，2017年1月初诊。

患者冠心病病史多年，一个月前劳累后出现心慌、胸闷，双下肢水肿，皮肤松弛，按之凹陷不易恢复。遂就诊于当地医院，予单硝酸异山梨酯片、呋塞米、氯化钾等药物治疗后，心慌、胸闷症状明显缓解，双下肢水肿未见明显消退，今为求中医治疗就诊于我院国医堂门诊。症状表现为双下肢水肿，皮肤松弛，按之凹陷不易恢复，纳差，口不渴，二便可，舌苔白滑，脉沉迟。诊断为阴水，治宜温阳健脾，行气利水，拟方如下：

白附片 10g（先煎）	胆南星 10g	川芎 10g
厚朴 10g	白术 20g	茯苓 20g
车前草 20g	大腹皮 10g	泽泻 20g

二诊：一周后复诊，双下肢水肿减轻，继以温阳健脾，行

气利水为法，增强补肾之功，拟方如下：

白附片 10g（先煎）	胆南星 10g	浙贝母 10g
莪术 10g	草豆蔻 10g	泽泻 20g
大腹皮 10g	巴戟天 20g	补骨脂 20g

三诊：一周后复诊水肿消退。

【按语】患者高龄，年老体弱，脏腑亏虚，肺失通调水道；脾失健运，水湿内停；肾虚失于气化，都会导致水湿停聚，侵袭下肢，则为水肿。纵观舌脉症，可辨证为脾肾阳虚之阴水。方中附片温补脾肾而利水，胆南星、川芎化痰利水，茯苓、白术、车前草健脾利水，厚朴、大腹皮行气利水。全方共奏温阳健脾，行气利水之功。方药对证，故二诊时症状改善。患者年老，病久，水肿减退后当注意顾护先天之肾，肾为水脏，补肾可增强利水之功，继予补肾助阳，化痰利水之法。

【参考文献】

[1] 李娜，王齐有，陈玉．实脾饮加减治疗糖尿病合并心衰患者的临床观察［J］．成都中医药大学学报，2016，39（4）：38-40.

[2] 张瑞，帕力旦·吾布尔．实脾饮加味治疗慢性心力衰竭临床观察［J］．中西医结合心脑血管病杂志，2011，9（2）：147-148.

[3] 张晋锋，贺晓晴，蒋芳，等．实脾饮治疗脾阳虚衰型慢性肾炎临床研究［J］．亚太传统医药，2017，13（7）：119-120.

68. 抵当汤

【出处】东汉·张仲景《伤寒论》。

【组成】大黄、桃仁、虻虫、水蛭。

【功用】破瘀泄热。

【主治】

中医主治太阳蓄血证，下焦蓄血所致的发狂或如狂，症见少腹硬满，小便自利，喜忘，大便色黑易解，脉沉结，及妇女经闭，少腹硬满拒按者。

西医脑梗死、不稳定心绞痛等疾病属太阳蓄血证者皆可参考此方。

【方解】本方所治之太阳蓄血证，乃由外邪向内侵袭，与血热互结而形成。故临床主要表现为精神异常，狂躁不安，下腹部急满硬痛，按之腹中有硬块，大便秘结或下黑便，或身有黄疸，月经不调，舌质紫绛，脉沉结或沉涩。治以破瘀泄热为法。方中以水蛭、虻虫之虫类药，直入血络，善破恶积瘀血，桃仁活血化瘀，大黄清热凉血行血。四药相合，为破血化瘀之峻剂。

【文献摘要】

（1）《伤寒论》："太阳病六七日，表证仍在，脉微而沉，反不结胸。其人发狂者，以热在下焦，少腹当硬满，小便自利者，下血乃愈。所以然者，以太阳随经，瘀热在里故也。抵当汤主之。""太阳病，身黄、脉沉结，少腹硬，小便不利者，为无血也；小便自利，其人如狂者，血证谛也，抵当汤主之。”

（2）《伤寒贯珠集》：“抵当汤中水蛭、虻虫食血去瘀之力，倍于芒硝，而又无桂枝之甘辛，甘草之甘缓，视桃核承气汤为较峻矣。盖血自下者，其血易动，故宜缓剂，以去未尽之邪。瘀热在里者，其血难动，故须峻药以破固结之势也。”

【科学研究】

（1）杨氏等研究发现抵当汤对小鼠结肠癌脾移植肝转移模型肿瘤增殖细胞核抗原活性有明显抑制作用。

（2）张氏等通过研究发现抵当汤可降低部分高血压脑出血患者的促炎性因子，提高抗炎性因子（IL-10）水平，从而减少炎症反应。

（3）丁氏等研究显示抵当汤可提高胰岛素敏感性，改善胰岛素抵抗。

【国医经验】刘老临证时每遇与瘀热互结有关的病证，如肌肤甲错，舌质紫暗，甚至发狂等诸多瘀血病证，尤其是太阳蓄血证的病人常使用此方加减，每获佳效。刘老临证时，少用虻虫，善用水蛭，常酌情加用莪术、川芎、刘寄奴，此三药为活血化瘀之要药，对于妇女喜用佛手、郁金、当归、益母草，另可加用三七增加活血之功。

【医案举隅】

初诊：王某，女，37岁，职员，2016年9月初诊。

患者性情急躁，平素月经前后不定期，夹血块，自觉时有烦躁不安，潮热盗汗。查B超提示“子宫肌瘤”，自发病以来未系统诊治，自诉一周前感下腹部肿胀，触之有块，今为求中医治疗就诊于我院国医堂门诊。症状表现为下腹部肿胀，触之有块，自觉烦躁不安，纳眠欠佳，二便可，质紫暗，脉沉涩。

诊断为月经不调之瘀热互结证，治以破瘀泄热为法，拟方如下：

莪术 10g	川芎 10g	刘寄奴 20g
水蛭 6g	佛手 10g	郁金 10g
当归 10g	益母草 20g	牡丹皮 10g

二诊：两周后复诊，血块减少，潮热、烦躁缓解，继以破瘀泄热为法，增强活血、化瘀、消癥之功，拟方如下：

莪术 10g	川芎 10g	刘寄奴 20g
水蛭 6g	桂枝 10g	茯苓 20g
桃仁 20g	当归 10g	益母草 20g

三诊：1 个月后复诊月经对月而来，复查 B 超，子宫肌瘤较前缩小，续服前方。

【按语】妇女尤必问经期。刘老临证每遇月经不调的病人常使用此方加减，每获佳效。患者女性，情志不畅，肝失条达，气机不利，气不行血，瘀血阻络，日久郁而发热，故下腹部肿胀，触之有块，自觉烦躁不安，二便可，质紫暗，脉沉涩，可辨证为瘀热互结。方中莪术、当归、川芎、刘寄奴活血化瘀消癥，水蛭为虫类药，直入血络，善破恶积瘀血，益母草、佛手、郁金疏肝调经，桂枝温经通络，茯苓益气养心，能利腰脐间血。诸药相合，总方体现养血祛瘀，温经止痛之理，方药对证，在改善症状的同时还可消癥瘕包块。

【参考文献】

［1］杨运高，华何与，陈先明，等 . 中药抵当汤对小鼠结肠癌脾移植肝转移模型肿瘤增殖细胞核抗原的影响［J］. 中国老年学，2013，33（3）：579–581.

［2］张海，郭太明，王砚强，等 . 抵当汤对高血压脑出血（急性期）

患者细胞因子的影响［J］. 辽宁中医杂志，2009，36（9）：1506–1508.

［3］丁宁，刘国旗，迟丹，等. 抵当汤对胰岛素抵抗大鼠胰岛素受体及胰岛素样生长因子的影响［J］. 中药药理与临床，2013，29（3）：5–8.

69. 治梦遗方

【出处】张锡纯《医学衷中参西录》。

【组成】煅龙骨、煅牡蛎、净萸肉。

【功用】固精止遗。

【主治】

中医主治梦遗，症见梦遗、滑精频繁，精神萎靡不振，腰膝酸软，健忘，舌淡苔白，脉沉弱者。

西医神经衰弱、神经官能症、前列腺炎、精囊炎、包皮过长等疾病以梦遗为主要症状者皆可参考此方。

【方解】本方所治之梦遗，乃由劳心太过、欲念不遂、饮食不节、恣情纵欲导致君相火旺，扰动精室而梦遗。故临床主要表现为梦遗、滑精频繁，精神萎靡不振，腰膝酸软，健忘，头晕目眩。治以固精止遗为法。方中龙骨、牡蛎功善收敛固涩，摄精止遗，山萸肉既能补肾益精，又能固精止遗。三药相合，为固精止遗要方。

【文献摘要】《医学衷中参西录》:“梦遗之病，最能使人之肾经虚弱。此病若不革除，虽日服补肾药无益也。至若龙骨、牡蛎、萸肉……若再与龙骨、牡蛎诸药同用，则奏效不难矣。”

【科学研究】

（1）李氏用牡蛎组方治疗小儿遗尿，研究结果显示，总有效率为 96.88%，取得满意疗效。

（2）研究发现用 HPLC 法从山茱萸中分离出 4 种组分 C1、

C2、C3、C4，其中C4组分有提高人精子活力作用。

【国医经验】

本方主要用于治疗梦遗。西医神经衰弱、神经官能症、前列腺炎、精囊炎、包皮过长等疾病以梦遗为主症时多使用本方。刘老临证时常据症加减，加用黄精、肉苁蓉、生地黄、熟地黄补肾阴，巴戟天、酒续断、淫羊藿壮肾阳，五味子、金樱子、乌梅酸收止泻等药。总方体现补肾、固精、止遗之理。

【医案举隅】

初诊：王某，男，35岁，职员，2016年11月初诊。

患者自诉遗精3年余，遗精频率10天左右一次，严重时一周一次，尿频，尿后疼痛，腰膝酸软，偶有头晕，纳眠差。于当地医院，诊断为“慢性前列腺炎”，予抗感染治疗（具体药物不详），上述症状未见明显缓解，今为求中医治疗就诊于我院国医堂门诊。症状表现为多梦，梦则遗精，滑精，尿频，尿后疼痛，腰膝酸软，偶感头晕，心中烦热，口苦胁痛，纳眠欠佳，舌淡红，苔薄黄，脉弦数。诊断为君相火旺证，治以清心泄肝，固精止遗为法，拟方如下：

煅牡蛎 20g	山茱萸 20g	桑螵蛸 20g
海螵蛸 20g	知母 20g	黄柏 10g
生地黄 20g	百合 20g	远志 10g

二诊：一个月后复诊腰膝酸软、睡眠欠佳缓解，无遗精，续服前方3个月，诸证消失。

【按语】患者平素工作繁重，性格内向，不善交流，事有不顺，所念不遂，心神动摇，君相火旺，扰动精室而遗精。可辨为君相火旺之遗精证。刘老取治梦遗方中煅牡蛎以收敛止遗，山茱萸滋补肾阴，以安君火，两药相用标本兼治。同时配伍桑螵蛸、海螵蛸以增收敛之效，知母、黄柏、生地黄以增滋阴清热之功，结合他症，予百合、远志以滋阴安神。诸药相合，为滋阴泻火，固精止遗之要。

【参考文献】

［1］李高照 . 麻黄缩泉止遗汤治疗小儿遗尿 64 例［J］. 山西中医，2009，25（5）：21–22.

［2］李雅梅，李华，李春荣 . 山茱萸化学成分及其药理作用研究进展［J］. 武警后勤学院学报（医学版），2010，19（6）：500–502.

70. 泻心汤

【出处】东汉·张仲景《金匮要略》。

【组成】大黄、黄连、黄芩。

【功用】泻火解毒，燥湿泄热。

【主治】

中医主治邪火内炽，迫血妄行，见吐血，衄血者；或三焦积热，上冲而致目赤肿痛，口舌生疮；或外科疮疡，见有心胸烦热，大便干结者；或湿热内蕴而成黄疸，胸痞烦热，舌苔黄腻，脉数实者。

西医胃炎、胃溃疡、胃痛、反流性食管炎、胃肠功能紊乱等病可参考此方。

【方解】本方证乃三焦火热内炽所致。火毒炽盛，血为热迫，随火上逆，故吐血、衄血；热盛伤津，则便秘溲赤；热灼官窍，热壅肌肉，故眼目赤肿，口舌生疮，外证疮疡；热扰神明，则心胸烦闷；舌苔黄腻，脉数实，皆为湿热内盛之征。综上诸侯，皆为实热火毒、湿热内盛为患，治宜泻火解毒，燥湿泄热。方中黄芩泻上焦火，黄连泻中焦火，大黄泻下焦火。三焦实火大便实者，诚为允当。由于三黄之性苦寒，苦能燥湿，寒能清热，故对湿热内蕴而发的黄疸，也能治疗。

【文献摘要】

（1）《医宗金鉴》:“心气‘不足’二字，当是‘有余’二字。若是不足，如何用此方治之，必是传写之讹。心气有余，热盛也，热盛而伤阳络，迫血妄行，为吐、为衄。故以大黄、黄连、黄芩大苦大寒直泻三焦之热，热去而吐自止矣。”

（2）《金匮要略浅注》：“此为吐衄之神方也。妙在以芩、连之苦寒泄心之邪热，即所以补心之不足；尤妙在大黄之通，止其血，而不使其稍停余瘀，致血瘀后酿成咳嗽虚劳之根。”

（3）《金匮要略今释》：“黄连、黄芩治心气不安，即抑制心脏之过度张缩，且平上半身之充血也。大黄亢进肠蠕动，引起下腹部之充血，以诱导方法，协芩、连平上部充血也。”

（4）《千金方衍义》：“泻心汤专治心下痞满，然以按之不痛为虚，故取半夏泻心汤分解冷热虚痞。缘有唇口干燥，故加楼根、橘皮，以滋虚热燥渴。”

【科学研究】

（1）有实验研究三黄泻心汤对 LPS 刺激小鼠 RAW264.7 细胞释放炎性细胞因子的影响。结果：三黄泻心汤及三黄泻心汤有效组分可抑制 LPS 刺激小鼠 RAW264.7 细胞释放肿瘤坏死因子 -α（TNF-α），并且其影响细胞因子释放作用与细胞毒作用无关。说明三黄泻心汤及其有效组分 B2、B3 可抑制 LPS 刺激小鼠 RAW264.7 细胞释放 TNF-α。

（2）通过研究三黄泻心汤对重型颅脑外伤大鼠损伤区脑皮质核因子（NF-κB）、白细胞介素 -6（IL-6）及对重型颅脑损伤大鼠胃组织 NF-κB、IL-6 表达的影响，表明三黄泻心汤抑制重型颅脑损伤大鼠脑组织 NF-κB、IL-6 及胃组织 NF-κB、IL-6 的表达进而抑制炎症反应可能是其脑、急性胃黏膜病变保护作用的机制之一。

（3）有实验研究三黄泻心汤水提取物对 NaF 诱导的血管平滑肌肌球蛋白结合亚单位（MYPT1）和 MLC20 磷酸化的影响

及三黄泻心汤的降低血压作用机制，结果表明三黄泻心汤提取物可抑制由 NaF 诱导的 MYPT1 和 MLC20 的磷酸化水平，通过 Rho/Rho 激酶信号传导通路发挥作用。

（4）有实验研究三黄泻心汤对实验性糖尿病模型大鼠的血糖、血脂、胰岛素的影响。治疗后，高剂量组的血清中总胆固醇、甘油三酯显著降低，胰岛素水平明显降低，在三黄泻心汤的剂量为 20g/kg 时，其降血糖、降血脂效果同二甲双胍相当。表明三黄泻心汤对高糖高脂饲料 + 链脲佐菌素所致的糖尿病模型大鼠有显著的降糖、降脂作用。

（5）有研究用泻心汤治疗肿瘤化疗后消化道反应患者 128 例。病人在化疗后 1 ～ 3 天出现恶心呕吐、厌食、脘腹痞满，部分患者有腹痛肠鸣泄泻，继续用药症状加重。大多数患者经用胃复安、非那根、维生素 B 等药对症处理后症状未能缓解。后服加味泻心汤，每日 1 剂，一般服用 3 ～ 6 剂。结果显效 86 例，有效 39 例，无效 3 例，总有效率 97.66%。

【国医经验】泻心汤可能是现存文献中最古老的“泻心汤”。判断依据有二：其一，药味简洁精专；其二，方名与主治证相符。除了此方之外，其他的“泻心汤”虽名为“泻心”，实为“泻胃”。临床中，刘老常用此方治疗火热内蕴之证，消化道疾病证属邪热内炽者亦可用之。三药皆为苦寒志平，故泄热之力尤著。泻心汤四方中皆含有黄芩，《本草经疏》：“黄芩，其性清肃，所以除邪。”《本草图经》：“张仲景治伤寒心下痞满，泻心汤四方皆用黄芩，以其主诸热，利小肠故也。”黄连善清中焦之火，《药类法象》云：“泻心火，除脾胃中湿热，治烦躁恶心，郁热在中焦，兀兀欲吐，心下痞满必用药也。”大黄泄下，《名医别录》：“平胃，下气，除痰实，肠间结热，心腹胀满。”用之给热邪以出路。三药相用，三焦之火均除。临床中，刘老常将此方与吴茱萸相连用，一来制约苦寒之味伤胃，同时吴茱萸与黄连有左金丸之意，临床研究证明左金丸对于胃炎、胃溃疡等消化道疾病有作用，如心下痞满甚者，则会联用半夏，辛开苦降以消痞；如燥、实之证轻者，可去大黄。

【医案举隅】

初诊：程某，男，27岁，职员，2016年12月初诊。

患者2年前过食辛辣刺激后出现腹痛，口臭咽干，心胸烦闷，便秘，后于贵州省人民医院，经胃镜检查后诊断为“慢性浅表性胃炎”，治疗后好转（具体不详）。后上症反复发作，且日益加重，今为求中医治疗就诊于我院国医堂门诊。症状表现为腹痛，心胸烦闷，口臭咽干，便秘，痤疮，舌红，苔黄，脉数。诊断为“腹痛”，治以清热解毒为法，拟方如下：

黄连6g	黄芩10g	半夏10g
吴茱萸3g	地肤子9g	白鲜皮10g
冬凌草20g	葎草20g	大黄10g

二诊：1个月后复诊，诸症较前缓解，继以清热解毒为法，增强清热之功，拟方如下：

黄连6g	黄芩10g	半夏10g
吴茱萸3g	栀子10g	玉竹20g
石斛20g	山银花20g	大黄6g

三诊：3个月后复诊，药后诸症消失。

【按语】“慢性浅表性胃炎”属于中医“腹痛”等范畴，刘老将其归属于热毒炽盛证，独辟蹊径，予大黄荡涤肠胃，平胃下气，破肠间结热；黄连“主热气”，专走肠胃；黄芩“主诸热”，作用广泛。三黄合用，可收釜底抽薪，达到清热解毒的效果，配伍半夏，有半夏泻心汤之意。辨证准确，二诊后诸症缓解，故在上方基础上加减治疗。三诊后诸症缓解。

【参考文献】

［1］周晓玲，张海，孟宪丽，等.三黄泻心汤对LPS诱导的RAW264.7细胞释放炎性细胞因子影响的研究［J］.四川生理科学杂志，2011，33（4）：145–147.

［2］张光荣，严明，王道刚，等.三黄泻心汤对重型颅脑损伤大鼠胃组织NF-κB和IL-6表达的影响［C］.湖南省中西医结合学会肝病专业学术年会，2010.

［3］张光荣，凌江红，严明，等.三黄泻心汤对重型颅脑损伤大鼠脑组织NF-κB和IL-6表达的影响［J］.新中医，2011，17（5）：156–161.

［4］许松日，金范学.三黄泻心汤水提取物对大鼠血管平滑肌肌球蛋白轻链磷酸酶的影响［J］.延边大学医学学报，2010，33（2）：93–95.

［5］耿慧春，杨波，李彦冰.三黄泻心汤对实验性糖尿病大鼠影响的研究［J］.中医药信息，2010，27（4）：57–59.

［6］李仁廷.半夏泻心汤治疗肿瘤化疗后消化道反应128例［J］.陕西中医，2006，27（4）：425.

71. 半夏泻心汤

【出处】东汉·张仲景《伤寒论》。

【组成】半夏、黄芩、干姜、人参、黄连、大枣、炙甘草。

【功用】寒热平调，消痞散结。

【主治】

中医主治寒热错杂之痞证，症见心下痞，但满而不痛，或呕吐，肠鸣下利，舌苔腻而微黄者。

西医急慢性胃肠炎、慢性结肠炎、慢性肝炎、早期肝硬化等病可参考此方。

【方解】此方所治之痞，原系小柴胡汤证误行泻下，损伤中阳，少阳邪热乘虚内陷，以致寒热错杂，而成心下痞。痞者，痞塞不通，上下不能交泰之谓。心下即是胃脘，属脾胃病变。脾胃居中焦，为阴阳升降之枢纽，今中气虚弱，寒热错杂，遂成痞证；脾为阴脏，其气主升，胃为阳腑，其气主降，中气既伤，升降失常，故上见呕吐，下则肠鸣下利。本方证病机较为复杂，既有寒热错杂，又有虚实相兼，以致中焦失和，升降失常。治当调其寒热，益气和胃，散结除痞。方中以辛温之半夏为君，散结除痞，又善降逆止呕。臣以干姜之辛热以温中散寒；黄芩、黄连之苦寒以泄热开痞。以上四味相伍，具有寒热平调，辛开苦降之用。然寒热错杂，又缘于中虚失运，故方中又以人参、大枣甘温益气，以补脾虚，为佐药。使以甘草补脾和中而调诸药。综合全方，寒热互用以和其阴阳，苦辛并进以调其升降，补泻兼施以顾其虚实，是为本方的配伍特点。寒去热清，升降复常，则痞满可除，呕利自愈。

【文献摘要】

（1）《医方考》："伤寒下之早，胸满而不痛者为痞，此方主之。伤寒自表入里……若不治其表，而用承气汤下之，则伤中气，而阴经之邪乘之矣。以既伤之中气而邪乘之，则不能升清降浊，痞塞于中，如天地不交而成否，故曰痞。泻心者，泻心下之邪也。姜、夏之辛，所以散痞气；芩、连之苦，所以泻痞热；已下之后，脾气必虚，人参、甘草、大枣所以补脾之虚。"

（2）《伤寒论·辨太阳病脉证并治》："但满而不痛者，此为痞，柴胡不中与之，宜半夏泻心汤。"

【科学研究】

（1）有研究利用半夏泻心汤加减治疗反流性食管炎患者，随机选取反流性食管炎 132 例，中药治疗组与对照组各 66 例，对照组口服西药奥美拉唑和多潘立酮。发现治疗组总有效率 93.9%，对照组总有效率 71.2%，差异具有统计学意义（$P < 0.05$）。结果显示，半夏泻心汤加减治疗效果显著，优于对照组疗效。

（2）用半夏泻心汤加味治疗寒热错杂型慢性浅表性胃炎，分治疗组和对照组，治疗组使用半夏泻心汤加味治疗，对照组口服常规西药枸橼酸铋钾、阿莫西林和雷尼替丁，治疗 30 天。治疗组在有效率与显效率方面明显高于对照组，表明治疗组在促进胃肠蠕动、抑制胃酸分泌、抑制胆汁分泌方面优于对照组。

（3）有研究观察半夏泻心汤含药血清对体外人胃癌腹膜高转移潜能细胞株 GC9811–P 增殖及侵袭转移的影响。结果表明，半夏泻心汤含药血清可抑制体外人胃癌腹膜高转移潜能细胞株

GC9811–P 的增殖及侵袭转移，可能与其具有阻断胃癌腹膜转移的作用有关。

（4）研究观察半夏泻心汤对食管癌 Eca9706 凋亡机制的影响，结果表明半夏泻心汤可能存在影响食管癌 Eca9706 细胞周期（细胞分裂间期 G1，S，G2/M 期之间）的调控点；半夏泻心汤促进肿瘤细胞凋亡可能与干预 STAT3 转录因子表达有关。

（5）有研究将 380 例消化性溃疡患者随机分为半夏泻心汤加减治疗组和对照组。观察疗效，半夏泻心汤加减治疗组总有效率 96%，对照组 72%，前者显著强于后者。结果表明半夏泻心汤在治疗消化性溃疡方面可发挥综合性作用，加快疾病康复并防止复发。

【国医经验】半夏泻心汤出自《伤寒杂病论》，具有寒热平调，消痞散结之效，治疗寒热错杂之痞证。临床上，急慢性胃肠炎、慢性结肠炎、慢性肝炎、早期肝硬化等属中气虚弱，寒热互结者均可加减使用。临床中，刘老取其方中半夏、黄芩两药用之。《内经》曰："辛走气，辛以散之，散痞者，必以辛为助。"半夏辛温，入脾、胃经，可燥湿化痰，散结消痞，又降逆止呃。病位在心下，《内经》："苦先入心，以苦泻之，泻心者，必以苦为主。"故取黄芩，其苦寒，归肺、胆、脾、大肠、小肠经，具有清热燥湿，泻火解毒之效，可达泄热开痞之功。两药相用，即体现了全方寒热平调，辛开苦降之意。《内经》曰："阴阳不交曰痞，上下不通为满，欲通上下，交阴阳，必和其中，所谓中者，脾胃是也，脾不足者，以甘补之。"而刘老弃方中生甘草，以炙甘草代之，乃其甘补之效更甚，以此"中气得和，上下得通，阴阳得位，则痞除热消而病解"。在临床运用时，刘老常将此两味药与左金丸共用之，肝胃左右处之，胃弱肝乘，故临床中，非肝火犯胃证，刘老亦使用左金丸之故，两者均是临床治疗消化系统疾病的常用方，一来，左金丸与半夏泻心汤均用黄连，合用以增泄热开痞之效，二来，吴茱萸可佐制黄连、黄芩之苦寒，使得泻火无凉遏之弊，同时可引黄连入肝经，以泻肝防其乘土。

【医案举隅】

初诊：郭某，男，65岁，教师，2016年6月初诊。

患者7年前无明显诱因出现腹痛，腹泻，便后痛减，自行服用“肠炎灵”后缓解。后上症反复发作，且日益加重，就诊于贵州省人民医院，经肠镜诊断为“溃疡性结肠炎”，并予药物治疗后好转（具体不详），但未治愈。今为求中医治疗就诊于我院国医堂门诊。症状表现为胃脘痞满，恶心欲吐，肢冷，纳差，大便溏黏不爽，便时不畅，肛门灼热，舌淡红，苔黄腻，脉濡数。诊断为“痢疾”，治以温中健脾，清热燥湿为法，拟方如下：

半夏 9g	黄芩 10g	干姜 10g
人参 10g	黄连 6g	大枣 10g
炙甘草 20g	槟榔 10g	大腹皮 10g

二诊：1个月后复诊，诸症较前缓解，继以温中健脾，清热燥湿为法，增强健脾燥湿之功，拟方如下：

半夏 9g	黄芩 10g	干姜 10g
人参 10g	黄连 6g	大枣 10g
炙甘草 20g	白头翁 20g	大腹皮 10g

三诊：3个月后复诊，药后诸症消失。

【按语】中焦阳虚，湿热蕴结肠胃之证，常见胃脘痞满，呕吐或嗳气，口中黏腻，饮食减少，大便溏黏不爽，便时不畅，或带黏液，肛门灼热，舌淡红，苔黄腻，脉濡数等。多由中气虚弱，运化失健，湿浊内停，郁而化热，湿热蕴结胃肠，阻滞气机所致，或因湿热蕴结肠胃，日久不解，损伤脾阳而得。方中半夏燥湿，开结除痞，降逆止呕；黄连、黄芩清热燥湿；干姜配人参、炙甘草、大枣温补中阳，益气健脾，以成温中健脾，清热燥湿，开结除痞之方。

【参考文献】

[1] 夏宝林.半夏泻心汤加减治疗反流性食管炎临床疗效分析[J].现代诊断与治疗，2015，26(15)：3404-3405.

[2] 陈春菊，杜文齐.半夏泻心汤加味治疗寒热错杂型慢性浅表性胃炎67例[J].河南中医，2015，35(7)：1491-1493.

[3] 刘喜平，李沛清，明海霞，等.半夏泻心汤含药血清对胃癌腹膜转移细胞系GC9811-P增殖及侵袭转移的影响[J].中国中西医结合杂志，2016，36(10)：1224-1228.

[4] 崔姗姗，邵雷，高小玲，等.半夏泻心汤对食管癌Eca9706细胞周期、凋亡及STAT3蛋白的影响[J].中国实验方剂学杂志，2016(4)：142-145.

[5] 房亚洲.半夏泻心汤治疗消化性溃疡临床分析[J].光明中医，2011，26(1)：97-98.

72. 炙甘草汤

【出处】东汉·张仲景《伤寒论》。

【组成】炙甘草、生姜、桂枝、人参、生地黄、阿胶、麦门冬、麻仁、大枣。

【功用】益气滋阴，通阳复脉。

【主治】

中医主治阴血阳气虚弱，心脉失养证，症见脉结代，心动悸，虚羸少气，舌光少苔，或质干而瘦小者；及虚劳肺痿，症见干咳无痰，或咳吐涎沫，量少，形瘦短气，虚烦不眠，自汗盗汗，咽干舌燥，大便干结，脉虚数者。

西医功能性心律不齐、冠心病、风湿性心脏病、病毒性心肌炎、甲状腺功能亢进等病可参考此方。

【方解】本方是《伤寒论》治疗心动悸、脉结代的名方。其证是由伤寒汗、吐、下或失血后，或杂病阴血不足，阳气不振所致。阴血不足，血脉无以充盈，加之阳气不振，无力鼓动血脉，脉气不相接续，故脉结代；阴血不足，心体失养，或心阳虚弱，不能温养心脉，故心动悸。治宜滋心阴，养心血，益心气，温心阳，以复脉定悸。方中重用生地黄滋阴养血为君，《名医别录》谓地黄“补五脏内伤不足，通血脉，益气力”。配伍炙甘草、人参、大枣益心气，补脾气，以资气血生化之源；阿胶、麦冬、麻仁滋心阴，养心血，充血脉，共为臣药。佐以桂枝、生姜辛行温通，温心阳，通血脉，诸厚味滋腻之品得姜、桂则滋而不腻。用法中加清酒煎服，以清酒辛热，可温通血脉，以行药力，是为使药。诸药合用，滋而不腻，温而不燥，使气血充足，阴阳调和，则心动悸、脉结代，皆得其平。虚劳肺痿属气阴两伤者，使用本方，是用其益气滋阴而补肺，但对阴伤肺燥较甚者，方中姜、桂、酒应减少用量或不用，因为温药毕竟有耗伤阴液之弊，故应慎用。本方与生脉散均有补肺气，养肺阴之功，可治疗肺之气阴两虚，久咳不已。

【文献摘要】

（1）《医方考》："心动悸者，动而不自安也，亦由真气内虚所致。补虚可以去弱，故用人参、甘草、大枣；温可以生阳，故用生姜、桂枝；润可以滋阴，故用阿胶、麻仁；而生地、麦冬者，又所以清心而宁悸也。"

（2）《医方集解》："此手足太阴药也。人参、麦冬、甘草、大枣益中气而复脉；生地、阿胶助营血而宁心；麻仁润滑以缓脾胃；姜、桂辛温以散余邪；加清酒以助药力也。"

（3）《绛雪园古方选注》："人参、麻仁之甘以润脾津；生地、阿胶之咸苦，以滋肝液；重用地、冬浊味，恐其不能上升，故君以炙甘草之气厚、桂枝之轻扬，载引地、冬上承肺燥，佐以清酒芳香入血，引领地、冬归心复脉；仍使以姜、枣和营卫，则津液悉上供于心肺矣。脉络之病，取重心经，故又名复脉。"

（4）《血证论》："此方为补血之大剂。姜、枣、参、草中焦取汁，桂枝入心化气，变化而赤；然桂性辛烈能伤血，故重使生地、麦冬、芝麻以清润之，使桂枝雄烈之气变为柔和，生血而不伤血；又得阿胶潜伏血脉，使输于血海，下藏于肝。合观此方，生血之源，导血之流，真补血之第一方，未可轻议加减也。"

(5)《成方便读》:“方中生地、阿胶、麦冬补心之阴;人参、甘草益心之阳;桂枝、生姜、清酒以散外来寒邪;麻仁、大枣以润内腑之枯槁。”

【科学研究】

(1)有研究将262例心律失常患者随机分为观察组142例口服炙甘草汤加味和对照组120例口服胺碘酮,2周后结果显示观察组治愈53例,好转58例,无效31例;对照组治愈33例,好转49例,无效38例。两组临床疗效具有统计学差异(P<0.05)。

(2)通过观察炙甘草汤对室性早搏患者的影响,将72例室性早搏患者随机分为观察组和对照组各36例,观察组给予炙甘草汤加减治疗,对照组口服胺碘酮片治疗,4周后显示观察组总有效率为91.67%,显著高于对照组72.22%,两组比较具有统计学差异(P<0.05)。

(3)有研究使用炙甘草汤临证加减治疗52例月经失调属气虚血少证患者。结果显示痊愈30例,显效17例,无效5例,总有效率为90.38%。提示细涩结代之脉多为心之气血亏虚,结合月经色淡、质稀、量少及周身乏力,气虚血少证凿,从心论治,遣方用药,随证出入。

(4)有研究通过炙甘草汤临证加减治疗化疗后胃肠道功能紊乱21例。结果显效12例(57.1%),有效9例(42.9%),总有效率为100%。获效时间最短者2天,最长者5天,平均3.5天。该方可兼补脾胃气血阴阳,与肿瘤患者化疗后气血阴阳亏虚兼有瘤邪不祛,致全身气机紊乱,脾胃升降失调之病机相合。

(5)有研究指出气虚血少而呈现“脉结代,心动悸”的精神疾病,如有焦虑性神经病、分裂情感性精神病、隐匿性忧郁症、狂躁抑郁性精神病抑郁状态、席汉综合征等表现的患者均应用炙甘草汤加减治疗，取得了可喜的效果。

【国医经验】本方来自于《伤寒论》，具有益气滋阴，通阳复脉之效。主治阴血不足，阳气虚弱证。临床上，本方常用于功能性心律不齐、期外收缩、冠心病、风湿性心脏病、病毒性心肌炎、甲状腺功能亢进等而有心悸气短、脉结代等属阴血不足，阳气虚弱者。本方为阴阳气血并补之剂。刘老在运用此方时，常独取炙甘草一药用之。炙甘草甘，平，归心、肺、脾、胃经，具有补脾和胃，益气复脉之效，较甘草更具补益之效。临床上，刘老运用炙甘草，一来缓解心悸不适症状，二来养心益脉，再则调和诸药。刘老用方中一味药以配伍使用，可用于各种虚实所致的心胸不适症状。且根据临床经验，对于老年心脏疾病患者，常将炙甘草与祛痰、化瘀之品连用。因痰瘀互结是老年患者心血管疾病常见证型，患者年老，脏腑衰弱，气血运行不畅，且久病入络，易致瘀血内生，而瘀血可变生痰饮。刘老常将炙甘草与白附片、胆南星、川芎合用。白附片性温，可温化痰浊，《名医别录》记载“主心痛血痹”，与原方中桂枝有相似作用。胆南星性凉，亦具化痰之效，《本草再新》曰之：“入心、肝、肺三经。”入心经与本病相关，肝、肺与气血运行有关，两药用之，寒温相济，共奏化痰之功，配合川芎以助活血之效。以上四味药，临床可辨证使用。

【医案举隅】

初诊：杨某，男，62 岁，务农，2016 年 8 月初诊。

患者 3 年前无明显诱因出现胸部隐痛，心慌胸闷，就诊于贵州医科大学附属医院，诊断为“冠状动脉粥样硬化性心脏病”，长期服用单硝酸异山梨酯片、阿司匹林肠溶片及硝酸甘油片等治疗，上症反复发作，且日益加重，多次住院治疗，今为求中医治疗就诊于我院国医堂门诊。症状表现为胸闷，心悸，偶有胸部隐痛，口干，肢软乏力，易累，舌红，苔薄黄，脉细数。诊断为“胸痹”，治以益气滋阴，通阳复脉为法，拟方如下：

炙甘草 20g　　生姜 10g　　桂枝 10g
人参 10g　　生地黄 20g　　阿胶 10g
麦门冬 20g　　麻仁 10g　　大枣 10g

二诊：1 个月后复诊，诸症较前缓解，继以益气滋阴，通阳复脉为法，增强通阳行痹之功，拟方如下：

炙甘草 20g　　生姜 10g　　桂枝 10g
人参 10g　　生地黄 20g　　麦门冬 20g
麻仁 10g　　大枣 10g

三诊：3 个月后复诊，药后诸症消失。

【按语】“冠状动脉粥样硬化性心脏病”属于中医“胸痹”等范畴，刘老将其归属于阴血阳气虚弱，心脉失养证，以炙甘草、人参、大枣补益元气，以资气血生化之源；麦冬、生地、麻仁滋阴补血，充脉养心；桂枝、生姜辛行温通，温心阳，通血脉，诸厚味滋腻之品得姜、桂则滋而不腻，诸药合用，使气血充足，阴阳调和，皆得其平。

【参考文献】

[1] 吴芳，李龑，杨舒淳，等.炙甘草汤加减治疗心律失常 80 例疗效观察[J].中外医学研究，2013（31）：158-159.

[2] 杨晋东.炙甘草汤治疗室性早搏 36 例临床观察[J].内蒙古中医药，2010，29（14）：9-10.

［3］赵静，夏阳．炙甘草汤加减治疗月经失调 52 例［J］．四川中医，2010（3）：88–89.

［4］张晓芸，王兴华．炙甘草汤加减治疗化疗后胃肠道功能紊乱 21 例［J］．山东中医杂志，2014（9）：746.

［5］丁德正．炙甘草汤在精神疾病中的运用［J］．河南中医，2010，30（4）：325–327.

73. 知柏地黄丸

【出处】明·吴崑《医方考》。

【组成】知母、黄柏、熟地黄、山茱萸、牡丹皮、山药、茯苓、泽泻。

【功用】滋阴降火。

【主治】

中医主治肝肾阴虚，虚火上炎证，症见头目昏眩，耳鸣耳聋，五心烦热，腰膝酸痛，血淋尿痛，遗精梦泄，骨蒸潮热，咽干口燥，舌红，脉细数者。

西医甲状腺功能亢进、男性不育、肾病综合征、尿路感染、前列腺炎、老年性阴道炎、复发性口腔溃疡、女童性早熟、更年期综合征等病可参考此方。

【方解】本方是在六味地黄丸的基础上加知母、黄柏二味中药而成。肾藏精，为先天之本，肝为藏血之脏，精血互可转化，肝肾阴血不足又常可相互影响。腰为肾之府，膝为筋之府，肾主骨生髓，齿为骨之余，肾阴不足则骨髓不充，故腰膝酸软无力、牙齿动摇、小儿囟门不合；脑为髓海，肾阴不足，不能生髓充脑，肝血不足，不能上荣头目，故头晕目眩；肾开窍于耳，肾阴不足，精不上承，或虚热上扰清窍，故耳鸣耳聋；肾藏精，为封藏之本，肾阴虚则相火内扰精室，故遗精；阴虚生内热，甚者虚火上炎，故骨蒸潮热、消渴、盗汗、小便淋沥、舌红少苔、脉沉细数。治宜滋补肝肾，适当配伍清虚热、泻湿浊之品。方中熟地黄滋阴补肾，益精填髓，为君药。山茱萸、山药补肾固精，益气养阴，而助熟地黄滋肾补阴；知母甘寒，质润，清虚热、滋肾阴；黄柏苦寒，泻虚火、坚真阴，配合熟地黄以滋阴降火，诸药合为臣药。茯苓健脾渗湿；泽泻利水清热；丹皮清热凉血，三药合用，补中有泻，补而不腻，共为佐药。诸药配合，具有滋阴降火之功效。

【文献摘要】

（1）《医方考》："肾劳，背难俯仰，小便不利，有余沥，囊湿生疮，小腹里急，便赤黄者，六味地黄丸加黄柏知母方主之。"

（2）《世医得效方》："治老年人血虚火动头痛，生地黄酒洗三钱，山药、丹皮各一钱五分，山萸、白茯苓、泽泻、黄柏、知母各一钱，右挫散，水二盏，煎七分，温服。"

【科学研究】

（1）有研究探讨知柏地黄丸治疗甲状腺功能亢进的疗效，以及对血清抗氧化指标的影响。试验组采用知柏地黄丸联合丙硫氧嘧啶治疗，对照组采用丙硫氧嘧啶治疗，结果表明知柏地黄丸联合丙硫氧嘧啶治疗甲亢能更好地改善患者的临床症状、血清甲状腺素的水平和血清抗氧化指标的活性。

（2）通过知柏地黄丸结合生活方式指导对葡萄糖耐量受损（IGT）的干预研究，表明知柏地黄丸短期内能降低 IGT 患者空腹及餐后血糖，独立于生活方式干预以外，且知柏地黄丸可减少 2 型糖尿病高危人群的心脑血管疾病的危险因子，预防心脑血管事件的发生。

（3）有研究观察泼尼松联合知柏地黄丸治疗女性免疫性不孕的疗效。对照组给予泼尼松治疗，试验组给予泼尼松联合知柏地黄丸治疗，观察并对比两组治疗后抗精子抗体和抗子宫内膜抗体转阴率及妊娠率，结果其转阴率及妊娠率均高于对照组，提示泼尼松联合知柏地黄丸治疗女性免疫性不孕可提高治疗效果。

（4）有研究采用知柏地黄丸联合抗感染药物治疗精液液化不良患者76例，给予知柏地黄丸8丸/次，3次/天，口服；有明显脓球及膀胱刺激征者，给予培氟沙星胶囊或氧氟沙星片口服；无明显上述症状者，可给予沙霉素口服。1个月为1个治疗周期，每周期后，检查精液情况，共治疗3个月。治疗结束后，对比4次精液分析结果及症状改善情况，结果有效率为88.2%。

（5）有研究观察知柏地黄丸和滋肾育胎丸序贯口服治疗肾虚型单纯型子宫内膜增生症的临床疗效及其对血液流变学的影响。结果表明两药序贯治疗肾虚型单纯型子宫内膜增生症可改善血液流变学指标，调整月经周期，减少月经量，降低复发率，平衡肾阴肾阳，固本培元，疗效确切。

【国医经验】本方出自《医方考》，主治肝肾阴虚，虚火上炎证。临床上，高血压、糖尿病、结核、甲状腺功能亢进、更年期综合征等证属肝肾阴虚，虚火上炎者均可加减使用。本方是在六味地黄丸的基础上加上黄柏、知母，在滋补肝肾的作用上，加强其养阴清热之效。对于此方，刘老常取方中知母、黄柏、熟地黄三药用之。熟地黄甘，微温，归肝、肾经，补阴血，益肾精，《本草正》："熟地黄性平，气味纯静，故能补五脏之真阴。"故其是补阴常用药。黄柏苦，寒，可入肾经，故其亦能降火以坚阴，如《本草正》所言："黄檗，性寒润降，去火最速，丹溪言其制伏龙火，补肾强阴。"知母苦、甘，寒，亦入肾经，《本草通玄》："知母苦寒，气味俱厚，沉而下降，为肾经本药。故能泻无根之肾火，治命门相火有余。"黄柏、知母常相须为用，以增强滋阴降火之效，朱震亨："黄檗，走至阴，有泻火补阴之功，非阴中之火，不可用也。得知母滋阴降火。"《本草纲目》："古书言知母佐黄檗滋阴降火，有金水相生之义，黄檗无知母，犹水母之无虾也。盖黄檗能治膀胱命门中之火，知母能清肺金，滋肾水之化源。"此三味药滋阴为主，以培其本，佐以降火，以清其源，培本清源，两相兼顾。

【医案举隅】

初诊：谭某，男，45岁，职员，2016年3月初诊。

患者5个月前无明显诱因出现颈前肿大，双眼突出，肢软乏力，盗汗，烦躁易怒，消瘦等症，就诊于我院内分泌科门诊，经查甲状腺功能及甲状腺抗体等后诊断为"甲状腺功能亢进症"，予抗甲状腺药物治疗后上症逐渐减轻，今为求中医治疗就诊于我院国医堂门诊。症状表现为颈前肿大，乏力，盗汗，五心烦热，消瘦，嗜睡，舌红，苔薄黄，脉细数。诊断为"瘿病"，治以滋阴降火为法，拟方如下：

知母 20g	黄柏 20g	熟地黄 20g
山茱萸 10g	牡丹皮 20g	山药 15g
茯苓 10g	泽泻 10g	山慈菇 6g

二诊：1个月后复诊，诸症较前缓解，继以滋阴降火为法，增强清热之功，拟方如下：

知母 20g	黄柏 20g	熟地黄 20g
山茱萸 10g	牡丹皮 20g	山药 15g
茯苓 10g	泽泻 10g	夏枯草 20g

三诊：3个月后复诊，药后诸症消失。

【按语】“甲状腺功能亢进症”属于中医“瘿病”等范畴，刘老将其归属于肝肾阴虚证。予熟地黄，滋阴补肾，益精填髓；山茱萸、山药补肾固精，益气养阴，且助熟地黄滋补肾阴；知母甘寒质润，清虚热，滋肾阴；黄柏苦寒，泻虚火，坚真阴，配合熟地黄以滋阴降火；茯苓健脾渗湿；泽泻利水清热；丹皮清泄肝肾，三药合用，使补中有泻，补而不腻；山慈菇、夏枯草有散结之功。诸药配合，共奏滋阴降火之功。辨证准确，二诊后诸症缓解，故在上方基础上加减治疗。三诊后诸症缓解。

【参考文献】

[1] 邱堃，饶惠民，孙羽，等. 知柏地黄丸对甲状腺功能亢进症患者抗氧化指标的影响［J］. 医学综述，2012，18（21）：3699-3701.

[2] 龚敏，白春英，赵英英，等. 知柏地黄丸对葡萄糖耐量受损的干预作用［J］. 中国中医药信息杂志，2013，20（8）：72-73.

[3] 王为民，丁美玲，帅跃周. 泼尼松联合知柏地黄丸治疗女性免疫性不孕临床观察［J］. 临床合理用药杂志，2012，5（4）：81.

[4] 陈四喜，高伟，于常虎，等. 知柏地黄丸联合氧氟沙星治疗精液液化不良［J］. 实用医药杂志，2013，30（6）：493-494.

[5] 周征，雷洁莹，陈小燕. 知柏地黄丸和滋肾育胎丸序贯治疗单纯型子宫内膜增生症疗效观察［J］. 福建中医药，2013，44（5）：12-14.

74. 苓甘五味姜辛汤

【出处】东汉·张仲景《金匮要略》。

【组成】茯苓、甘草、干姜、细辛、五味子。

【功用】温肺化饮。

【主治】

中医主治寒饮内停之咳逆，症见咳嗽痰稀，喜唾，胸满喘逆，舌苔白滑，脉沉迟者。

西医慢性支气管炎、肺气肿等病可参考此方。

【方解】本方证多因脾阳不足，寒从中生，聚湿成饮，寒饮犯肺所致，此即"形寒寒饮则伤肺"之义。寒饮停肺，宣降违和，故咳嗽痰多、痰清稀色白；饮阻气机，故胸满不舒；饮邪犯胃，则喜唾涎沫。治当温阳化饮。方以干姜为君，既温肺散寒以化饮，又温运脾阳以化湿。臣以细辛，取其辛散之性，温肺散寒，助干姜温肺散寒化饮之力；复以茯苓健脾渗湿，化饮利水，一以导水饮之邪从小便而去，一以杜绝生饮之源，合干姜温化渗利，健脾助运。为防干姜、细辛耗伤肺气，又佐以五味子敛肺止咳，与干姜、细辛相伍，一温一散一敛，使散不伤正，敛不留邪，且能调节肺司开合之职，为仲景用以温肺化饮的常用组合。使以甘草和中调药。

【文献摘要】

（1）《金匮要略心典》卷中："服前汤（桂苓五味甘草汤）已，冲气即低，而反更咳胸满者，下焦冲逆之气即伏，而肺中伏匿之寒饮续出也，故去桂之辛而导气，加干姜、细辛之辛而入肺者，合茯苓、五味、甘草消饮驱寒，以泄满止咳也。”

（2）《金匮要略·痰饮咳嗽病脉证并治》：“咳逆倚息不得卧，小青龙汤主之。青龙汤下已，多唾口燥，寸脉沉，尺脉微，手足厥逆，气从小腹上冲胸咽，手足痹，其面翕热如醉状，因复下流阴股，小便难，时复冒者，与茯苓桂枝五味甘草汤治其气冲。冲气即低，而反更咳，胸满者，用桂苓五味甘草汤去桂，加干姜、细辛，以治其咳满。”

【科学研究】

（1）有研究观察苓甘五味姜辛汤加味治疗寒饮内停型慢性阻塞性肺疾病急性加重期（AECOPD）患者的临床疗效。结果显示，治疗组显效率、有效率均明显高于对照组（$P<0.05$），治疗组咳嗽、咯痰、短气及喘促中医证候评分改善程度均明显高于对照组（$P<0.05$），具有统计学意义。表明苓甘五味姜辛汤加味治疗 AECOPD 效果理想。

（2）通过观察加味苓甘五味姜辛汤联合舒利迭治疗支气管哮喘慢性持续期痰哮证的临床疗效及对白细胞介素（IL）–4、IL–10、IL–13、IL–17 水平的影响。结果表明加味苓甘五味姜辛汤联合舒利迭治疗支气管哮喘慢性持续期痰哮证患者，能进一步控制哮喘发作情况，减轻临床症状，改善肺功能，提高临床疗效。

（3）有研究用中药苓甘五味姜辛汤加味对 50 例受氩氦刀冷冻手术术后咳嗽的小细胞肺癌患者进行治疗。咳嗽及临床体征消失，内伤咳嗽在 2 周以上未发作者为临床治愈；好转：咳嗽减轻，痰量减少；未愈：症状无明显改变。服药 3 天，50 例患者中治愈 39 例，占 78%；好转 9 例，占 18%，总有效率 96%。

（4）有临床研究用苓甘五味姜辛汤加减治疗感染后咳嗽患者 60 例，中医辨证属寒饮内停者。结果显示，治疗组总有效率为 83.33%，对照组总有效率为 60.00%，两组患者疗效比较，差异有统计学意义（$P<0.05$），提示苓甘五味姜辛汤能对感染后咳嗽有明显的改善作用。

（5）有研究检测苓甘五味姜辛汤治疗后寒饮伏肺型哮喘模型大鼠中磷酸化的 CREB（p–CREB）及黏蛋白 5AC（MUC5AC）mRNA 的表达和蛋白相对表达量的变化及其作用机制。表明具有温肺化饮功效的苓甘五味姜辛汤可以调节寒饮伏肺型哮喘模型大鼠 p–CREB 和 MUC5AC 的正常分泌，增加气道液体的分泌，从而起到治疗哮喘的作用。

【国医经验】苓甘五味姜辛汤记载于《金匮要略》，本方具有温肺化饮之功效，故主治寒饮咳嗽，症见咳嗽量多，清稀量白，或喜唾涎沫，胸满不舒，舌苔白滑，脉弦滑。现代常用于治疗慢性支气管炎、肺气肿、慢阻肺、哮喘等辨证属寒饮者。刘老则取方中干姜、细辛、五味子用之。干姜味辛，性热，归脾、胃、心、肺经，具有温中散寒，回阳通脉，燥湿消痰，温肺化饮之效，《本经》："主胸满咳逆上气，温中，止血，出汗，逐风湿痹，肠澼下痢。生者尤良。"细辛味辛，性温，归肺、肾、心经，有温肺止咳之效，《神农本草经》："主咳逆。"《难经》中曰："形寒饮冷则伤肺。"且"病痰饮者，当以温药和之"，故取两温药以温肺化饮。五味子酸、甘、温，入肺、心、肾经，取五味子有如下含义：一则，五味子酸、温，其可助干姜、细辛温而化痰，同时酸主收敛，与辛相对，使得散中有收，敛肺以增强止咳平喘之功；二则，五味子味甘，甘能补益，其可补肺气。三药可归肺、肾经，刘老认为肺为气之主，肾为气之根，三药相用，兼顾肺肾，即可宣肺止咳，纳肾平喘。

【医案举隅】

初诊：刘某，男，63岁，务农，2016年11月初诊。

患者3年前因受凉出现咳嗽，咳痰，痰白稀量多，胸满喘逆，自行服用感冒药后缓解，后上症反复发作，且日益加重。就诊于贵州省人民医院，经胃镜诊断为“慢性阻塞性肺疾病”，并予以抗感染及止咳化痰药物治疗后好转，但未治愈，今为求中医治疗就诊于我院国医堂门诊。症状表现为咳嗽，咳痰，痰白稀量多，胸满喘逆，易累，舌淡，苔白腻，脉滑。诊断为“肺胀”，治以温肺化饮为法，拟方如下：

茯苓10g　　甘草10g　　干姜10g
细辛6g　　五味子10g　　紫菀20g
款冬花20g　　桔梗10g　　蜜麻黄6g

二诊：1个月后复诊，诸症较前缓解，继以温肺化饮为法，增强止咳化痰之功，拟方如下：

茯苓10g　　甘草10g　　干姜10g
细辛6g　　五味子10g　　紫菀20g
款冬花20g　　桔梗10g　　白附片10g（先煎）

三诊：3个月后复诊，药后诸症消失。

【按语】“慢性阻塞性肺疾病”属于中医“肺胀”等范畴，刘老将其归属于寒饮内停证，干姜温肺散寒化饮，细辛温肺散寒，茯苓健脾渗湿，五味子敛肺止咳，甘草和中调药，少佐黄芩清上焦余邪。辨证准确，二诊后诸症缓解，故在上方基础上加减治疗。三诊后诸症缓解。本证一因风寒之邪犯肺，肺失宣降，化生寒饮；二因脾阳不足，寒从中生，聚湿成饮，寒饮犯肺所致。寒饮蕴肺型咳嗽患者往往外寒相加与自身虚寒兼而有之，肺脾二脏常相因为病。而治疗久咳属风寒流连、饮聚于肺者，非用辛温宣散、化痰蠲饮之剂不可。

【参考文献】

［1］余白桦，张丹芳，陈瑞发．苓甘五味姜辛汤加味治疗慢性阻塞性肺疾病临床研究［J］．河南中医，2016，36（5）：768–770.

［2］周松晶，李玉玲，史佳．加味苓甘五味姜辛汤对支气管哮喘慢性持续期痰哮证患者炎症因子的影响［J］．中国实验方剂学杂志，2017（4）：198–202.

［3］左明焕，李泉旺，胡凯文．苓甘五味姜辛汤加味治疗老年非小细胞肺癌氩氦刀冷冻术后咳嗽的临床观察［J］．现代中医临床，2009，16（6）：19.

［4］孙雪松．苓甘五味姜辛汤加减治疗感染后咳嗽 60 例［J］．中国民间疗法，2015（6）：43–44.

［5］李荣科，李岩，安耀荣，等．苓甘五味姜辛汤对哮喘大鼠中 p–CREB、MUC5ACmRNA 的表达和蛋白相对表达量的影响［J］．时珍国医国药，2016（9）：2126–2129.

75. 苓桂术甘汤

【出处】东汉·张仲景《金匮要略》。

【组成】茯苓、桂枝、白术、甘草。

【功用】温阳化饮，健脾利湿。

【主治】

中医主治中阳不足之痰饮，症见胸胁支满，目眩心悸，短气而咳，舌苔白滑，脉弦滑或沉紧者。

西医慢性支气管炎、心源性水肿、慢性肾小球肾炎水肿、神经官能症等病可参考此方。

【方解】本方所治痰饮乃中阳素虚，脾失健运，气化不利，水湿内停所致。盖脾主中州，职司气化，为气机升降之枢纽，若脾阳不足，健运失职，则湿滞而为痰为饮。而痰饮随气升降，无处不到，停于胸胁，则见胸胁支满；阻滞中焦，清阳不升，则见头晕目眩；上凌心肺，则致心悸、短气而咳；舌苔白滑，脉沉滑或沉紧皆为痰饮内停之征。仲景云："病痰饮者，当以温药和之。"故治当温阳化饮，健脾利水。本方重用甘淡之茯苓为君，健脾利水，渗湿化饮，既能消除已聚之痰饮，又善平饮邪之上逆。桂枝为臣，功能温阳化气，平冲降逆。苓、桂相合为温阳化气，利水平冲之常用组合。白术为佐，功能健脾燥湿，苓、术相须，为健脾祛湿的常用组合，在此体现了治生痰之源以治本之意，桂、术同用，也是温阳健脾的常用组合。炙甘草用于本方，其用有三：一可合桂枝以辛甘化阳，以襄助温补中阳之力；二可合白术益气健脾，崇土以利制水；三可调和诸药，功兼佐使之用。

【文献摘要】

（1）《金匮要略·痰饮咳嗽病脉证并治》："心下有痰饮，胸胁支满，目眩，苓桂术甘汤主之。夫短气有微饮，当从小便去之，苓桂术甘汤主之；肾气丸亦主之。"

（2）《医宗金鉴·删补名医方论》卷五："《灵枢》谓心胞络之脉动则病胸胁支满者，谓痰饮积于心胞，其病则必若是也。目眩者，痰饮阻其胸中之阳，不能布津于上也。茯苓淡渗，遂饮出下窍，因利而去，故用以为君。桂枝通阳输水走皮毛，从汗而解，故以为臣。白术燥湿，佐茯苓消痰以除支满。甘草补中，佐桂枝建土以制水邪也。"

【科学研究】

（1）有研究通过观察苓桂术甘汤含药血清对转化生长因子-β1（Transforming growth factor，TGF-β1）诱导的大鼠心肌细胞 H9c2 凋亡的影响，探讨苓桂术甘汤抗心肌细胞凋亡的机制。结果表明，苓桂术甘汤含药血清能够明显抑制 TGF-β1 诱导的大鼠心肌细胞 H9c2 的凋亡，该作用与其抑制半胱氨酸蛋白酶-3 和半胱氨酸蛋白酶-8 表达有关。

（2）通过苓桂术甘汤对过敏性鼻炎的抗过敏作用及机制的研究，表明苓桂术甘汤可改善过敏性鼻炎的症状，其作用机制可能与升高白细胞介素-2（IL-2）水平，降低血清 IL-4 水平，减少组织中嗜酸细胞、肥大细胞释放等有关。

（3）有临床研究用苓桂术甘汤治疗神经衰弱（痰湿内停证）。结果显示，苓桂术甘汤治疗组临床总有效率为 94.4%，对照组临床总有效率为 65.6%。在改善神经衰弱症状群方面和中医证候积分方面，治疗组也优于对照组。提示苓桂术甘汤治疗神经衰弱（痰湿内停证）有良好的临床疗效。

（4）有研究用苓桂术甘汤配合化学疗法治疗肺癌胸水。分为治疗组和对照组，两组肺癌常规化疗，治疗组在对照组治疗的基础上加用苓桂术甘汤治疗，观察治疗前后胸水改善情况。结果显示，治疗组有效率为76.67%，对照组有效率为46.67%，表明苓桂术甘汤配合化疗治疗肺癌胸水疗效可靠。

（5）有研究用苓桂术甘汤治疗寒湿凝滞型慢性盆腔炎。结果显示，甲硝唑联合左氧氟沙星组总有效率68%；苓桂术甘汤组总有效率90%，两组比较差异有统计学意义。提示苓桂术甘汤治疗寒湿凝滞型慢性盆腔炎效果显著，副作用少。

【国医经验】苓桂术甘汤记载于《伤寒论》《金匮要略》，全方具有温阳化饮，健脾利湿之功效，主治中阳不足之痰饮。临床常用于治疗慢性支气管炎、支气管哮喘、心源性水肿、慢性肾小球肾炎水肿、梅尼埃病、神经官能症等属水饮停于中焦者。此方亦是刘老治疗水肿的常用方。茯苓甘、淡，平，可入脾、肾两经。《本经》曰："利小便。"《汤液本草》："茯苓，伐肾邪，小便多能止之，小便涩能利之。"故患者小便多或少均可配伍使用。白术甘、苦，温，入脾、胃经，亦有健脾燥湿，利尿之效。《药性论》中曰之："治水肿胀满。"《日华子本草》："治水气，利小便。"用茯苓、白术两药一举两得，标本兼治，渗湿利尿以治标，健脾制水以治本。标重者，乃加车前草、泽泻以增利水之功。刘老遵得《素问·灵兰秘典论》谓："膀胱者，洲都之官，津液藏焉，气化则能出矣。"故刘老仍保留桂枝，以助膀胱气化而通小便。同时水肿属于广义"痰饮"，"病痰饮者，当以温药和之"，故配桂枝温化痰饮，对于阳虚甚者，刘老常以白附片合用或替之，以增温阳化饮之效。炙甘草，有补益之效，同时《名医别录》曰："温中下气。"故用之使得气以下，助水以出。同时，刘老认为，痰瘀常相互交杂，痰可致瘀，瘀可化痰，两邪常同时相见，故对于水肿病人，刘老常配伍当归、川芎以活血通络，瘀血甚者，则加虫类药以增化瘀之功。

【医案举隅】

初诊：陈某，男，72岁，退休，2016年11月初诊。

患者10年前无明显诱因出现胸部隐痛，心慌，心悸，乏力，就诊于贵州省人民医院，诊断为"冠状动脉粥样硬化性心脏病"，予强心药物治疗后好转，长期服用单硝酸异山梨酯片、硝酸甘油片等控制症状，后上症反复发作，日益加重，并间断出现双下肢水肿，今为求中医治疗就诊于我院国医堂门诊。症状表现为心慌，心悸，乏力，活动后尤甚，偶有胸部隐痛，双下肢水肿，舌淡，苔白，脉细。诊断为"胸痹"，治以温阳化饮，健脾利湿为法，拟方如下：

茯苓10g	桂枝10g	白术10g
甘草6g	胆南星10g	薤白10g
川芎10g	木香10g	白附片10g（先下）

二诊：1个月后复诊，诸症较前缓解，继以温阳化饮，健脾利湿为法，增强行痹利水之功，拟方如下：

茯苓10g	桂枝10g	白术10g
甘草6g	胆南星10g	薤白10g
川芎10g	白附片10g（先下）	泽兰10g

三诊：3个月后复诊，药后诸症消失。

【按语】"冠状动脉粥样硬化性心脏病"属于中医"胸痹"等范畴，刘老将其归属于中阳不足证。予桂枝温阳化气，散寒止痛，茯苓健脾利水，养心安神，白术健脾燥湿，解除胀满，合用具有温阳利水，散寒培中等作用。辨证准确，二诊后诸症缓解，故在上方基础上加减治疗。三诊后诸症缓解。本病由心、脾、肾阳虚，水气不化而内停，成痰成饮，上凌无制为患。心阳虚衰，坐镇无权，水气上冲，则见胸痛、心悸、气短等心病证候。因此，在治疗水气上充之心衰，首选“苓桂术甘汤”，一是温阳下气而治心悸、胸满，二是利小便以消阴水而治痰饮咳逆。

【参考文献】

［1］许闪，王靓，黄金玲，等.苓桂术甘汤含药血清对TGF-β1诱导的大鼠心肌细胞株H9c2凋亡的影响［J］.中药药理与临床，2016，32(3)：4-8.

［2］徐慧贤，阮岩，孟瑜，等.苓桂术甘汤对鼻超敏大鼠的抗过敏作用及机制研究［J］.广州中医药大学学报，2016，33(4)：531-535.

［3］王书浩，曾强.苓桂术甘汤治疗神经衰弱疗效观察［J］.广州医药，2013，44(5)：49-51.

［4］刘俊保.苓桂术甘汤配合化学疗法治疗肺癌胸水30例［J］.河南中医，2013，33(1)：19-20.

［5］曾琼连，梁燕.苓桂术甘汤治疗寒湿凝滞型慢性盆腔炎的临床观察［J］.中国中医药现代远程教育，2016，14(1)：53-54.

76. 金铃子散

【出处】宋·王怀隐等《太平圣惠方》。

【组成】金铃子、玄胡。

【功用】疏肝泄热，活血止痛。

【主治】

中医主治肝郁化火证，症见心胸胁肋脘腹诸痛，时发时止，口苦，舌红苔黄，脉弦数者。

西医慢性胃炎、消化性溃疡、功能性消化不良、胃癌等病可参考此方。

【方解】本方证乃由肝郁气滞，郁而化火所致。肝藏血，主疏泄，性喜条达而恶抑郁。肝郁气滞，疏泄失常，血行不畅，不通则痛，故见心腹胁肋诸痛；疼痛随情志变化而波动，故时发时止；气郁化火，故见口苦、舌红苔黄、脉弦数。治宜疏肝清热，活血止痛。方中金铃子（即川楝子）味苦性寒，善入肝经，疏肝气，泻肝火，为君药。延胡索辛苦而温，行气活血，长于止痛，为臣药。服本方可使肝郁解而热自清，气血行而疼痛止，为治疗肝郁化火诸痛证的代表方剂。

【文献摘要】

（1）《太平圣惠方》："热厥心痛，或作或止，久不愈者。"

（2）《绛雪园古方选注》："金铃子散，一泄气分之热，一行血分之滞。"

（3）《雷公炮炙论》："心痛欲死，速觅延胡。洁古复以金铃治热厥心痛。《经》言诸痛皆属于心，而热厥属于肝逆，金铃子非但泄肝，功专导去小肠、膀胱之热，引心包相火下行；延胡索和一身上下诸痛。"

【科学研究】

（1）有研究观察金铃子散及各单味药对小鼠镇痛抗炎作用的影响。结果显示，热板法各组均能明显提高小鼠的痛阈值，对醋酸所致的扭体也有明显的抑制作用，对二甲苯所致的耳廓肿胀也有明显的抑制作用。提示金铃子散效果优于单方；单方药物中醋延胡索的镇痛抗炎作用最强。

（2）通过探讨金铃子散合四逆散加减在气滞血瘀型子宫内膜异位症所致不孕症治疗中的应用价值。随机将患者分为对照组及治疗组，对照组接受西药治疗，治疗组接受金铃子散合四逆散加减治疗。结果表明金铃子散合四逆散加减可有效地改善气滞血瘀型子宫内膜异位症所致不孕症患者的临床治疗效果。

（3）有研究观察金铃子散水煎液的镇痛作用。采用热板法及醋酸扭体法建立小鼠疼痛模型，观察金铃子散水煎液对热板法所致小鼠出现舔足时间（痛阈值）及醋酸扭体法所致小鼠扭体次数的影响。结果显示，金铃子散水煎液高剂量组可使热板法小鼠痛阈值明显延长，醋酸所致小鼠扭体次数明显减少，表明金铃子散水煎液具有镇痛作用。

（4）有研究用金铃子散治疗萎缩性胃炎患者 50 例，有良好的治疗效果，提示金铃子散能维持胃黏膜的完整性，增强局部免疫力，促进胃黏膜再生，从而改善患者的临床症状，达到治疗萎缩性胃炎的目的，更可以降低胃癌的发生率。

【国医经验】本方出自《太平圣惠方》，录自《袖珍方》："热厥心痛，或作或止，久不愈者。"具有行气疏肝泄热，活血止痛之功效，《绛雪园古方选注》曰："金铃子散，一泄气分之热，一行血分之滞。"可主治肝气郁结、气郁化火之肝郁化火证，是治疗由肝郁化火所致心胸胁肋脘腹诸痛的代表方剂。现代常用于治疗慢性肝炎、慢性胆囊炎、胆石症、慢性胃炎、消化性溃疡等病属于肝郁化火者。刘老在此方基础上加减使用，肝气不舒者，加之佛手、郁金。佛手味辛、苦，性温，可入肝经，具有疏肝解郁之效，《本草再新》曰："治气舒肝，和胃化痰，破积，治噎膈反胃，消癥瘕瘰疬。"郁金辛、苦，凉，亦可入肝经，有行气解郁，凉血破瘀的作用，《本草备要》："行气，解郁；泄血，破瘀。凉心热，散肝郁。"佛手、郁金是刘老常用的疏肝解郁药对，加入此方用之以增强其疏肝解郁之效。如肝郁甚者，则加入青皮，青皮有破气之功，如《本草汇言》："青橘皮，破滞气，削坚积之药也，凡病郁怒气逆而胁肋刺痛，或疝气冲筑而小腹牵弦，二者乃肝气不和之病也。"刘老注重散收结合，动静相配，故在一众发散疏肝之品中，亦配伍白芍以注重收敛肝阴，防止肝疏太过。对于兼见血瘀者，刘老则配伍当归、川芎，当归有补血之效，使得活血不伤血，川芎亦入肝经，有行气开郁之力，助原方之功。

【医案举隅】

初诊：胡某，男，53 岁，教师，2016 年 3 月初诊。

患者 2 年前无明显诱因感右上腹隐痛，腹胀，纳差，就诊于贵州省人民医院，经穿刺活检后诊断为"原发性肝癌"，行放化疗（具体不详）后症状缓解。后定期复查，未发现复发转移病灶。1月前无明显诱因右上腹隐痛，未经系统诊治，今为求中医治疗就诊于我院国医堂门诊。症状表现为右上腹隐痛，口干口苦，腹胀，嗳气，纳差，舌红，苔薄黄，脉弦数。诊断为“积聚”，治以疏肝泄热，活血止痛为法，拟方如下：

金铃子 15g　　玄胡 10g　　徐长卿 10g
金钱草 20g　　田基黄 10g　　黄连 6g
吴茱萸 3g　　鳖甲 20g（先下）　　莪术 10g

二诊：1个月后复诊，诸症较前缓解，继以疏肝和胃为法，增强清热之功，拟方如下：

玄胡 10g　　徐长卿 10g　　益智仁 10g
金钱草 20g　　田基黄 10g　　黄连 6g
吴茱萸 3g　　鳖甲 20g（先下）　　莪术 10g

三诊：3个月后复诊，诸症明显缓解，继予原方加减。

【按语】“原发性肝癌”属于中医“积聚”等范畴，刘老将其归属于肝郁化火证。川楝子苦寒，有小毒，泄气分之热，理气止痛；延胡索气味辛温，无毒，行血气之滞。二药相配，一寒一温，一气一血，合用后能气行血畅，疼痛自止。辨证准确，二诊后诸症缓解，故在上方基础上加减治疗。三诊后诸症缓解。患者久病，肝脏功能受损，肝失疏泄，气滞血瘀，不通则痛，通过促进血行、消散瘀血可达到缓解疼痛，消癥散结的目的。

【参考文献】

[1] 曹丽娟，韩超，王双华．金铃子散及单味药镇痛抗炎作用的比较[J]．天津药学，2012，24（1）：9-11.

[2] 徐冰．金铃子散合四逆散加减治疗子宫内膜异位症致不孕临床研

究［J］. 陕西中医，2017，38（5）.

［3］赵雪莹，滕林，李冀 . 金铃子散镇痛作用的实验研究［J］. 中医药学报，2012，40（1）：61–62.

［4］黄国和 . 金铃子散治疗萎缩性胃炎的病理观察［J］. 内蒙古中医药，2013，32（29）：17.

77. 青蒿鳖甲汤

【出处】清·吴瑭《温病条辨》。

【组成】青蒿、鳖甲、知母、生地、丹皮。

【功用】养阴透热。

【主治】

中医主治温病后期，邪伏阴分证，症见夜热早凉，热退无汗，舌红少苔，脉细数者。

西医热性病后期、小儿夏季热、肺结核、肾结核、肾盂肾炎等病可参考此方。

【方解】本证多由温病后期，阴虚邪伏所致，治疗以养阴透热为主。人体卫阳之气，日行于表，而夜入于里。阴分本有伏热，阳气入阴则助长邪热，故入夜身热；早晨卫气出于表，阳出于阴，则热退身凉；温病后期，阴液已伤，故见热退无汗。方中鳖甲咸寒，直入阴分，滋阴退热；青蒿苦辛而寒，其气芳香，清热透络，引邪外出。两药相配，滋阴清热，内清外透，使阴分伏热宣泄，共为君药。即如吴瑭自释："此方有先入后出之妙，青蒿不能直入阴分，有鳖甲领之入也；鳖甲不能独出阳分，有青蒿领之出也。"生地甘寒，滋阴凉血；知母苦寒质润，滋阴降火，共助鳖甲以养阴退虚热，为臣药。丹皮辛苦性凉，泄血中伏火，为佐药。诸药合用，共奏养阴透热之功。

【文献摘要】

（1）《温病条辨》："夜热早凉，热退无汗，热自阴来者，青蒿鳖甲汤主之。”

（2）《温病条辨》：“青蒿鳖甲汤，用小柴胡法而小变之，却不用小柴胡之药者，小柴胡原为伤寒立方，疟缘于暑湿，其受邪之源，本自不同，故必变通其药味，以同在少阳一经，故不能离其法。青蒿鳖甲汤以青蒿领邪，青蒿较柴胡力软，且芳香逐秽开络之功，则较柴胡有独胜。寒邪伤阳，柴胡汤中之人参、甘草、生姜皆护阳者也，暑热伤阴，故改用鳖甲护阴，鳖甲乃蠕动之物，且能入阴络搜邪。柴胡汤以胁痛、干呕为饮邪所致，故以姜、半通阳降阴而清饮邪。青蒿鳖甲汤以邪热伤阴，则用知母、花粉以清热邪而止渴，丹皮清少阳血分，桑叶清少阳络中气分。宗古法而变古方者，以邪之偏寒偏热不同也，此叶氏之读古书，善用古方，岂他人之死于句下者，所可同日语哉。”

【科学研究】

（1）有研究用青蒿鳖甲汤加减治疗骨伤科术后发热患者。结果显示，治疗后治疗组发热、五心烦热、心烦盗汗及失眠多梦等中医症状评分均较治疗前明显改善（P 均 <0.05）。提示青蒿鳖甲汤治疗骨伤科术后无菌性发热有较好疗效。

（2）有研究观察用中药加味青蒿鳖甲汤治疗成人 Still 病的临床疗效。选取成人 Still 病 16 例，均用此方药进行加减治疗观察治疗效果。结果：16 例病人痊愈 2 例，好转 10 例，有效 3 例，无效 1 例。表明加味青蒿鳖甲汤治疗成人 Still 病效果可靠。

（3）有研究考察青蒿鳖甲方对肿瘤炎症反应的干预作用，分析其干预作用的量效关系以及君药青蒿及青蒿鳖甲组合在全方中的作用。结果表明，青蒿鳖甲方通过对 TNF-α 和 IL-1β 的调控作用干预肿瘤炎症反应，进而产生抑制肿瘤生长作用。

（4）有研究观察青蒿鳖甲汤治疗阴虚内热型系统性红斑狼疮的疗效及对外周血淋巴细胞亚群的影响。结果表明，青蒿鳖甲汤治疗阴虚内热型系统性红斑狼疮疗效显著，可有效调节Th/Ts比例，促使患者外周血淋巴细胞各亚群比例趋于平衡。

（5）有研究用加味青蒿鳖甲汤治疗晚期肺癌癌性发热的临床效果及应用价值。结果显示加味青蒿鳖甲汤治疗晚期肺癌癌性发热有良好的治疗效果，且患者治疗期间未见明显不良反应。表明晚期肺癌癌性发热采用加味青蒿鳖甲汤治疗，临床疗效确切，副作用少。

【国医经验】本方出自《温病条辨》，具有养阴透热之效，治疗温病后期，邪热内伏证。临床上可用于不明原因的发热，各种传染病恢复期低热，贫血、慢性肾盂肾炎，其他慢性消耗性疾病等证属阴虚火旺者。刘老临床上亦常用此方治疗阴虚内热之证。鳖甲咸寒，入络搜邪，青蒿辛苦寒，咸寒入阴，滋阴退热，辛而有散，清热透络，两药相用，内清外透，使得阴分伏邪有外达之机。如阴伤甚者，刘老常用龟甲替鳖甲，龟甲与鳖甲两者皆咸寒，入肝、肾经，具有滋阴清热之效，然龟甲滋阴优于鳖甲，故可辨证用之。在养阴清热的基础上，刘老常配伍金银花、玄参用之。山银花一来有清热之效；二来虚热郁于内，“火郁发之”，使得伏邪透于肌表；再者，银花苦寒，可防纯用滋阴，滋腻恋邪。玄参一来可清热，二来可助滋阴之品，养元阴抑邪火。正如《本草纲目》曰：“肾水受伤，真阴失守，孤阳无根，发为火病，法宜壮水以制火，故玄参与地黄同功。”《药品化义》：“戴人谓肾本寒，虚则热。如纵欲耗精，真阴亏损，致虚火上炎，以玄参滋阴抑火。”

【医案举隅】

初诊：杨某，女，63 岁，务农，2016 年 7 月初诊。

患者 5 年前无明显诱因出现咳嗽，咳痰，痰中带血，无潮热盗汗，消瘦等症，就诊于贵州省人民医院，诊断为“肺癌”，经放化疗后上症好转。1 月前无明显诱因出现上症反复，未经系统诊治，今为求中医治疗就诊于我院国医堂门诊。症状表现为咳嗽，咳痰，痰白黏带血，潮热盗汗，舌红少苔，脉细数。诊断为“肺积”，治以养阴透热为法，拟方如下：

青蒿 10g	鳖甲 20g（先下）	莪术 10g
知母 20g	生地 20g	丹皮 10g
冬凌草 20g	猫爪草 10g	蜈蚣 4 条

二诊：1 个月后复诊，诸症较前缓解，继以养阴透热为法，增强清热散结之功，拟方如下：

青蒿 10g	鳖甲 20g（先下）	莪术 10g
知母 20g	生地 20g	丹皮 10g
北沙参 20g	麦冬 20g	蜈蚣 4 条

三诊：3 个月后复诊，药后诸症消失。

【按语】“肺癌”属于中医“肺积”等范畴，刘老将其归属气阴两虚证。肺癌患者由于气虚日久，患者经化疗、放疗等，导致阴液亏损，阳亢乘阴，水不制火，从而出现阴虚内热之征，方中鳖甲可入肝经，具有滋阴潜阳，退热除蒸等功效，可有效治疗阴虚发热、虚风内动等症状，青蒿具有清透虚热、凉血除蒸之功效，丹皮具有镇静、解热、降温之功效，知母具有清热泻火之功效，可有效治疗骨蒸潮湿、内热消渴等病症。患者久病咳嗽，肺阴耗伤，加用沙参、麦冬、百合等，可起到润肺止咳之功效，在达到退热除蒸、滋阴潜阳的治疗效果的同时，达到治疗久咳、干咳等目的。

【参考文献】

［1］李远上，蒋伟．青蒿鳖甲汤加减治疗骨伤科术后发热疗效观察［J］．现代中西医结合杂志，2015，24（31）：3496-3499.

［2］李奇，付经栋，龚德．加味青蒿鳖甲汤治疗成人 Still 病疗效观察［J］．光明中医，2009，24（5）：876-877.

［3］钱晓丹，王增，张佳丽，等．青蒿鳖甲方抗肿瘤炎症反应研究［J］．中草药，2013，44（1）：65-69.

［4］高弼虎，刘盼盼，于铁，等．青蒿鳖甲汤治疗阴虚内热型系统性红斑狼疮疗效及对 Th1/Th2 平衡的影响［J］．现代中西医结合杂志，2017，26（3）：322-324.

［5］钱卫东．加味青蒿鳖甲汤治疗晚期肺癌癌性发热的临床价值［J］．深圳中西医结合杂志，2014，24（6）：38-39.

78. 保和丸

【出处】元·朱震亨《丹溪心法》。

【组成】山楂、神曲、半夏、茯苓、陈皮、连翘、莱菔子。

【功用】消食和胃。

【主治】

中医主治食滞胃脘证，症见脘腹痞满胀痛，嗳腐吞酸，恶食呕逆，或大便泄泻，舌苔厚腻，脉滑者。

西医急慢性胃炎、急慢性肠炎、慢性胆囊炎、消化不良、婴幼儿腹泻等属食积内停者皆可参考此方。

【方解】本方证因饮食不节，暴饮暴食所致。《素问·痹论》说："饮食自倍，肠胃乃伤。"若饮食过度，食积内停，气机不畅，则脘腹痞满胀痛；脾胃升降失职，浊阴不降，则嗳腐吞酸、恶食呕逆；清气不升，则大便泄泻等。治宜消食化滞，理气和胃。方中重用酸甘性温之山楂为君，消一切饮食积滞，长于消肉食油腻之积；神曲甘辛性温，消食健胃，长于化酒食陈腐之积；莱菔子辛甘而平，下气消食除胀，长于消谷面之积。三药同用为臣，能消各种食物积滞。食积易于阻气、生湿、化热，故以半夏、陈皮辛温，理气化湿，和胃止呕；茯苓甘淡，健脾利湿，和中止泻；连翘味苦微寒，既可散结以助消积，又可清解食积所生之热，均为佐药。诸药配伍，使食积得化，胃气得和，热清湿去，则诸症自除。由于本方药力和缓平稳，故以"保和"命名。

【文献摘要】

（1）《丹溪心法》卷三：“保和丸，治一切食积。”

（2）《成方便读》卷三：“此为食积痰滞，内瘀脾胃，正气未虚者而设也。山楂酸温性紧，善消腥羶油腻之积，行瘀破滞，为克化之药，故以为君。神曲系蒸窨而成，其辛温之性，能消酒食陈腐之积。莱菔子辛甘下气，而化面积；麦芽咸温，消谷而行瘀积，二味以之为辅。然痞坚之处，必有伏阳，故以连翘之苦寒散结而清热。积郁之凝，必多痰滞，故以二陈化痰而行气。此方虽纯用消导，毕竟是平和之剂，故特谓之保和耳。”

【科学研究】

（1）宋氏用保和丸加减治疗介入化疗后胃肠道反应患者110例。日1剂，从介入前3天开始，连续10剂，同时配合静脉点滴胃复安40mg，日1次。设对照组89例，静脉点滴胃复安40mg，日1次，连续10天。结果：治疗组治愈105人（临床症状消失，饮食正常），好转5人（临床症状明显改善），有效率100%。治疗组的症状消失、正常饮食恢复时间较对照组明显缩短，$P<0.01$。

（2）实验研究表明保和丸及其无糖颗粒剂均能增强肠蠕动频率，无糖颗粒剂还能显著加速小肠推进运动，无糖颗粒剂能促进胃酸分泌，提高胃蛋白酶和胰淀粉酶活性的作用比丸剂更佳。上述结果不仅解释了保和丸的药理作用，且说明无糖颗粒剂这一新剂型较传统的丸剂优越。

（3）有临床研究保和丸加减治疗胃食管反流病的疗效。以44例胃食管反流病患者作为研究对象，随机分为试验组与对照组，各22例。对照组采取常规西医治疗，试验组在对照组基础上使用保和丸治疗。结果发现，治疗后试验组有效率95.45%，高于对照组 81.82%（P<0.05）；试验组胃镜下分级优于对照组（P<0.05）。表明采用保和丸加减治疗胃食管反流病其临床效果显著。

（4）李鲤教授认为饮食不节是椎基底动脉供血不足（VBI）性眩晕发生的病因之一，与脾胃负担过重，肝胆疏泄失司，不能克脾助运有关，病机为虚中夹实，痰瘀内生，故治疗不宜纯补，宜调和中焦，寓补于消。故取保和丸升清降浊、宣通气机、化滞和胃、健脾渗湿之功，灵活加减参以其他治法，促使气血阴阳和谐。

（5）现代中药药理研究表明保和丸方中多味中药，如茯苓、陈皮、连翘、莱菔子均有抗炎、抗病毒、抗菌作用；山楂对体液免疫和细胞免疫有促进作用；而陈皮又兼有抗过敏，调节激素平衡的作用。故运用保和丸治疗小儿反复呼吸道感染，调脾和胃，消食化痰，使食积得消，脾胃功能得复，标本兼顾。

【国医经验】刘老在临证时每遇与食积内停有关的病证，如腹满胀痛、嗳腐吞酸或大便泄泻等诸多胃病时均会使用本方加减，每获佳效。全方体现消食和胃之理，疗效显著。山楂酸温性紧，善消腥膻油腻之积，行瘀破滞，为克化之药；神曲系蒸窨而成，其辛温之性，能消酒食陈腐之积；莱菔子辛甘下气，而化面积；麦芽咸温，可消米面薯蓣之积，四药相合，一切食积可消。刘老在临证中，常拆分此方所用。成年患者多因食辛辣油腻酒甘之品而积，故常取之山楂、神曲；而小儿多因食米面而积，故常取莱菔子、麦芽。再结合其他病症进行加减，本方药力较缓，若食积较重者，可加枳实、槟榔；腹胀甚者，加徐长卿；食积生热者，可加黄芩、黄连；大便秘结者，可加大黄；兼脾虚者，取茯苓，配合白术以健脾消积；食积呕吐者，取半夏；积酿生湿，苔厚腻者，常加草豆蔻、豆蔻；胃阴不足，食积不化者，常加玉竹、石斛。小儿患者临床用量常减半使用。

【医案举隅】

初诊：刘某，男，25岁，学生，2016年10月初诊。

患者平素纳少，食多则腹胀不适，嗳气，常倦怠乏力，大便多溏薄。两天前进食肥甘厚腻后出现脘腹胀满疼痛，口干口苦，嗳气，大便泄泻，伴有未消化食物残渣，自行服用多潘立酮片、健胃消食片症状未见明显改善，于医院查胃镜提示“慢性浅表性胃炎”，今为求中医治疗就诊于我院国医堂门诊。观其形体偏瘦，面色萎黄，症状表现为脘腹胀满疼痛，口干口苦，嗳气，纳少，大便泄泻，伴有未消化食物残渣，舌苔厚腻，脉滑。诊断为食积内停证，治以消食和胃为法，拟方如下：

神曲 10g	半夏 10g	白术 10g
木香 10g	莱菔子 20g	徐长卿 10g
酒黄连 6g	吴茱萸 3g	草豆蔻 10g

二诊：一周后复诊，诸症较前缓解，上方又进7剂。

三诊：已无明显食滞症状，改用香砂六君子丸善后。

【按语】依据患者临床表现可辨为脾虚兼食滞之证，而形体偏瘦乃久病脾虚所致。方中白术健脾；半夏和胃；木香、徐长卿行气止痛；连翘清热散结；莱菔子、神曲化食消积；草豆蔻化湿；配合左金丸以调理肝胃，全方共奏健脾利气，和胃化食之功效。方药对证，故二诊时症状改善。三诊时患者已无明显食滞症状。故改用香砂六君子丸善后，共治1个半月而愈。消食导滞一类药，有些常会伤及脾胃，临证应用时应“量病”而行，不可一味消导，应在消食导滞的同时加入一些和胃之药，时时顾护脾胃，做到祛邪而不伤正。

【参考文献】

［1］宋爱英，张士友，游廉．保和丸治疗介入后胃肠道反应的临床观察［J］．中医药信息，1995，12（6）：45.

［2］宋必卫，马玲．保和无糖颗粒剂助消化作用的研究［J］．安徽医科大学学报，1996，31（3）：165–166.

［3］郭振．保和丸加减治疗胃食管反流病的疗效观察［J］．中国现代药物应用，2016，10（10）：22–23.

［4］李为民，何华，李鲤．李鲤应用保和丸化裁治疗椎基底动脉供血不足性眩晕经验［J］．中国中医基础医学杂志，2015，21（9）：1181–1182.

［5］张楚石．保和丸加减治疗婴幼儿湿疹21例临床观察［J］．新中医，2012，44（12）：76–77.

79. 养胃增液汤

【出处】《中医儿科学》。

【组成】石斛、乌梅、北沙参、玉竹、甘草、白芍。

【功用】养胃育阴。

【主治】

中医主治小儿厌食症，症见饥不欲食，口舌干燥，皮肤干燥，面色少华，皮肤不润，小便黄赤，大便偏干，舌红少津、苔少或花剥，脉象细数者。

西医小儿厌食症、胃炎等病可参考此方。

【方解】本方用于治疗小儿厌食症。小儿乃“稚阴稚阳”之体。脏腑娇弱，脾常不足，肝常有余，容易出现肝旺犯胃、犯脾，胃阴不足，而见饥不欲食，口舌干燥，易怒等症状，形成肝旺脾虚，胃阴不足之厌食症。脾胃为气血生化之源，进食乏源，气血亏虚故见面色少华，皮肤不润。方中石斛、沙参、玉竹养阴生津，滋阴除烦；乌梅、白芍味酸归肝经，滋肝而安土，且其味酸促进消化液分泌，使食欲大增；甘草益气补中，调和诸药。全方具有滋阴养胃、酸甘化阴之功，适于小儿服用，诸药合用，共奏养胃育阴之效。

【文献摘要】

（1）《滇南本草》：“玉竹补气血，补中健脾。”

（2）《温病条辨》：“治秋燥伤胃阴：玉竹三钱，麦冬三钱，沙参二钱，生甘草一钱。水五杯，煮取二杯，分二次服。”

（3）《饮片新参》："北沙参养肺胃阴，治劳咳痰血。"

【科学研究】

（1）陈颖等在临床实践中运用健脾益胃，养阴生津之法，对干燥综合征辨证施治，并自拟养胃增液汤加减治疗，取得了良好的疗效。方中药物都含有生物活性多糖体，能调动机体免疫力，提高机体免疫功能，对自身免疫性疾病的治疗有一定的疗效，而达到阻断或减缓疾病进程，改善整体临床症状，提高患者生活质量的作用，且可长期服用，减轻皮质激素的用量及副作用。

（2）有临床研究将63例小儿厌食症患儿随机分为治疗组38例，对照组25例。治疗组用中医养胃增液汤加减方，对照组以单纯西医治疗，以观察养胃增液汤治疗小儿厌食症的临床疗效结果。结果治疗组显著优于对照组。临床观察表明采用养胃增液汤治疗小儿厌食症，具有滋阴清热，消积导滞作用。从临床结果观察，疗效明显优于单纯西医治疗。

（3）有临床研究通过观察养胃增液汤加捏脊疗法治疗小儿厌食症52例，治疗后显效36例，好转14例，无效2例，总有效率96.2%。药理研究证明，生地黄、麦冬、石斛、玉竹养阴生津，滋阴除烦；乌梅、白芍口味酸甘，促进食物液分泌，促进胃肠蠕动吸收，使食欲大增；焦山楂、生谷麦芽含有丰富的消化酶，能加强消化，增进胃肠吸收功能，全方具有滋阴养胃，酸甘化阴之功，其效优于消导快峻之品，适于儿童服用。

（4）有临床研究通过观察养胃增液汤配合穴位贴敷治疗小儿厌食症115例，观察结果表明养胃增液汤配合穴位贴敷法，通过穴位经络的作用，更增健脾和胃之功，使脾胃功能得以迅速恢复。二者结合疗效更佳，值得临床推广使用。

【国医经验】

本方主要用于小儿厌食症。西医小儿厌食、胃炎等亦可参照本方加减进行辨证治疗。刘老在临证时根据小儿的生理特点立养胃增液之法，方中药物均为酸甘润泽之品，意在养脾和胃，阴柔濡润，使胃气通降而善食，养胃生津而食增。诸药合用，滋阴而不腻，疏肝而不伐肝，健脾而不碍脾运，所谓“阳明燥土，得阴而安”，阴津充足，胃气得复，肝气得疏，纳化即转正常，使胃阴得复，脾运得健。虽然本方立意于治疗小儿疾病，然临床中刘老也常将其运用于治疗成人胃阴不足之证，常取方中玉竹、石斛以养阴护胃，如口干甚者，常取方中乌梅、甘草以酸甘化阴，养阴生津；胃痛者，常取白芍以缓急止痛；若脾气虚者，可加山药、白术以补气健运；若大便秘结者，可加紫菀、决明子以润肠通便；阴虚热重者，常加黄连、黄芩；“胃不和则卧不安”，如失眠者，加百合以养阴安神。

【医案举隅】

初诊：李某，男，6岁，学生，2016年12月初诊。

患儿不喜进食2年余，形体消瘦，面色少华，口干多饮，皮肤干燥，大便干结，舌质红，舌苔光剥少津，脉细。诊断为“厌食症”，辨证属胃阴不足证。因胃阴不足，水谷少入，津液无由化生，阴伤则液乏。治宜养胃育阴，拟方如下：

北沙参10g	麦冬10g	玉竹10g
石斛10g	生地10g	乌梅10g
甘草6g	山药10g	炒谷芽10g

二诊：食欲增加，原方再服10剂，以巩固疗效。

1个月后随访，饮食正常，面色好转，大便为黄色软便，舌质、舌苔均正常。

【按语】小儿厌食症是临床常见病，近年来逐渐增多，其发病原因与过食肥厚味及小食品有关。由于平素患儿父母过于溺爱，妄投滋补，或依其所好，养成偏食习惯或进食不定时，生活不规律，皆可导致脾胃受损。小儿厌食症在古代属于疳积范畴。钱乙在《小儿药症直诀·诸病》一书中云："疳皆脾胃病。"本案属胃阴不足之证，药宜柔润、清降，不宜滋腻，否则有碍脾运。方中北沙参、玉竹、石斛、生地黄滋养胃阴，乌梅、生甘草酸甘化阴，清而不滋，加麦冬以增加养阴生津之功。因该患儿有脾气不足之证，故加山药以补益之。山药性平不燥，健脾而不碍脾运。炒谷芽消食和胃，治胃多宜清降，运则胃生。治胃之药，须防碍脾。

【参考文献】

[1] 陈颖，张丽.养胃增液汤治疗干燥综合征探析[J].辽宁中医杂志，2005，32（3）：219.

[2] 李晓云.养胃增液汤治疗小儿厌食症临床和观察[J].国际医药卫生导报，2006，12（8）：100-101.

[3] 杨海波，刘洪翠，宋明霞.养胃增液汤加捏脊疗法治疗小儿厌食症52例[J].河南中医，2008，28（8）：64.

[4] 李香春.养胃增液汤配合穴位贴敷治疗小儿厌食症115例[J].中国民间疗法，2015，23（1）：56-57.

80. 复春丹

【出处】元·萨迁《瑞竹堂经验方》。

【组成】杜仲（酥炒断丝）、破故纸（酒浸一宿，用脂麻炒黄色）、萆薢（酥炙黄）、巴戟（去心）、沉香。

【功用】温补肾阳，补肝肾，强筋骨。

【主治】

中医主治腰腿疼痛，偏于肾阳亏虚者，症见腰间冷痛，隐隐缠绵，手足不温，局部喜按揉和温暖，面色苍白，便溏溺清，舌淡，脉沉细或虚软无力者。

西医急、慢性腰肌劳损腰扭伤，腰椎骨质增生所致的腰痛、坐骨神经痛等病可参考此方。

【方解】复春丹乃治腰腿疼痛之要方，本证属于肾阳亏虚之腰腿疼痛。肾主骨，肾阳亏虚故腰腿疼痛，腰间冷痛，疼痛隐隐缠绵，手足不温，腰局部喜按揉和温暖，面色苍白。方中杜仲甘温入肝肾两经，补肝肾，强筋骨，肝主筋，肾主骨，肾充则骨强，肝充则筋健，其药理有镇痛作用；巴戟天辛甘微温入肾经；补骨脂辛苦大温，入脾肾经，补肾助阳，散风祛寒湿，用于腰部疼痛，常与核桃相配；萆薢苦平入肝胃经，能利湿浊祛风湿而舒筋活络，用于湿热痹痛，尤其腰背冷痛，下肢活动不利者；沉香辛苦微温，入脾、胃、肾经，能降气调中，温肾助阳散寒，有镇痛镇静作用。诸药合用，共奏补肝肾、强筋骨、温补肾阳之效。

【文献摘要】

（1）《雷公炮制药性解》："杜仲入肾经。"

（2）《神农本草经》："杜仲主腰脊痛，补中益精气，坚筋骨，强志，除阴下痒湿，小便余沥。"

（3）《玉楸药解》："杜仲益肝肾，养筋骨，去关节湿淫。治腰膝酸痛，腿足拘挛。"

【科学研究】

（1）复春丹治疗男性更年期综合征50例，治疗方药：龟甲、鹿角霜、枸杞子、百合、熟地黄、菟丝子、夜交藤、山药、山萸肉、党参各50克，五味子、阿胶、陈皮、菊花各30克。上药共为细末，装入胶囊，每次6粒，每日3次。治疗结果：痊愈45例；好转5例。疗程最短1个月，最长3个月，效果显著。

（2）复春丹治疗腰腿痛二例报告，效果显著。

【国医经验】本方主要用于肾阳亏虚之腰腿疼痛。西医急、慢性腰肌劳损腰扭伤，腰椎骨质增生所致的腰痛、坐骨神经痛等病亦可参照本方加减进行辨证治疗。刘老在临证时常指出此类疾病中老年人常见，年轻人也有发生，病多缠绵，反复发作。最初阶段无明显不适，渐觉背部有间歇隐痛或僵硬感。每当劳累过度，负重太过，或跌扑闪挫时，则疼痛难忍，不能俯仰，转侧艰难，或掣痛连及臀部下肢，或肢体麻木、欠温，步履艰难。正如《素问·脉要精微论》指出："腰者肾之府，转摇不能，肾将惫矣。"临床中，刘老常取方中杜仲、巴戟天以补肝肾，强筋骨，并配伍续断、补骨脂以增其效。同时临床中，常见青年患者，除肾虚外，常因嗜食酒甘之品，而酿生湿热，形成肾虚湿热之证，故刘老常于上述补肾之品中，加入金钱草、田基黄、白花蛇舌草、半枝莲，或萆薢、六月雪以清利湿热。《诸病源候论》亦提出“腰痛皆由伤肾气所为，肾虚受于风邪，风邪停积于肾经，与血气相击，久而不散，故久腰痛”的病机，所以刘老亦会配伍羌活，羌活辛温通散，用之使阳气宣达，鼓舞肾阳，谓之“补肾一条羌”也。刘老根据肾藏精、精生髓、髓充骨的理论，应用复春丹进行加减，每获奇效。

【医案举隅】

初诊：刘某，男，55岁，务农，2016年9月初诊。

患者常年劳累致腰痛不适，反复发作十余年，在当地医院查CT示腰2至腰5骨质增生并椎间盘突出，右下肢疼痛不适，痛苦不堪，自行休息后疼痛减轻，疼痛较剧烈时口服止痛药物治疗，今为求中医治疗就诊于我院国医堂门诊。症状表现为腰腿痛，隐隐缠绵，手足不温，局部喜温喜按，面色苍白，小便清长，夜尿频多，舌淡，脉沉细无力。诊断为肾虚腰痛证，治以温补肾阳，补肝肾，强筋骨为法，拟方如下：

杜仲20g	补骨脂20g	巴戟天20g
菟丝子20g	山萸肉20g	鹿角霜20g
白附片10g（先煎）	桑螵蛸20g	覆盆子20g

二诊：1个月后复诊，疼痛较前减轻，小便较前好转，四肢较前温暖，故予前方加减，拟方如下：

杜仲20g	补骨脂20g	巴戟天20g
白附片10g（先煎）	桑螵蛸20g	黄精20g
肉苁蓉20g	威灵仙20g	羌活10g

三诊：3个月后复诊，药后诸症较前明显好转。

【按语】“腰椎间盘突出”属于中医“腰痛”等范畴，刘老将其归属于肾虚腰痛证，方中杜仲甘温入肝肾两经，补肝肾，强筋骨，肝主筋，肾主骨，肾充则骨强，肝充则筋健，其药理有镇痛作用；巴戟天辛甘微温入肾经；补骨脂辛苦大温，入脾肾经，可补肾助阳，散风祛寒湿，用于腰部疼痛；鹿角霜大温，入肾经，温补肾阳，填精补髓；白附片助阳散寒；山茱萸滋阴益肾，养肝补脾；菟丝子补阳益阴，以阴中求阳，阴阳平衡；桑螵蛸、覆盆子收涩治标，诸药合用，共奏补肝肾，强筋骨，温补肾阳之效。

【参考文献】

［1］李志文，柴国钊．复春丹治疗男性更年期综合征50例［J］．陕西中医，1992，13（9）：417.

［2］黄冬香．复春丹治疗腰腿痛二例报告［J］．赣南医学院学报，1997，17（4）：369.

81. 枳芩散

【出处】清·郑元良《郑氏家传女科万金方》。

【组成】枳壳（麸炒）、黄芩、白术。

【功用】健脾清热止血。

【主治】

中医主治妊娠胎漏下血属血热脾虚不摄，症见胎漏下血，色红或深红，心烦少寐，纳差乏力、小便短赤，面红唇赤，舌红苔黄少津，脉滑数者。

西医的习惯性流产可参考此方。

【方解】本方证属于血热脾虚不摄所致。方中黄芩清热止血安胎，白术补中益气，固摄冲任以固胎，枳壳行气健脾，三者共用共奏健脾清热止血之效。

【文献摘要】

（1）《普济本事方》："治崩中下血：黄芩，为细末。每服一钱，烧秤锤淬酒调下。"

（2）《瑞竹堂经验方》："治妇人四十九岁已后，天癸却行，或过多不止：黄芩心枝条者二两（重用米醋，浸七日，炙干，又浸又炙，如此七次）。为细末，醋糊为丸，如梧桐子大。每服七十丸，空心温酒送下，日进二服。"

（3）《丹溪心法》："安胎：白术、黄芩、炒曲。上为末，粥丸，服。"

【科学研究】

（1）现代药理学研究表明，黄芩的有效成分均具有广谱抗菌和抗病毒作用，有研究者应用黄芩进行体外抗菌试验研究，结果表明，黄芩对金黄色葡萄球菌、大肠埃希菌、铜绿假单胞菌等多种细菌均具有较强的抑制作用。不仅如此，黄芩中的有效成分黄芩素对 HIV 具有较强的抑制作用。

（2）黄芩提取物能够显著地缓解小鼠的耳廓肿胀和足部肿胀。这一研究结果表明，黄芩具有良好的抗炎作用，且该作用会随着黄芩提取物浓度的增大而增强。且研究认为，黄芩提取物之所以具有抗炎作用，主要是通过抑制脂质过氧化物的形成及影响炎症介质的释放而发挥作用。

（3）现代药理学研究表明，黄芩对于肺癌、宫颈癌、乳腺癌、肝癌等多种肿瘤均具有一定的抑制作用。有学者通过将 10 种来源于食物、蔬菜中的黄酮类化合物应用于人体的胃、宫颈、皮肤、骨骼、膀胱等不同器官的肿瘤实施试验，结果表明，黄芩中的黄芩素对于这些部位的肿瘤均具有抑制其肿瘤细胞增殖的作用。

【国医经验】本方主要用于妊娠胎漏下血属血热脾虚不摄者。西医的习惯性流产等亦可参照本方加减进行辨证治疗。刘老指出胎漏是指妊娠之后，阴道不时少量出血，点滴不止，或时有时无而不伴有小腹疼痛者而言。胎漏是妊娠期间最常见的出血疾患之一，也是妊娠出血疾病中最早出现的病证，若下血不止，常可导致胎动不安、胎死母腹、堕胎、小产等病证，亦可引起胎儿畸形的发生。朱丹溪曰：“胎漏多因于血热，然有气虚血少者，故《妇人大全良方》论有下血服凉血药，而下血益甚，食少体倦，此脾气虚而不能摄血也。”《本草纲目》说：“或胎前气盛壅滞者宜之，所谓八、九月胎必用枳壳、苏梗以顺气，胎前无滞，则产后无虚也。”然临床中刘老亦会取方中黄芩、枳壳治疗热积便秘，黄芩清热泻火，枳壳行气除满消积，两药相用，助积下通。

【医案举隅】

初诊：黄某，女，31岁，公务员。初诊日期：2016年11月。

患者妊娠四个月，阴道断续下血旬余不止，量少色红，今为求中医治疗就诊于我院国医堂门诊。症见头晕目眩，心烦少寐，纳差乏力，小便短赤，面红唇赤，舌红苔黄少津，脉滑数。诊断为血热脾虚不摄证，治以健脾清热安胎为法，拟方如下：

阿胶 10g（烊化）	枳壳 10g	黄芩 10g
白术 10g	续断 20g	菟丝子 20g
桑寄生 20g	生地炭 20g	炙甘草 20g

14剂水煎服。忌食辛辣之物。

二诊：药后血净，前症均缓，苔脉如故，前方去生地炭，继服7剂而愈。

【按语】本病属于中医“妊娠胎漏下血”等范畴，刘老将其归属于血热脾虚不摄证，独辟蹊径，续断、桑寄生、菟丝子补肝肾、益冲任。阿胶补养气血，止血安胎，黄芩清热止血安胎，白术补中益气，固摄冲任以固胎，枳壳行气健脾，防止阿胶滋腻碍胃。诸药合用，共奏安胎之功。

【参考文献】

[1] Li YC，Shen JD，Li J，et al.Chronic treatment with baicalin prevents the chronic mild stress-induced depressive-like behavior：involving the inhibition of cyclooxygenase-2 in rat brain [J] .Prog

Neuropsychopharmacol Biol Psychiatry，2013，40（2）：138–143.

［2］吉晓丽 . 黄芩的化学成分与药理作用研究进展［J］. 中医临床研究，2017，9（9）：128–129.

［3］Pan TL，Wang PW，Leu YL，et al.Inhibitory effects of Scutellaria baicalensis extract on hepatic stellate cells through inducing G2/M cell cycle arrest and activating ERK–dependent apoptosis via Bax and Caspase pathway［J］.J Ethnopharmacol，2012，139（3）：829–837.

82. 枳实薤白桂枝汤

【出处】东汉·张仲景《金匮要略》。

【组成】枳实、厚朴、薤白、桂枝、瓜蒌。

【功用】通阳散结，祛痰下气。

【主治】

中医主治胸阳不振痰气互结之胸痹，症见胸满而痛，甚或胸痛彻背，喘息咳唾，短气，气从胁下冲逆，上攻心胸，舌苔白腻，脉沉弦或紧者。

西医冠心病、心绞痛、肋间神经痛、非化脓性肋软骨炎等属胸阳不振，痰气互结者可参考此方。

【方解】木方证因胸阳不振，痰浊中阻，气结于胸所致。胸阳不振，津液不布，聚而成痰，痰为阴邪，易阻气机，结于胸中，则胸满而痛，甚或胸痛彻背；痰浊阻滞，肺失宣降，故见咳唾喘息、短气；胸阳不振则阴寒之气上逆，故有气从胁下冲逆，上攻心胸之候。治当通阳散结，祛痰下气。方中瓜蒌味甘性寒入肺，涤痰散结，开胸通痹；薤白辛温，通阳散结，化痰散寒，能散胸中凝滞之阴寒，化上焦结聚之痰浊，宣胸中阳气以宽胸，乃治疗胸痹之要药，共为君药。枳实下气破结，消痞除满；厚朴燥湿化痰，下气除满，二者同用，共助君药宽胸散结、下气除满、通阳化痰之效，均为臣药。佐以桂枝通阳散寒，降逆平冲。诸药配伍，使胸阳振，痰浊降，阴寒消，气机畅，则胸痹而气逆上冲诸证可除。本方的配伍特点有二：一是寓降逆平冲于行气之中，以恢复气机之升降；二是寓散寒化痰于理气之内，以宣通阴寒痰浊之痹阻。

【文献摘要】

（1）《金匮要略·胸痹心痛短气病脉证治》："胸痹心中痞气，气结在胸，胸满，胁下逆抢心，枳实薤白桂枝汤主之，人参汤亦主之。"

（2）《金匮要略释义》："阴气结于胸间，故以枳实泄其胸中之气，厚朴泄其胁下之气，桂枝通心阳，瓜蒌、薤白开结宣气，病邪自去。"

【科学研究】

（1）有研究以高脂饲料喂养建立高脂血症大鼠模型，分模型组，西药组，枳实薤白桂枝汤高、中、低剂量组以观察各组大鼠血液流变学指标和丙二醛（MDA）、超氧化物歧化酶（SOD）的变化。结果枳实薤白桂枝汤（尤其大剂量组）可降低高脂血症大鼠血清 MDA 的水平，提高 SOD 活性，说明其能够降低脂蛋白对血管内皮细胞的损伤而提高其抗氧化能力，对血液流变学异常有较好的改善作用。

（2）有临床研究通过观察枳实薤白桂枝汤加味方对反流性食管炎（RE）的疗效。方法将 63 例气滞痰阻型 RE 患者随机分为治疗组 32 例与对照组 31 例，治疗组口服枳实薤白桂枝汤加味治疗，对照组口服奥美拉唑及多潘立酮，均以 8 周 1 疗程。结果治疗组在临床症状及内镜下食管炎症改善方面均优于对照组。枳实薤白桂枝汤加味方为治疗气滞痰阻型 RE 的有效中药。

（3）有临床研究通过枳实薤白桂枝汤对不稳定型心绞痛患者 MMP-9、TIMP-1 表达影响的研究来探讨枳实薤白桂枝汤治疗血瘀、痰浊、气滞、寒凝为主的不稳定型心绞痛的机制。提示在规范化治疗的基础上，加用枳实薤白桂枝汤能进一步降低以血瘀、痰浊、气滞、寒凝为主的不稳定型心绞痛的临床症状，降低血清 MMP–9/TIMP–1、MMP–9/TIMP–1mRAN 水平，更有利于保持细胞外基质的平衡和斑块的稳定。

（4）有临床研究枳实薤白桂枝颗粒对心肌缺血模型大鼠抗氧化作用的影响。结果表明：枳实薤白桂枝颗粒可能通过清除氧自由基，提高机体抗氧化能力，从而改善心肌缺血状态，起到保护心肌的作用。

（5）有临床研究表明枳实薤白桂枝汤加减治疗功能性消化不良疗效较好，值得临床推广使用。

【国医经验】本方主要用于胸阳不振痰气互结之胸痹。西医冠心病心绞痛、肋间神经痛、非化脓性肋软骨炎等属胸阳不振，痰气互结者可参考此方加减。刘老在临证时每遇与胸痹有关的病证常常使用此方加减，每获佳效。临床中，刘老对于治疗胸阳不振痰气互结之胸痹，常将痰瘀通而论治，痰气内结，血行不畅致瘀血内生，而瘀血又能导致痰浊形成，如《血证论》中所述："血积既久，亦能化为痰水，以此致痰瘀互结。"故刘老常配伍运用白附片、胆南星、川芎，白附片可助桂枝、薤白温阳宣痹，胆南星可助瓜蒌、枳壳、厚朴化痰散结，川芎可活血化瘀通络，诸药配伍，胸阳振奋，痰瘀共治。若寒重者，可酌加干姜以助通阳散寒之力；气滞重者，可加重厚朴、枳实用量以助理气行滞之力；痰浊重者，可酌加半夏、茯苓以助消痰之力；气滞胸痛甚者，可加降香以行气止痛。

【医案举隅】

初诊：李某，女，35 岁，务农，2016 年 10 月初诊。

患者 2 年前生育之后，每于经前出现胸骨部疼痛，夜间尤甚，需持续数日之久，乳胀明显，经来腹痛、腹泻，伴恶心，呕吐酸水，面色苍白，今为求中医治疗就诊于我院国医堂门诊。患者月经 30 ～ 37 天一潮，经量中等，5 ～ 7 天净，时有腰酸，带下量多色黄，无异味，纳减，寐欠安，小便可，大便溏。舌淡红，苔薄白，脉细涩。诊断为经前胸痹，治以化痰通阳，调和气血为法，拟方如下：

枳壳 10g	厚朴 10g	桂枝 10g
薤白 15g	瓜蒌皮 10g	半夏 10g
当归 10g	白芍 20g	炙甘草 20g

二诊：患者胸痹疼痛消失，月经 11 月来潮，经量中等，无明显痛经。

【按语】该案为经前胸痹，徐可忠曰："人之胸如天，阳气用事，故清肃时行，呼吸往还不衍常度，津液上下润养无壅。"胸痹虽然不是妇科专病，但随着经期的临近，经血下行，胸膈脉络失养，胸阳不易布达，可以引起胸痹。患者乳胀明显，经来腹痛伴腹泻恶心，呕吐，面色苍白，带多色白清稀，大便溏，证属胸阳不足，气机闭塞，下焦寒凝。故以枳实薤白桂枝汤合栝蒌薤白半夏汤化痰通阳，行气宣滞，并用当归四逆汤减味以调和气血、温经止痛。

【参考文献】

［1］夏寒星，张业．枳实薤白桂枝汤对高脂血症大鼠血脂及血管内皮功能的影响［J］．中国实验方剂学杂志，2012，18（10）：224–226.

［2］顾庆华，黄栋．枳实薤白桂枝汤加味治疗气滞痰阻型反流性食管炎临床观察［J］．中国中医急症，2012，21（1）：140–141.

［3］戴飞，陆曙，苏伟，等．枳实薤白桂枝汤对不稳定型心绞痛患

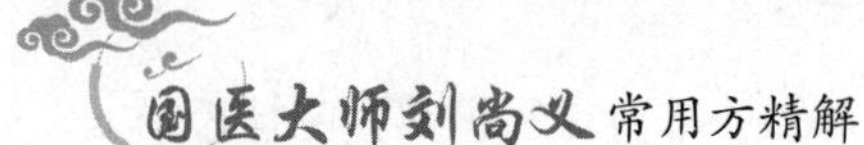

者 MMP-9/TIMP-1 的影响［J］. 中国实验方剂学杂志，2013，19（14）：307-310.

［4］郭迎喜，韩玉生，侯志涛，等. 枳实薤白桂枝颗粒对异丙肾上腺素所致心肌缺血大鼠抗氧化作用的影响［J］. 哈尔滨医药，2015，35（1）：65.

［5］张长喜. 枳实薤白桂枝汤治疗功能性消化不良50例［J］. 中国中医药现代远程教育，2015，13（20）：45-46.

83. 丁香柿蒂汤

【出处】明・秦景明《症因脉治》。

【组成】柿蒂、丁香、人参、生姜。

【功用】温中益气，降逆止呃。

【主治】

中医主治胃气虚寒之呃逆，症见呃声低而无力，胸膈及胃脘不舒，得热则减，遇寒则甚，食少体倦，舌淡苔白，脉细弱者。

西医神经性呃逆、膈肌痉挛等病可参考此方。

【方解】本方是为虚寒呃逆而设，常是因为久病耗伤脾胃阳气，使胃气虚寒，失于和降，气机上逆所致。故治宜温中益气，降逆止呃。方中丁香能温中散寒，降逆止呃，为治疗胃寒呃逆之要药；柿蒂善降胃气，亦为治疗胃气上逆之呃逆的要药，两药配伍，温胃散寒，降逆止呃，共为君药。生姜为呕家圣药，与丁香、柿蒂合用，则温胃降逆之功尤著，为臣药。更配人参甘温益气，补虚养胃，为佐药。四药合用，共奏温中益气、降逆止呃之功，使胃寒散，胃虚复，气逆平，则呃逆、胸痞自除。

【文献摘要】

(1)《素问・宣明五气》谓:“胃为气逆为哕。”

(2)《灵枢・口问》曰:“谷入于胃，胃气上注于肺。今有故寒气与新谷气，俱还入于胃，新故相乱，真邪相攻，气并相逆，复出于胃，故为哕。”

（3）《景岳全书·呃逆》："哕者呃逆也，非咳逆也，咳逆者咳嗽之甚者也，非呃逆也；干呕者无物之吐即呕也，非哕也；噫者饱食之息即嗳气也，非咳逆也。后人但以此为鉴，则异说之疑可尽释矣。""然致呃之由，总由气逆，气逆于下，则直冲于上，无气则无呃，无阳亦无呃，此病呃之源所以必由气也。""然病在气分，本非一端，而呃之大要，亦惟三者而已，则一日寒呃，二日热呃，三日虚脱之呃。寒呃可温可散，寒去则气自舒也；热呃可降可清，火静而气自平也；惟虚脱之呃，则诚危殆之证，其或免者亦万幸矣。"

【科学研究】

（1）对胃肠功能的影响：君药丁香有促进消化功能，抑制肠管收缩等作用。柿蒂能抑制膈肌收缩，是治疗呃逆的专用药，对胃平滑肌呈双相作用，既有兴奋作用，又有抑制作用。人参所含人参多糖对多种实验性胃溃疡均有抑制作用。臣药生姜能促进消化液分泌，增进食欲。生姜煎剂可促进胃黏膜合成和释放具有黏膜保护作用的PG；6-姜辣醇及姜辣烯酮对肠管平滑肌有松弛作用。

（2）君药丁香水提取物可延长血浆凝血酶原时间，能明显抑制血小板聚集；柿蒂提取液能对抗氯仿、乌头碱、氯化钡及哇巴因所致的心律失常；臣药人参能促进儿茶酚胺释放，对心脏能增强其收缩力，扩张冠状动脉，对抗心律失常，抗心肌缺氧和保护心肌等；使药生姜能兴奋血管运动中枢，升高血压，兴奋心脏。总之，该方剂能改善心脏功能及血液流变学。

（3）丁香柿蒂散方对顽固性呃逆及手术、放化疗所致呕吐、呃逆有较好的治疗作用，亦用于胃食管反流病的治疗。

（4）研究表明，丁香柿蒂汤可以降低小肠上段紧张性，不改变其收缩性能，是丁香柿蒂汤降逆止呕的可能药理学作用之一，全方的这一作用依赖于人参的配伍。而该方对全胃肠动力的调节作用还有待进一步研究。

（5）有临床研究表明，丁香柿蒂汤加减配合穴位注射治疗呃逆的效果满意，值得临床推广应用。

【国医经验】本方主要用于胃气虚寒之证。西医神经性呃逆、膈肌痉挛等亦可参照本方加减进行辨证治疗。刘老指出胃为五脏六腑之海，其气以通降下行为顺。今因胃中虚寒，失于和降，其气上逆而发呃逆。气逆不顺，故胸膈及胃脘不舒，舌淡苔白，脉细弱等皆为胃气虚寒之征。如张秉成曰：“方中丁香温胃祛寒，补火生土；柿蒂苦温降气，生姜散逆疏邪，二味皆胃经之药；用人参者，以祛邪必先补正，然后邪退正安，且人参入胃，镇守于中，于是前三味之功，益臻效验耳。”临床中，刘老常去人参用之，因人参大补元气，气有余便是火，火性炎上，且火郁伤阴，胃阴不足酿成他症，所以如气虚不甚者，刘老一般不用人参，而常以阴养气，以阴生气；如胃寒不甚者，刘老常去丁香用之；气逆不著者，常去生姜用之，乃化裁于柿钱散，柿钱散较之丁香柿蒂汤少生姜一味，故降逆温中之功逊之，适宜于中虚而胃寒气逆不著者。同时刘老对于胃部疾病，常合左金丸，黄连、吴茱萸用之，肝主疏泄，与气机升降有关，且肝胃左右相邻，常常病有所及，同时，诸多研究证明左金丸对于消化道疾病有所益处，故用之以增疏肝和胃降逆之效。

【医案举隅】

初诊：李某，女，18 岁，学生，2017 年 5 月初诊。

患者既往胃病病史数年，3 天前因受凉突然出现呃逆频作，在当地诊所治疗，症状无缓解，今为求治疗就诊于我院国医堂门诊。症状表现为呃逆频频，喉中吠吠声，影响劳动、睡眠、饮食，四肢不温，舌淡苔白，脉弦滑。诊断为胃气虚寒证，治以温中益气，降逆止呃，拟方如下：

丁香 3g	柿蒂 10g	生姜 10g
吴茱萸 3g	黄连 6g	豆蔻 6g
白附片 10g（先煎）	玉竹 20g	石斛 20g

5 剂，水煎服。忌食辛辣之物。

二诊：15 天后复诊，患者呃逆消失，手足较前温暖，但时感腹胀，食后尤甚，口苦，口干，故上方加减，拟方如下：

黄连 6g	吴茱萸 3g	佛手 10g
郁金 10g	豆蔻 6g	白附片 10g（先煎）
徐长卿 10g	玉竹 20g	石斛 20g

三诊：患者腹胀症状缓解，手足温暖。

【按语】本案呃逆频作因感受寒凉诱发，且伴四肢不温，舌淡苔白，故从胃寒气逆论治，方予丁香柿蒂汤再加吴茱萸、肉桂以增温中祛寒之力，药证相合，收效甚捷。方中以丁香温胃祛寒，补火生土；柿蒂苦温降气，生姜温中散寒，为“止呃”要药；豆蔻亦可温中止呃；白附片温阳散寒；黄连、吴茱萸为左金丸，临床常用于治疗多种消化道疾病；玉竹、石斛养阴护胃，同时防止温燥之品伤阴。本方对胃气虚寒之呃逆有良好效果。临床上凡久病的人（尤其是老人、产妇），以及平日脾胃气虚的人，见到呃逆不止，是胃气衰败的征象，必须注意辨清是虚寒还是虚热，以选择恰当的方剂治疗。

【参考文献】

[1] 李炳照等主编. 实用中医方剂双解与临床 [M]. 北京：科学技

术文献出版社，2008：410–411.

［2］靳贵木．丁香柿蒂汤加减治疗顽固性呃逆68例［J］．山西中医学院学报，2008，9（3）：38.

［3］谢金东，涂春香，陈继承，等．丁香柿蒂汤及其拆方对小鼠离体小肠收缩活动的影响［J］．福建中医学院学报，2010，20（4）：36–37.

［4］施佳．丁香柿蒂汤加减配合穴位注射治疗呃逆［J］．大家健康旬刊，2016，10（5）：91–92.

84. 栀豉汤

【出处】东汉·张仲景《伤寒论》。

【组成】栀子（擘）、香豉（绵裹）。

【功用】清热除烦。

【主治】

中医主治发汗吐下后，余热郁于胸膈，症见身热懊侬，虚烦不得眠，胸脘痞闷，按之软而不痛，嘈杂似饥，但不欲食，舌质红，苔微黄，脉数者。

西医的神经官能症、癔病、感染性精神病、精神分裂症、癫痫、自主神经功能紊乱等病可参考此方。

【方解】方中栀子味苦性寒，泄热除烦，降中有宣；香豉体轻气寒，升散调中，宣中有降。二药相合，共奏清热除烦之功。

【文献摘要】

（1）《伤寒论》221条："阳明病，脉浮而紧，咽燥口苦，腹满而喘，发热汗出，不恶寒反恶热，身重。若发汗则躁，心愦愦反谵语；若加温针，必怵惕烦躁不得眠；若下之，则胃中空虚，客气动膈，心中懊侬，舌上胎者，栀子豉汤主之。"

（2）《伤寒论》228条："阳明病下之其外有热，手足温不结胸，心中懊侬，饥不能食，但头汗出者，栀子豉汤主之。"

（3）清·尤在泾《伤寒贯珠集》："栀豉二味相合，能彻胸中邪气，为除烦止躁之良剂。"

（4）《成方便读》:“栀子色赤入心，苦寒能降，善引上焦心肺之烦热屈曲下行，以之先煎，取其性之和缓；豆豉用黑豆窨而成，其气香而化腐，其性浮而成热，其味甘而变苦，故其治能除热化腐，宣发上焦之邪，用之作吐，似亦宜然，且以之后入者，欲其猛悍，恐久煎则力过耳。”

【科学研究】

（1）有临床研究以栀豉汤加豁痰开窍药治疗慢性焦虑症，效果显著。

（2）有临床研究表明栀豉汤能明显升高大鼠子宫系数以及雌激素（E_2）水平，降低血清中促卵泡刺激素（FSH）、促黄体生成素（LH）的水平，明显升高模型大鼠降低了的神经递质β内啡肽（β-EP）、IL-2水平。结论：栀豉汤400～800mg/kg口服2周，对去卵巢大鼠有明显的雌激素样作用，并可调节因雌激素减少而引起的组织器官的退行性变和紊乱的神经内分泌系统，且有一定的量效关系。从而为该药治疗更年期综合征提供了一定的试验依据。

（3）有临床研究对栀豉汤进行多角度的试验研究，发现栀豉汤该受试药物具有明显的雌激素样作用和调节内分泌、抗氧化、镇静、安神、止汗等多种功能，调节了因雌激素减少而引起的组织器官的退行性变和紊乱的神经内分泌系统，增强了机体自身的抗病能力，从而起到了一定的治疗作用。

（4）有临床研究以加味栀豉汤治疗外感发热210例，服药3剂为1疗程，1疗程后观察结果。结果：210例患者中治愈161例，好转42例，未愈7例，总有效率96.7%。结果表明采用加味栀豉汤治疗外感发热疗效显著。

【国医经验】本方主要用于发汗吐下后，余热郁于胸膈之证。西医的神经官能症、癔病、感染性精神病、精神分裂症、癫痫、自主神经功能紊乱等病可参考此方。刘老指出“虚烦”是证候名称。烦者，热也，指病因为热邪所致；烦者，心烦也，指病证为热扰心神而生。因此，“烦”字有二层含义，一指病因，一指病症。“虚”字说明了病变的性质，且有鉴别诊断的意义。“虚”，非指正气虚，故不能理解为虚实之虚。虚之含义亦有二：一则指本证无实邪之谓，此与有形之“实”邪相对而称。汗吐下后，邪热虽然内留，但并未与有形之物相结，只是无形邪热留扰胸膈，蕴郁上焦，故称为虚烦。二则，意在与胃实之腹胀硬满致烦、结胸之水与痰结致烦等实烦对比而言。虚烦虽无实邪，但却有火热之郁，故亦可称“郁烦”。火热之邪，郁于胸膈，因而致烦，故症见心烦不得眠。栀子豉汤的栀子，性味苦寒，体轻上浮，既可清宣胸膈郁热，又可导火热下行；豆豉气味轻薄，既能解表宣热，又可和降胃气。二药配伍，清中有宣，宣中有降，为清宣胸膈郁热，以治虚烦懊侬之良方。临床刘老常配伍百合以增养阴安神之效，同时对于“郁烦”，刘老常配伍山银花以宣郁热。

【医案举隅】

初诊：刘某，女，45岁，务农，2016年10月初诊。

患者1周前受凉后出现恶寒、发热，体温最高39℃，伴头痛不适，无咳嗽咳痰。在当地诊所治疗（具体治疗不详），经治疗后体温恢复正常。后患者自觉胸闷不舒，心烦失眠，于当地医院以自主神经功能紊乱进行治疗，诸症无缓解，今为求中医治疗就诊于我院国医堂门诊。结合纳差，小便色黄，大便稍干，舌红苔黄，脉弦且数，诊断为虚烦之证，治以清热解郁为法，拟方如下：

炒山栀 10g	淡豆豉 10g	山银花 20g
虎杖 20g	贯众 20g	百合 15g
生地黄 10g	佛手 10g	郁金 10g

二诊：5 天后复诊，胸闷心烦缓解，仍纳差，失眠，牙龈出血，口臭，故予上方加减，拟方如下：

虎杖 20g	贯众 20g	黄连 6g
吴茱萸 3g	玉竹 20g	石斛 20g
甘松 6g	百合 20g	炒酸枣仁 20g

三诊：5 天后复诊，药后诸症消失。

【按语】伤寒发汗后出现心烦，可有两种情况，一种是表邪仍不解，表证仍在，可改用桂枝汤调和营卫之法，如《伤寒论》57 条："伤寒发汗，已解，半日许复烦，脉浮数者，可更发汗，宜桂枝汤。"另一种是汗后邪去，表证已解但有余热留扰胸膈，则用栀子豉汤以清热除烦。本案患者外感后经治疗后心烦，而身无寒热，舌红，为邪气入里化热之象，则属于后一种，故用栀子豉汤取效。

【参考文献】

[1] 徐文祥 . 栀豉汤加豁痰开窍药治疗慢性焦虑症的体会 [J]. 中医药研究，2001，17（1）：30-31.

[2] 沈欣，李德凤，宗桂珍 . 栀豉汤的药效学研究 I [J]. 中国实验方剂学杂志，2011，17（12）：219-220.

[3] 沈欣，李德凤，宗桂珍 . 栀豉汤的药效学研究（二）[J]. 中国实验方剂学杂志，2011，17（13）：162-163.

[4] 沈昱颖，沈华军 . 加味栀豉汤治疗外感发热 210 例 [J]. 山东中医杂志，2011，30（5）：319.

85. 济川煎

【出处】明 · 张景岳《景岳全书》。

【组成】当归、牛膝、肉苁蓉（酒洗去咸）、泽泻、升麻、枳壳。

【功用】温肾益精，润肠通便。

【主治】

中医主治肾阳虚弱，精津不足证。症见大便秘结，小便清长，腰膝酸软，头目眩晕，舌淡苔白，脉沉迟者。

西医习惯性便秘、老年便秘、产后便秘等属于肾虚精亏肠燥者可参考此方。

【方解】本方证因肾虚开合失司所致。肾主五液，司开合。肾阳不足，气化无力，津液不布，故小便清长；肠失濡润，传导不利，故大便不通；肾虚精亏，故腰膝酸软；清窍失养，则头目眩晕；肾阳亏损，故舌淡苔白、脉象沉迟。肾虚开合失司，浊气不降，肠道失润，治当温肾益精、润肠通便。方中肉苁蓉味甘咸性温，功能温肾益精，暖腰润肠，为君药。当归补血润燥，润肠通便；牛膝补益肝肾，壮腰膝，性善下行，共为臣药。枳壳下气宽肠而助通便；泽泻渗利小便而泄肾浊；妙用升麻以升清阳，清阳升则浊阴自降，相反相成，以助通便之效，以上共为佐药。诸药合用，既可温肾益精治其本，又能润肠通便以治标。用药灵巧，补中有泻，降中有升，具有“寓通于补之中、寄降于升之内”的配伍特点。

【文献摘要】

（1）《景岳全书》卷五十一："便秘有不得不通者，凡伤寒杂证等病，但属阳明实热可攻之类，皆宜以热结治法通而去之，若察其元气已虚，既不可泻而下焦胀闭，又通不宜缓者，但用济川煎主之，则无有不达。"

（2）《重订通俗伤寒论》："夫济川煎，注重肝肾，以肾主二便，故君以苁蓉、牛膝滋肾阴以通便也。肝主疏泄，故臣以当归、枳壳，一则辛润肝阴，一则苦泄肝气。妙在升麻升清气以输脾，泽泻降浊气以输膀胱，佐蓉、膝以成润利之功。"

【科学研究】

（1）有临床研究表明济川煎能增强老龄大鼠的胃肠蠕动功能，其机制可能与促进肠道胃动素、P 物质的释放，降低肠道生长抑素水平有关。

（2）有临床研究通过复制大鼠慢传输型便秘模型，检测济川煎及其拆方对模型大鼠粪便干、湿重和血清 SP、VIP 水平的影响，以探讨该方治疗便秘的机理与配伍规律。研究结果表明济川煎及拆方各组可改善结肠慢传输型便秘模型动物粪便性状，其作用机理与血清 SP 水平升高，以及异常升高的 VIP 的降低有关。

（3）有临床研究采用济川煎加味治疗伴有便秘的阿尔茨海默病患者 40 例，疗效良好。临床观察表明，疗效优于西药治疗组。

（4）有临床研究观察分析了济川煎加减治疗脾肾阳虚型便秘的临床疗效。以 74 例脾肾阳虚型便秘患者为研究对象，将其随机分为观察组与对照组，观察组给予济川煎加减治疗，对照组给予麻仁丸治疗，对比分析两组患者治疗有效率。结果观察组治疗总有效率为94.59%，对照组治疗总有效率为70.27%。结果表明济川煎加减治疗脾肾阳虚型便秘的临床效果显著，建议在临床上推广。

（5）有临床研究将济川煎加味疗法用于边缘心电图型心神经官能症治疗中，观察发现其疗效安全可靠，患者临床症状改善明显，值得临床借鉴。

【国医经验】本方主要用于肾阳虚弱，精津不足证。西医习惯性便秘、老年便秘、产后便秘等属于肾虚精亏肠燥者可参照本方加减进行辨证治疗。刘老在临证时每遇肾虚精亏肠燥便秘者均会使用本方，且尤其善注重补肝肾。临床中，刘老常去牛膝，加黄精用之，黄精、肉苁蓉是刘老临床常用的补肾养阴药对，两药相用，可达养阴以润肠，补肾以益精之功效。如肾虚甚者，常配伍续断、巴戟天、补骨脂；便秘甚者，可加紫菀、决明子以润肠通便，一来肺与大肠相表里，宣肺气降大肠；二来肺肾母子相及，利肺气以开二窍。

【医案举隅】

初诊：杨某，女，50岁，务农，2016年9月初诊。

患者既往有多年慢性便秘病史，服用中药番泻叶或西药通便药，服药时大便通畅，而停药后大便又出现干结不通，多次灌肠也未取得预期效果，最近因便秘加重，服西药和多次灌肠后无效，为求中医治疗就诊于我院国医堂门诊。症状表现为大便干结，排便艰涩，小便清长，腰膝酸软，畏寒怕冷，倦怠乏力，口干，舌质淡，苔薄白，脉沉弱。诊断为阳虚寒凝证，治以温肾益精，润肠通便为法，拟方如下：

附子 10g（先煎）	当归 12g	牛膝 12g
肉苁蓉 10g	泽泻 5g	升麻 6g
枳壳 6g	制大黄 6g	炙甘草 20g

15 剂，水煎服，每天 1 剂，每日分 2 次服。

二诊：半个月后复诊，大便通畅，排便困难减轻，诸症较前缓解。

【按语】本方常用于习惯性便秘、老年便秘、产后便秘等属于肾虚精亏肠燥者。根据患者畏寒怕冷，小便清长，腰膝酸软，舌质淡，倦怠乏力、脉沉弱辨为阳虚寒凝证。济川煎乃张景岳创制之润下剂，主治老年肾虚，症见大便秘结，小便清长，头晕目眩，腰膝酸软者。方中附子、干姜性温，温肾壮阳，肉苁蓉温肾益精润肠，当归养血和血，润肠通便，牛膝补肾壮腰，性善下行，枳壳下气宽胸助通便，泽泻渗利小便而泻浊阴，升麻升清阳降浊阴，配合诸药加强通便之效。加人参健脾益气，用制大黄清热通便。诸药合用，既可温肾益精治其本，又能润肠通便以治标。

【参考文献】

［1］车彦忠，陈洪宝，安立凤，等 . 济川煎对老龄大鼠胃肠蠕动的影响及相关机制研究［J］. 中国实验方剂学杂志，2007，13（11）：44–46.

［2］李丽娜，陈萌，张冬梅，等 . 济川煎及其拆方对 STC 模型大鼠血清 SP VIP 水平的影响［J］. 中华中医药学刊，2008，26（12）：2567–2568.

［3］罗虹 . 济川煎加味治疗阿尔茨海默病患者便秘 40 例［J］. 浙江中医杂志，2013，48（9）：658.

［4］霍冬梅．济川煎治疗脾肾阳虚型便秘的疗效分析［J］．中国中医药现代远程教育，2016，14（13）：87–88.

［5］邹庸．济川煎加味治疗边缘心电图型心神经官能症［J］．临床医学研究与实践，2017，2（6）：151–152.

86. 牵正散

【出处】宋·杨倓《杨氏家藏方》。

【组成】白附子、白僵蚕、全蝎（去毒）、白酒。

【功用】祛风化痰，通络止痉。

【主治】

中医主治风中头面经络。症见口眼㖞斜，或面肌抽动，舌淡红，苔白者。

西医颜面神经麻痹、三叉神经痛、偏头痛等病可参考此方。

【方解】本方所治之证，为风痰阻于头面经络所致。足阳明之脉夹口环唇，布于头面；足太阳之脉起于目内眦。阳明内蓄痰浊，太阳外中于风，风邪引动内蓄之痰浊，风痰阻于头面经络，经隧不利，筋肉失养，则弛缓不用；无邪之处，气血运行通畅，筋肉相对而急，缓者为急者牵引，故口眼㖞斜。治宜祛风，化痰，通络。方中白附子辛温燥烈，入阳明经而走头面，以祛风化痰，尤其善散头面之风为君。全蝎、僵蚕均能祛风止痉，其中全蝎长于通络，僵蚕且能化痰，合用既助君药祛风化痰之力，又能通络止痉，共为臣药。用热酒调服，以助宣通血脉，并能引药入络，直达病所，以为佐使。药虽三味，合而用之，力专而效著。风邪得散，痰浊得化，经络通畅，则㖞斜之口眼得以复正，是名“牵正”。

【文献摘要】

（1）《杨氏家藏方》卷一：“治口眼㖞斜。”

（2）《成方便读》卷二："夫中风口眼㖞斜一证，《金匮》有言'邪气反缓，正气即急，正气引邪，僻不遂'数语，尤注谓其受邪之处，经脉不用而缓，无邪之处，正气独治而急。是以左㖞者，邪反在右；右㖞者，邪反在左也。然足阳明之脉，夹口环唇；足太阳之脉，起于目内眦；足少阳之脉，起于目外眦。则中风一证，无不皆自三阳而来，然二气贯于一身，不必分左血右气。但左右者，阴阳之道路，缘人之禀赋各有所偏，于是左右不能两协其平，偏弊相仍，外邪乘袭而病作矣。此方所治口眼㖞斜无他证者，其为风邪在经而无表里之证可知。故以全蝎色青善走者，独入肝经，风气通于肝，为搜风之主药；白附之辛散，能治头面之风；僵蚕之清虚，能解络中之风。三者皆治风之专药。用酒调服，以行其经。所谓同气相求，衰之以属也。"

【科学研究】

（1）王氏以本方加鳝鱼500g（剪去尾部，放入砂锅中，加清水500mL，让其游动20分钟后，加入牵正散），水煎服，每日1剂，并配合用鳝鱼血于临睡前涂于患侧面颊、额头等处，治疗面瘫98例。结果：痊愈97例（自觉症状消失，外观正常），好转1例（自觉症状好转，外观轻度口角不对称），一般治疗4～5天即愈。

（2）有临床研究将102例腰椎间盘突出症患者随机分成两组。治疗组58例用加味牵正散配合骶管注射，对照组44例给予西药和骨盆牵引治疗。结果治疗组总有效率96.55%，对照组总有效率为86.36%。加味牵正散配合骶管注射治疗腰椎间盘突出症有显著疗效。

（3）有临床研究采用牵正散加减合用高压氧疗法治疗急性

面神经麻痹，研究表明其能增强病灶局部微循环的血液量和营养物质的供应，又能消除代谢产物的化学性刺激因素，可使患处淋巴和血液循环改善，加快新陈代谢，改善受损面神经和面肌营养状况，促进面神经炎症和水肿的吸收，从而有利于病损面神经功能的恢复。治愈率明显高于采用弥可保、阿魏酸钠静滴的对照组，临床值得推广。

（4）有临床研究表明牵正散加减治疗小舞蹈病临床疗效明显，复发率低。

（5）有临床研究表明牵正散提取物显著抑制帕金森病模型小鼠震颤，改善运动障碍，其作用机制可能与减轻线粒体损伤、保护神经元有关。

【国医经验】本方主治风中头面经络。西医颜面神经麻痹、三叉神经痛、偏头痛等属于风痰阻络者可参考此方加减进行辨证治疗。刘老在临证时每遇此类病证，如口眼㖞斜，或面肌抽动等面神经麻痹疾病时均会使用本方。本方所治之证，为风痰阻于头面经络所致。临床中，刘老对于面风的患者，常于此方配伍胆南星、当归、川芎用之，胆南星助附子化痰；当归、川芎助活血通络之效，取“治风先治血，血行风自灭”之意；并可加羌活，一来祛太阳之风，二来引药上行，力专于面部；为防风药偏燥，故常加玉竹、石斛以养阴柔筋。

【医案举隅】

初诊：杨某，男，55岁，务农，2016年9月初诊。

患者5天前因吹冷风后突然出现左面部麻木发紧感，口角向右歪斜，今为求中医治疗就诊于我院国医堂门诊。症状表现为左侧额纹消失，左鼻唇沟变浅，口角右偏，左眼睑闭合不全，舌红、苔薄白，脉弦紧。诊断为“面瘫”，治以祛风散寒，通络止痉为法，拟方如下：

白附子10g（先煎）	僵蚕10g	全蝎10g
蜈蚣4条	当归10g	防风10g
白芷10g	川芎10g	桂枝10g

二诊：半个月后复诊，诸症较前好转，说话时口角微偏，继服前方，同时配合针灸治疗。

【按语】

本方是治疗风痰阻于头面经络之常用方。临床应用以猝然口眼㖞斜，舌淡苔白为辨证要点。本医案用牵正散疏风散寒，加用蜈蚣以加强搜风化瘀通络之效，同时并用当归、川芎以活血通络；桂枝辛温，一可助牵正散疏风散寒，二可助当归、川芎活血通络；防风助牵正散疏风散寒，又能防风寒邪气再侵；白芷载药上行，使药力直达病所。诸药相伍，共奏疏风散寒、活血通络之功效。临床常根据症状进行加减，初起风邪重者，宜加羌活、防风、白芷等以辛散风邪；病久不愈者，酌加蜈蚣、地龙、天麻、桃仁、红花等搜风化瘀通络。临证病人若属气虚血瘀，或肝风内动之口眼㖞斜、半身不遂，不宜使用。

【参考文献】

[1] 王成文. 牵正散加鳝鱼血治疗面瘫98例临床观察[J]. 中国民间疗法，1997（2）：31.

[2] 杨利生，张琼. 加味牵正散配合骶管注射治疗腰椎间盘突出症58例[J]. 光明中医，2011，26（6）：1216-1217.

[3] 刘阳，陈学裕. 牵正散加减合用高压氧治疗急性面神经麻痹的临床研究[J]. 中外医学研究，2011，9（22）：39-40.

[4] 曹生有，许亚兵，陈有明. 牵正散加减治疗小舞蹈病30例临床观

察［J］. 新中医，2015，47（10）：147–148.

［5］李晓秀，王俊平，汲坤，等. 牵正散提取物对帕金森病模型小鼠震颤、运动障碍、黑质神经元超微结构的影响［J］. 中国实验方剂学杂志，2015，21（21）：130–133.

87. 独活寄生汤

【出处】唐·孙思邈《备急千金要方》。

【组成】独活、桑寄生、杜仲、牛膝、细辛、秦艽、茯苓、肉桂心、防风、川芎、人参、甘草、当归、芍药、干地黄。

【功用】祛风湿，止痹痛，益肝肾，补气血。

【主治】

中医主治痹证日久，肝肾两虚，气血不足证，症见腰膝疼痛、痿软，肢节屈伸不利，或麻木不仁，畏寒喜温，心悸气短，舌淡苔白，脉细弱者。

西医慢性关节炎、坐骨神经痛、腰椎间盘突出症等病可参考此方。

【方解】本方为治疗久痹而肝肾两虚，气血不足之常用方。其证乃因感受风寒湿邪而患痹证，日久不愈，累及肝肾，耗伤气血所致。风寒湿邪客于肢体关节，气血运行不畅，故见腰膝疼痛，久则肢节屈伸不利，或麻木不仁，正如《素问·痹论》所言："痹在于骨则重，在于脉则不仁。"肾主骨，肝主筋，邪客筋骨，日久必致损伤肝肾，耗伤气血。又腰为肾之府，膝为筋之府，肝肾不足，则见腰膝痿软；气血耗伤，故心悸气短。《素问·逆调论》云："营气虚则不仁，卫气虚则不用，营卫俱虚则不仁且不用。"方中独活为君，善治伏风，除久痹，且性善下行，以祛下焦与筋骨间的风寒湿邪。细辛入少阴肾经，长于搜剔阴经之风寒湿邪，又除经络留湿；秦艽祛风湿，舒筋络而利关节；桂心温经散寒，通利血脉；防风祛一身之风而胜湿，君臣相伍，共祛风寒湿邪。桑寄生兼可祛风湿；牛膝尚能活血以通利肢节筋脉；当归、川芎、地黄、白芍养血和血；人参、茯苓、甘草健脾益气，以上诸药合用，具有补肝肾、益气血之功。且白芍与甘草相合，尚能柔肝缓急，以助舒筋。当归、川芎、牛膝、桂心活血，寓“治风先治血，血行风自灭”之意。甘草调和诸药，兼使药之用。

【文献摘要】

（1）《备急千金要方》：“治腰背痛，独活寄生汤。夫腰背痛者，皆由肾气虚弱，卧冷湿地当风所得也，不时速治，喜流入脚膝，为偏枯冷痹缓弱疼重，或腰痛挛脚重痹，宜急服此方。”

（2）《医方考》：“肾气虚弱，肝脾之气袭之，令人腰膝作痛，屈伸不便，冷痹无力者，此方主之。肾，水脏也，虚则肝脾之气凑之，故令腰膝实而作痛。屈伸不便者，筋骨俱病也。”

（3）《医方集解》：“此足少阳、厥阴药也。独活、细辛入少阴，通血脉，偕秦艽、防风疏经升阳以祛风；桑寄生益气血，祛风湿，偕杜仲、牛膝健骨强筋而固下；芎、归、芍、地所以活血而补阴；参、桂、苓、草所以益气而补阳。辛温以散之，甘温以补之，使血气足而风湿除，则肝肾强而痹痛愈矣。”

（4）《成方便读》：“熟地、牛膝、杜仲、寄生补肝益肾，壮骨强筋；归、芍、川芎和营养血，所谓治风先治血，血行风自灭也；参、苓、甘草，益气扶脾，又所谓祛邪先补正，正旺则邪自除也；然病因肝肾先虚，其邪必乘虚深入，故以独活、细辛之入肾经，能搜伏风，使之外出；桂心能入肝肾血分而祛寒；秦艽、防风、为风药卒徒，周行肌表，且又风能胜湿。”

【科学研究】

（1）有临床研究将124例风寒湿痹型关节炎患者随机分为对照组和观察组，每组62例，对照组常规治疗，观察组在对照组基础上采用独活寄生汤治疗，进行疗效观察。结果提示与对照组比较，观察组治疗后Lyshom评分较高，VAS、WOMAC量表评分较低，关节液TNF-α、IL-1β及IL-6水平较低，关节液NO、MDA水平较低，APN水平较高，SOD水平较高，leptin及visfatin水平较低。

（2）有实验研究独活寄生汤含药血清对膝骨性关节炎（KOA）大鼠关节软骨细胞凋亡、内质网应激相关蛋白葡萄糖调节蛋白78、衰老蛋白组蛋白调节因子及CCAAT/增强子结合蛋白同源蛋白等的影响。结果表明，独活寄生汤含药血清三剂量组和阳性药组与模型组细胞相比，细胞凋亡明显降低，软骨细胞增殖抑制率降低且ASF1a、HIRA、GRP78及CHOP蛋白表达降低。

（3）有研究选取新西兰大白兔随机分为低、中、高剂量组，正常组和模型组，每组16只，观察独活寄生汤对椎间盘内紊乱兔椎间盘组织中白细胞介素-1β和前列腺素E2的影响。除正常组，其余4组手术造模，三剂量组在造模后行独活寄生汤灌服治疗。结果表明与模型组相比，高剂量组中IL-1β和PGE2的含量显著降低；治疗8周后，高剂量组中IL-1β和PGE2的含量与低、中剂量组相比均显著降低。

【国医经验】本方主要用于痹证日久，肝肾两虚，气血不足证。西医慢性关节炎、坐骨神经痛、腰椎间盘突出症等病可参考此方。刘老认为辨证立法应勤求古训，一丝不苟，但运用经方不可墨守成规，要开拓思路，灵活变通。刘老在临证运用时见肢体疼痛者，加用威灵仙、豨莶草、桑枝、松节；腰痛，肢体酸软乏力者，加用巴戟天、续断、杜仲、补骨脂、黄精、肉苁蓉等补肾强腰膝之品；而四肢不温，小腹冷痛，舌有瘀血征者，可加桃仁、红花、小茴香、艾叶等以活血化瘀，温阳通络，每收佳效。

【医案举隅】

初诊：李某，女，41 岁，务农，2010 年 4 月初诊。

患者半年来腰骶痛，时轻时重，近 1 月来症状加重，晨起腰骶部僵硬感，用拳头锤击腰骶部或得热则有所减轻，每遇冷或经期则疼痛加重，曾在某医院就诊，诊断为“慢性盆腔炎”，口服西药、局部封闭等治疗，效均不佳，今为求中医治疗就诊于我院国医堂门诊。症状表现：患者弯腰步入诊室，观面色凝滞，眉头紧缩，痛苦面容，月经色暗夹小血块，经行小腹冷痛，四肢不温，舌暗，苔薄白，脉弦细。诊断为痛经之肝肾亏虚，寒凝血瘀证，治宜补益肝肾，暖宫散寒，化瘀止痛，拟方如下：

桑寄生 20g　　巴戟天 20g　　杜仲 20g
川芎 10g　　白附片 10g　　当归 10g
熟地黄 20g　　防风 10g

二诊：1 个月后复诊，患者诉服 2 剂后腰骶痛大减，诸症较前缓解，舌暗淡，苔薄白，脉弦细，继予上方加减，治以温补肝肾，活血化瘀为法，拟方如下：

巴戟天 20g　　续断 20g　　杜仲 20g
熟地黄 20g　　黄精 20g　　肉苁蓉 20g
桑寄生 20g　　川芎 10g　　当归 10g

三诊：半个月后复诊，患者诸证消失，继予上方加减以巩固疗效。

【按语】妇人因经带胎产的特殊生理变化，素体血虚，或大病久病后，或因素体肾虚，胞脉失养，或七情内伤等种种致病因素妨碍或破坏了正常的生理机能，从而导致脏腑功能，气血运行不畅，间接或直接地影响冲任，胞宫胞络出现病变，久则可损伤元气，肝肾两亏，气血不足，风邪内侵，寒湿凝滞，病变侵入经络，进而累及经脉，久则耗气伤血，肝肾亦虚，成正虚邪实之证。经行小腹冷痛，四肢不温，舌暗，苔薄白，脉弦细，属肝肾亏虚，寒凝血瘀之证，故通过扶正祛邪，补益肝肾，化瘀散寒以标本兼治，方中桑寄生、巴戟天、杜仲、熟地补益肝肾，白附片温中散寒以暖宫，川芎、当归活血养血，防风祛风止痛，从而使气血足而寒湿去，肝肾强而痹痛消。

【参考文献】

[1] 张斌山. 独活寄生汤对风寒湿痹型关节炎患者关节液中炎症因子、氧化应激及脂肪细胞因子的影响[J]. 中国实验方剂学杂志，2017，23(6)：186-191.

[2] 孙鹏，李建，樊炜骏，等. 独活寄生汤含药血清对膝骨性关节炎大鼠关节软骨细胞凋亡及GRP78，CHOP，HIRA及ASFla表达的影响[J]. 中国实验方剂学杂志，2017，23(13)：158-163.

[3] 周桦，卢建华. 独活寄生汤对椎间盘内紊乱兔模型髓核组织中IL-1β及PGE2的影响[J]. 中华中医药杂志，2016，31(2)：665-667.

88. 茵陈蒿汤

【出处】东汉·张仲景《伤寒论》。

【组成】茵陈、栀子、大黄。

【功用】清热，利湿，退黄。

【主治】

中医主治湿热黄疸，症见一身面目俱黄，黄色鲜明，发热，无汗或但头汗出，口渴欲饮，恶心呕吐，腹微满，小便短赤，大便不爽或秘结，舌红苔黄腻，脉沉数或滑数有力者。

西医急性黄疸型传染性肝炎、胆囊炎、胆石症、钩端螺旋体病等所引起的黄疸等可参考此方。

【方解】本方为治疗湿热黄疸之常用方，《伤寒论》用其治疗瘀热发黄，《金匮要略》以其治疗谷疸。舌苔黄腻，脉沉数为湿热内蕴之征。治宜清热，利湿，退黄。方中重用茵陈为君药，本品苦泄下降，善能清热利湿，为治黄疸要药。臣以栀子清热降火，通利三焦，助茵陈引湿热从小便而去。佐以大黄泻热逐瘀，通利大便，导瘀热从大便而下。三药合用，利湿与泄热并进，通利二便，前后分消，湿邪得除，瘀热得去，黄疸自退。若湿重于热者，可加茯苓、泽泻、猪苓以利水渗湿；热重于湿者，可加黄柏、龙胆草以清热祛湿；胁痛明显者，可加柴胡、川楝子以疏肝理气。

【文献摘要】

（1）《伤寒论·辨阳明病脉证并治》："伤寒七八日，身黄如橘子色，小便不利，腹微满者，茵陈蒿汤主之。”

（2）《金匮要略·黄疸病脉证并治》：“谷疸之为病，寒热不食，食即头眩，心胸不安，久久发黄为谷疸，茵陈蒿汤主之。”

（3）《伤寒来苏集·伤寒附翼》：“太阳、阳明俱有发黄症，但头汗而身无汗，则热不外越；小便不利，则热不下泄，故瘀热在里而渴饮水浆。然黄有不同，证在太阳之表，当汗而发之，故用麻黄连翘赤小豆汤，为凉散法。证在太阳阳明之间，当以寒胜之，用栀子柏皮汤，乃清火法。在阳明之里，当泻之于内，故立本方，是逐秽法。茵陈能除热邪留结，佐栀子以通水源，大黄以除胃热，令瘀热从小便而泄，腹满自减，肠胃无伤，乃合引而竭之之义，亦阳明利水之奇法也。”

【科学研究】

（1）有新生儿黄疸茵陈蒿汤治疗的临床随机对照试验的Meta分析，研究共纳入26篇随机对照临床研究文献，2844名患者。Meta分析结果表明：与单纯西医治疗组相比，联合治疗组茵陈蒿汤能够显著提高治愈率和治疗总有效率，缩短黄疸消退时间、血清总胆红素复常时间和住院时间。结论：茵陈蒿汤治疗新生儿黄疸相对于单纯西医疗效更优。

（2）有研究将96名热重于湿型病毒性肝炎患者随机均分为两组，对照组采用西药治疗，观察组在此基础加茵陈蒿汤，比较临床疗效等。结果：观察组和对照组总有效率分别为95.8%、83.3%，两组谷草转氨酶、谷丙转氨酶、总胆红素与治疗前比均降低，观察组各指标值均低于对照组。结论：茵陈蒿汤辅助治疗热重于湿型病毒性肝炎，可改善肝功能，疗效确切。

（3）有实验将50例急性化脓性胆管炎患者随机均分为治疗组和对照组，胆管减压术术后对照组采取常规治疗，治疗组在对照组基础上胃管注入茵陈蒿汤。结果：治疗组患者的血清天冬氨酸转移酶、谷丙转氨酶、总胆红素与对照组相比下降明显，且治疗组比对照组患者的治愈率高。结论：茵陈蒿汤单汤药治疗急性化脓性胆管炎较传统疗法在临床治疗效果及预后上具有优势。

【国医经验】本方主要用于治疗湿热黄疸。西医临床急性黄疸型传染性肝炎、胆囊炎、胆石症、钩端螺旋体病等所引起的黄疸等治疗可参考此方。本方对于黄疸的治疗，收效显著。刘老认为黄疸应分清阴黄和阳黄，才能明辨其病理病机，热重于湿者，为湿热壅滞中焦所致，表现为一身面目俱黄、黄色鲜明等阳性的症状；而湿重于热者，为水湿内停，湿邪困阻脾胃所致。因此在临证用药时，若患者湿重于热，可加茯苓、泽泻、猪苓以利水渗湿；热重于湿者，加黄柏、金钱草、田基黄、龙胆草以清热祛湿；另一方面，若胁痛明显者，则可加入柴胡、川楝子或佛手、郁金、木香等以疏肝理气。

【医案举隅】

初诊：杨某，男，33岁，工人，2011年7月初诊。

患者自觉右胁隐隐作痛，纳食减少，继而出现腰痛，双目及肢体浮肿，于外院检查，诊断为“慢性肝炎合并慢性肾炎”，经用西药治疗症状无明显改善，就诊于我院国医堂门诊。刻下症见：右胁刺痛，腰部酸痛，下肢浮肿，身色发黄，纳差，大便微结，溲短色黄，舌暗淡，苔黄腻，脉弦数。临床诊断为胁痛之湿热瘀结证，治以清热利湿，活血祛瘀为法，拟方如下：

金钱草 20g　　田基黄 20g　　萆薢 20g
六月雪 20g　　茵陈 20g　　莪术 10g
川芎 10g　　刘寄奴 20g　　大黄 10g

二诊：半个月后复诊，患者胁痛较前明显改善，腰部酸胀痛，肤黄较前变浅，口干苦，舌暗红苔薄黄，脉弦细，上方去金钱草、田基黄，加水蛭以增强活血祛瘀之力，女贞子、墨旱莲以补益肝肾，拟方如下：

莪术 10g	川芎 10g	刘寄奴 20g
水蛭 5g	茵陈 20g	萆薢 20g
六月雪 20g	女贞子 20g	墨旱莲 20g

三诊：一个月后复诊，患者自觉症状较前明显改善，继予上方加减以巩固疗效。

【按语】患者平素恣饮酒浆，积湿生热，湿热蕴阻于中焦，熏蒸肝胆，致胆汁外溢，故身色发黄，肝气郁滞，疏泄失职，可见胁痛，舌暗淡，苔黄腻，脉弦数，故初诊辨证为湿热瘀结之胁痛，以金钱草、田基黄、茵陈利湿退黄为主，加以活血化瘀的莪术、川芎、刘寄奴为辅，并予萆薢、六月雪利湿化浊，增强利湿之效，从而直达病所，另患者兼有下肢浮肿，大便微结，故在利湿的同时加入大黄以通腑泄热，同时还可增强活血之功；二诊时患者有肾阴虚的表现，故在上方基础上加入补益肝肾的女贞子、墨旱莲以达标本兼治的目的。

【参考文献】

[1] 索子敏，陈明．茵陈蒿汤治疗新生儿黄疸临床随机对照试验Meta分析［J］．辽宁中医药大学学报，2017，19（4）：135-138.

[2] 杨蓉．茵陈蒿汤辅助治疗热重于湿型病毒性肝炎效果观察［J］．新中医，2017，49（1）：53-55.

[3] 陈龙，邓英．茵陈蒿汤治疗急性化脓性胆管炎的临床疗效及预后分析［J］．陕西中医，2017，38（1）：37-38.

89. 香连丸

【出处】唐·李绛《兵部手集方》。

【组成】萸黄连、木香。

【功用】清热化湿，行气止痛。

【主治】

中医主治大肠湿热所致的痢疾，症见大便脓血，里急后重，发热腹痛者。

西医浅表性胃炎、肠炎、细菌性痢疾等病可参考此方。

【方解】方中黄连辛、苦，温，入脾、胃、大肠、胆、三焦经，清热燥湿，泻火解毒；木香辛行苦降，善行大肠之滞气，与黄连相伍加强行气止痛之功。黄连尤善除中焦湿火郁结，止湿热痢疾，为治湿热痢之要药。《神农本草经》谓其能治“肠澼，腹痛下痢”。《名医别录》曰其主“久下泄澼脓血……调胃厚肠益胆”。《本草通玄》言其：“泻心火而除痞满，疗痢疾而止腹痛，清肝胆而明目，祛湿热而理疮疡，利水道而厚肠胃，去心窍之恶血，消心积之伏梁。”苦味药大多性热，如苍术、厚朴等，黄连至苦而反寒，利湿药多苦温，利湿必增热，清热药多不能去湿，唯黄连能以苦燥湿，以寒除热，一举两得，又有厚肠调胃之功，故一直被历代医家推为治痢要药。

【文献摘要】

（1）《经史证类备用本草》：“香连丸亦主下痢，近世盛行。其法以宣连、青木香分两停（即各等分），同捣筛，白蜜丸如梧子，空腹饮下二三十丸，日再如神。其久冷人，即用偎熟大蒜作丸。”

（2）《本草纲目》：“黄连（去芦须）二十两（用吴茱萸十两同炒令赤，去吴茱英不用）、木香（不见火）四两八钱八分，上为细末，醋糊为丸，如梧桐子大。每服二十九，饭饮吞下。丈夫妇人肠胃虚弱，冷热不调，泄泻烦渴，米谷不化，腹胀肠鸣，胸隔痞闷，胁肋胀满或下痢脓血，里急后重，夜起频繁，不思饮食，或小便不利，肢体倦怠，惭即瘦弱，悉可用此方矣。”

（3）《医方集解》云：“黄连苦燥湿，寒胜热，直折心脾之火，故以为君；用吴茱萸同炒者，取其能利大肠壅气，且以杀大寒之性也。里急由于气滞，木香辛行气，温和脾，能通利三焦，泄肺以平肝，使木邪不克脾土，气行而滞亦去也。一寒一热，一阴一阳，有相济之妙。”

【科学研究】

（1）有实验制备化疗相关性腹泻（CID）裸鼠模型，随机分成正常组、模型组、香连丸组。香连丸组灌胃香连丸，其余两组灌胃生理盐水。结果腹泻发生率、腹泻评分、小肠病理损伤程度、肿瘤坏死因子－α、干扰素－γ、IL–4含有量及小肠组织NF–κB p65表达，香连丸组结果均较模型组明显改善。结论：香连丸可能通过抑制NF–κB p65通路活化，上调IL–4，下调TNF–α、IFN–γ 表达，一定程度上治疗CID。

（2）有研究探讨香连丸对UC大鼠细胞凋亡的影响。将50只Wistar大鼠随机分为模型组、中药组、抑制剂组、中药+抑制剂组和正常组。结果UC模型大鼠肉眼及镜下可见结肠溃疡形成；与正常组相比，模型组Bax mRNA高表达，Bcl–2 mRNA低表达；香连丸干预后，Bax mRNA表达降低，Bcl–2 mRNA表达增加，可改善结肠黏膜损伤，减少上皮细胞凋亡。

（3）有研究将42例脾胃湿热型胃脘痛患者，随机均分为观察组（香连丸）和对照组（雷尼替丁胶囊），治疗和随访各2周，对其胃镜疗效和症候疗效，进行比较观察。结果在胃镜疗效和症候疗效方面，与对照组相比，观察组的有效率均明显升高。因而香连丸治疗脾胃湿热型胃脘痛疗效显著，可明显改善患者预后质量。

【国医经验】本方主要用于大肠湿热所致的痢疾。西医浅表性胃炎、肠炎、细菌性痢疾等病亦可参照本方加减进行辨证治疗。刘老在临证时每遇与大肠湿热所致痢疾有关的病证，常使用本方加减治疗，正如《经史证类备用本草》所言："香连丸亦主下痢。"而刘老认为本病病因为外感湿热疫毒之邪，内侵人体，致脾胃运化及肠道传导功能失司，肠道气机不利，气血凝滞腐败而发病。临证用药时，湿热内蕴者，可加黄芩、黄柏、草豆蔻、法半夏、厚朴等以清热除湿；腹胀腹痛者，可加吴茱萸、木香、槟榔、白芍以理气止痛；眠差伤阴者，可加炒酸枣仁、百合、玉竹、石斛等养阴安神之品。

【医案举隅】

初诊：汪某，男，30岁，职工，2015年8月初诊。

患者2天前出现胃脘部无规律疼痛，吃冷食及辛辣、刺激性食物时症状加重，伴有嗳气反酸，乏力，呕吐3次，今就诊于我院国医堂门诊。现症见：胃脘部隐痛，伴嗳气、恶心、反酸，眠差，舌红，苔黄腻，脉滑数，诊断为胃痛之肝胃湿热证，治以疏肝泄热，化湿止痛为法，拟方如下：

瓜蒌皮10g	黄连6g	法半夏9g
黄芩10g	吴茱萸3g	厚朴10g
木香6g	槟榔10g	白芍10g

二诊：1个月后复诊，患者诉嗳气、恶心、泛酸基本消失，

睡眠欠佳，偶感胃脘部疼痛，但疼痛较前明显减轻，但见口干，便秘症状，故治疗上以清热养阴，益胃生津为主，拟方如下：

黄连 6g　　法半夏 9g　　黄芩 10g
吴茱萸 3g　　玉竹 20g　　石斛 20g
天冬 20g　　麦冬 20g　　木香 10g

三诊：半个月后复诊，上证基本消失，守方 7 剂以巩固疗效。

【按语】患者平素过食肥甘辛辣，加之恣饮酒浆，致湿热内生，蕴阻于中焦，致肝失疏泄，胃失和降，而见脘部隐痛，嗳气，恶心，反酸，舌红，苔黄腻，脉滑数为肝胃湿热之证，故初诊时以疏肝泄热，化湿止痛为主。方中瓜蒌皮、法半夏、厚朴化湿行气，吴茱萸、木香、槟榔、白芍理气止痛，黄连、黄芩清热燥湿。二诊时患者上证基本消失，但有伤阴的表现，故在上方基础上去掉瓜蒌皮、厚朴、白芍、槟榔，而加入养阴的玉竹、石斛、天冬、麦冬以复胃阴。另一方面，患者初诊时睡眠差，二诊时眠欠佳，两次就诊均未使用直接助睡眠的药物，而以清泄肝热和养阴清热之品，而患者睡眠亦逐步改善，正是取之“肝胃和而卧能安”之意。

【参考文献】

[1] 张新峰，乔翠霞，程旭锋，等. 香连丸对化疗相关性腹泻裸鼠模型的作用观察[J]. 中成药，2016，38（7）：1598-1601.

[2] 董艳，陆金根. 香连丸对溃疡性结肠炎大鼠细胞凋亡及 Bcl-2、Bax mRNA 表达的影响[J]. 华西医学，2016，31（6）：1046-1051.

[3] 姬宪立. 中医治疗脾胃湿热型胃脘痛临床疗效观察[J]. 光明中医，2013，28（5）：939-940.

90. 香薷散

【出处】宋·陈师文等《太平惠民和剂局方》。

【组成】香薷、白扁豆、厚朴。

【功用】祛暑解表，化湿和中。

【主治】

中医主治阴暑，症见恶寒发热，头痛身重，无汗，腹痛吐泻，胸脘痞闷，舌苔白腻，脉浮者。

西医夏季感冒、急性胃肠炎、细菌性痢疾等病可参考此方。

【方解】本证多由暑月外感于寒，内伤于湿所致，治疗以祛暑解表，化湿和中为主。外感寒邪，腠理闭塞，故见恶寒发热、头痛头重、脉浮等表症。饮食生冷，湿伤脾胃，气机不畅，故见胸闷泛恶、四肢倦怠，甚或腹痛吐泻。方中香薷辛温芳香，能入脾肺气分，发越阳气，以解外感之邪，解表散寒，祛暑化湿，是夏月解表之要药，李时珍称其“犹冬月之麻黄”，为君药；厚朴苦辛而温，行气除满，燥湿行滞，以祛脾胃之湿，为臣药；更用甘平之扁豆以消暑和中，兼能化湿，寓匡正御邪之意，为佐使药。

【文献摘要】

（1）《太平惠民和剂局方》：“治脏腑冷热不调，饮食不节，或食腥鲙、生冷过度，或起居不节，或路卧湿地取凉，而风冷之气，归于三焦，传于脾胃，脾胃得冷，不能消化水谷，致令真邪相干，肠胃虚弱，因饮食变乱于肠胃之间，便致吐利，心腹疼痛，霍乱气逆。有心痛而先吐者，有腹痛而先利者，有吐利俱发者，有发热头痛，体疼而复吐利虚烦者，或但吐利心腹刺痛者，或转筋拘急疼痛，或但呕而无物出，或四肢逆冷而脉欲绝，或烦闷昏塞而欲死者，此药悉能主之。”

（2）《成方便读》:“治夏月伤暑感冒，呕吐泄泻等证。此因伤暑而兼感外寒之证也。夫暑必夹湿，而湿必归土，乘脾则泻，是以夏月因暑感寒，每多呕、泄之证，以湿盛于内，脾胃皆困也。此方以香薷之辛温香散，能入脾肺气分，发越阳气，以解外感之邪；厚朴苦温，宽中散满，以祛脾胃之湿；扁豆和脾利水，寓匡正御邪之意耳。”

【科学研究】

（1）有实验采用小鼠观察发现香薷散能抑制游离酸度、胃液分泌、总酸度和胃蛋白酶产出量；呈浓度依赖性抑制离体小鼠回肠的自主运动、抗氯化钡、抗乙酰胆碱的作用；可预防幽门结扎和消炎痛所致的溃疡；加强小鼠小肠的输送能力；抑制醋酸扭体所引起的疼痛；缩短苯巴比妥钠引起麻醉的时间，且具有消炎作用。

（2）有实验用 HPLC 法考察香薷散用合煎、分煎 2 种不同方法制备后，香荆芥酚和麝香草酚含量的变化及体外抗菌作用对比。结果表明合煎液比分煎液中香荆芥酚和麝香草酚的平均含量高；合煎液抑菌作用较强，对金黄色葡萄球菌、绿脓杆菌和乙型溶血性链球菌的抑菌作用大于分煎液。

（3）有研究在经典古方香薷散的基础上化裁组方，研制抗暑湿感冒中药新药“香蒿暑湿感冒软胶囊”和“香蒿暑湿感冒滴丸”。通过对该制剂 LD_{50} 的测定和部分药效学的研究显示具有显著的抑菌、退热、抗炎、镇痛、止呕、止泻等药理作用，表明该制剂有良好的治疗暑湿感冒作用且无明显毒性。

【国医经验】本方主要用于阴暑。西医夏季感冒、急性胃肠炎、细菌性痢疾等病亦可参照本方加减进行辨证治疗。对于本方，《成方便读》记载：“可治夏月伤暑感冒，呕吐泄泻等证。”刘老认为入夏之后，天气炎热，加之暑多夹湿，故应考虑湿邪为患，尤其对于幼儿，本身脏腑娇嫩，稚阴稚阳，易被暑湿之邪乘袭，致小儿高热，或汗出而热不退，或反复发热，或兼见脘痞、恶心呕吐、便溏等脾胃不和之证，因此临证用药时当注意表里，刘老认为香薷散加银花、连翘正具有祛暑解表、清热化湿功效，若兼内热者，加黄连、黄芩以清里热；湿盛者，加用胆星、藿香、草豆蔻、茯苓以化湿和中解表；脾虚纳呆者，加苍术、茯苓以益气健脾。

【医案举隅】

初诊：胡某，8岁，男，学生。

患儿无汗2年，盛夏洗浴吹风受凉，此后全身无汗出，特别在夏季，患儿心中烦闷热，遍身肌肤灼热烫手，气温越高，越感闷热难受，夜间不得睡眠。曾经在某医院检查无异常发现，今就诊于我院国医堂门诊。症状表现：患儿发育良好，营养中等，皮肤灼热，口干喜冷饮，小便短赤，舌红，苔腻微黄，脉滑数。临床诊断为感冒之暑湿伤表证，治以祛暑解表，化湿和中为法，拟方如下：

胆南星 10g	藿香 20g	山银花 20g
厚朴 10g	扁豆 9g	白术 10g
黄连 10g	吴茱萸 10g	草豆蔻 10g

二诊：10天后复诊，汗已出，心中烦闷热已缓解，皮肤灼热已消，夜寐安，但纳差，舌红，苔白，脉滑。续服上方，去

山银花、扁豆，加鸡内金10g、神曲10g。

三诊：5天后复诊，诸症消失，守方5剂以巩固疗效。

【按语】根据患儿平素喜冷饮，夏月又复感风寒，而内伤湿邪，邪郁肌表，腠理闭塞，导致无汗而心烦闷热，坐卧不安，故初诊时方中胆星、藿香、草豆蔻化湿和中解表，山银花清热解毒，厚朴、白术、黄连、吴茱萸燥湿行气，扁豆消暑和中，从而达到外透内清的目的。二诊时汗出表解，热透暑清，湿邪已化，临床症状缓解，但患者食欲差，且舌苔腻转白，脉滑，故去掉山银花、扁豆加鸡内金、神曲以增强健脾和胃之功，5剂服后，告病痊愈。

【参考文献】

［1］刘俊岭. 香薷散作用的实验研究［J］. 国外医学（中医中药分册），1995（5）：25.

［2］刘颖新，刘利利，孔兴欣，等. HPLC法测定香薷散不同煎液中香荆芥酚和麝香草酚的含量及体外抗菌作用比较［J］. 药物分析杂志，2014，34（6）：1006-1010.

［3］韩亮. 香蒿感冒制剂的临床前研究［D］. 广州中医药大学，2006，15-18.

91. 凉膈散

【出处】宋·陈师文等《太平惠民和剂局方》。

【组成】芒硝、大黄、栀子、连翘、黄芩、甘草、薄荷、竹叶。

【功用】泻火解毒，清上泄下。

【主治】

中医主治上中焦邪郁生热证，症见面赤唇焦，胸膈烦躁，口舌生疮，谵语狂妄，或咽痛吐衄，便秘溲赤，或大便不畅，舌红苔黄，脉滑数者。

西医咽炎、口腔炎、急性扁桃体炎、胆道感染、急性黄疸型肝炎等病可参考此方。

【方解】本证多由热毒火邪郁结于胸膈所致，治疗以泻火解毒，清上泄下为主。热邪灼伤津液，津液不能上承，故见唇焦，口舌生疮；火性炎上，故见面赤；热邪灼伤津液，无力行舟，故见便秘；舌红苔黄，脉滑数，均为热毒火邪互结之症。方中连翘轻清透散，长于清热解毒，清透上焦之热，故为君药。黄芩清透上焦之热，清透胸膈之热；栀子清利三焦之热，通利小便，引火下行；大黄、栀子泻下通便，故为臣药。薄荷清利头目、利咽；竹叶清上焦之热，故为佐药。

【文献摘要】

（1）《成方便读》：“以大黄、芒硝之荡涤下行者，去其结而逐其热，然恐结邪虽去，尚有浮游之火，散漫上中，故以黄芩、薄荷、竹叶清彻上中之火，连翘解散经络中之余火，栀子自上而下，引火邪屈曲下行，如是则有形无形、上下表里诸邪，悉从解散。”

（2）《医方集解》：“此上中二焦泻火药也。热淫于内，治以咸寒，佐以苦甘，故以连翘、黄芩、竹叶、薄荷升散于上，而以大黄、芒硝之猛利推荡其中，使上升下行，而膈自清矣；用甘草、生蜜者，病在膈，甘以缓之也。”

（3）《绛雪园古方选注》：“薄荷、黄芩从肺散而凉之；甘草从肾清而凉之；连翘、山栀从心之少阳苦而凉之；山栀、芒硝从三焦与心包络泻而凉之；甘草、大黄从脾缓而凉之；薄荷、黄芩从胆升降而凉之；大黄、芒硝从胃与大肠下而凉之。上则散之，中则苦之，下则行之，丝丝入扣，周遍诸经，庶几燎原之场，顷刻为清虚之腑。”

【科学研究】

（1）有实验研究凉膈散解毒作用的细胞信号转导调控机制。体内实验采用内毒素急性肺损伤小鼠模型，体外实验用凉膈散给正常大鼠灌胃，制备药物血清，温育培养巨噬细胞 RAW264.7 细胞。结果表明凉膈散的解毒功效可能和降低组织致炎因子 TNF-α、IL-6 含量，影响 RAW264.7 细胞 CD14mRNA 的表达，抑制组织 NF-κB 的活化以及调节 p38MAPK 通路相关。

（2）有研究将 216 例小儿疱疹性咽峡炎的患者，随机分为试验组 112 例和对照组 104 例。两组同样给予补液、补充电解质、维生素、降温等综合治疗，试验组加凉膈散保留灌肠。结果凉膈散保留灌肠治疗小儿疱疹性咽峡炎能够快速缓解咽痛及降低体温，并且能够促使咽部的破溃尽快愈合、缩短治疗时间，临床疗效明显。

（3）有研究进行临床疗效观察，42 例口腔溃疡患者中实证 15 例，虚证 27 例，实证主方凉隔散加减，虚证四物汤加减治疗。结果：实证 15 例，治愈 12 例，好转 3 例；虚证 27 例，治愈 11 例，好转 10 例，无效 6 例。得出结论：口腔溃疡初发、实证病例凉膈散加减疗效较理想，治愈率较高。

【国医经验】本方主要用于上中焦邪郁生热证。西医咽炎、口腔炎、急性扁桃体炎、胆道感染、急性黄疸型肝炎等病可参照本方加减进行辨证治疗。刘老在临证时每遇与上中焦邪郁生热有关的病证，如胸膈烦躁，口舌生疮，或咽痛吐衄，便秘溲赤等症状均会使用本方加减，而本病症主要由脏腑积热，聚于胸膈所致，治宜泻火解毒为法。本方以调胃承气汤之方义以通便导滞，配伍清泄胸膈邪热于上的连翘、黄芩、栀子等，清上与泄下并行。临证用药时，遇邪热甚者，可加用山银花、黄连加强清热解毒之功；遇热甚，而大便秘结者，可生大黄、熟大黄并用，使邪热得去，而诸证自消；另一方面，热甚者，本已阴伤，加用清热药后恐伤阴更甚，故可加用玉竹、石斛等养阴清热之品。

【医案举隅】

初诊：刘某，男，30 岁，2012 年 8 月初诊。

患者 3 个月前，面生粉刺，大便不通，口服牛黄解毒片，有所缓解，近期因过食辛辣，症状加重，今为求中医治疗就诊于我院国医堂门诊。症状表现：面部散在丘疹及结节，小的丘疹能挤出白色分泌物，大的结节红肿触痛，颊部较重，面赤，口渴，烦热，大便秘结，5 日 1 次，舌红，苔黄，脉滑数。诊断为痤疮之热毒内蕴证，治以清热解毒，泻火通便，拟方如下：

山银花 20g	玄参 20g	黄芩 10g
连翘 20g	栀子 15g	桑白皮 10g
蒺藜 20g	生大黄 10g	熟大黄 10g

二诊：半个月后复诊，排出大量燥结粪便，热退，面部丘疹渐消，仍有口渴，上方去生大黄、熟大黄，加天冬、麦冬以养阴清热。

三诊：一周后复诊，二便通畅，面部丘疹大部分消失，继予上方加减巩固疗效。

【按语】患者平素喜食辛辣，久则生热，邪热郁于肺中，而肺主皮毛，肺经郁热熏蒸肌肤毛窍，另肺与大肠相表里，肠胃积热，致腑气不通，邪热上移于肺，亦会熏蒸肌肤毛窍，瘀久生毒，而发为本病。上中二焦邪郁生热，火热上冲，则面赤生疮，邪热炽盛，聚于胸膈，郁而不达，灼伤阴津，则身热口渴；燥热内结，不从下泄，则便秘溲赤，故初诊时方用凉膈散加减，以清上泄下，排除热毒。二诊时患者已排出大便，而患者本身有阴伤表现，故去掉生大黄、熟大黄，加天冬、麦冬以养阴清热。

【参考文献】

［1］林慧．凉膈散解毒作用细胞信号转导调控机制的实验研究［D］．第一军医大学，2004，12–15.

［2］林武全．凉膈散保留灌肠治疗小儿疱疹性咽峡炎疗效观察［J］．现代诊断与治疗，2017，28（5）：837–839.

［3］王清，孙增为．中医治疗口腔溃疡42例［J］．河南中医，2013，33（8）：1287–1288.

92. 柴胡疏肝散

【出处】明·张景岳《景岳全书》。

【组成】陈皮、柴胡、川芎、香附、枳壳、芍药、甘草。

【功用】疏肝理气，活血止痛。

【主治】

中医主治肝气郁滞证，症见胁肋疼痛，胸闷，善太息，情志抑郁易怒，或嗳气，脘腹胀满，脉弦者。

西医慢性肝炎、慢性胃炎、肋间神经痛等病可参考此方。

【方解】肝主疏泄，性喜条达，其经脉布胁肋循少腹。若情志不遂，木失条达，则致肝气郁结，经气不利，故见胁肋疼痛、胸闷、脘腹胀满；肝失疏泄，则情志抑郁易怒、善太息；脉弦为肝郁不舒之征。遵《内经》“木郁达之”之旨，治宜疏肝理气之法。方中以柴胡功善疏肝解郁，用以为君。香附理气疏肝而止痛，川芎活血行气以止痛，二药相合，助柴胡以解肝经之郁滞，并增行气活血止痛之效，共为臣药。陈皮、枳壳理气行滞，芍药、甘草养血柔肝，缓急止痛，均为佐药。甘草调和诸药，为使药。诸药相合，共奏疏肝行气、活血止痛之功。以疏肝理气为主，疏肝之中兼以养肝，理气之中兼以调血和胃。

【文献摘要】

（1）《医学统旨》：“治怒火伤肝，左胁作痛，血菀于上……吐血加童便半盅。”

（2）《谦斋医学讲稿》：“本方即四逆散加川芎、香附和血理气，治疗胁痛，寒热往来，专以疏肝为目的。用柴胡、枳壳、香附理气为主，白芍、川芎和血为佐，再用甘草以缓之。系疏肝的正法，可谓善于运用古方。”

【科学研究】

（1）有实验将70例腹泻型IBS肝郁脾虚证患者随机分为两组，治疗组柴胡疏肝散加减治疗，对照组匹维溴铵合思密达治疗。结果：治疗组和对照组总有效率分别为94.3%、74.3%，治疗后治疗组改善程度明显优于对照组。结论：柴胡疏肝散加减治疗腹泻型IBS肝郁脾虚证疗效优于西药匹维溴铵合思密达治疗，并且可以明显改善症状，提高患者生活质量。

（2）有研究选取60例浅表性胃炎肝胃不和证患者随机分为试验组与对照组，对照组予奥美拉唑肠溶胶囊治疗，试验组在对照组基础上使用柴胡疏肝散治疗。结果：试验组和对照组总有效率分别为93.3%、73.3%，Hp清除率分别为93.3%、73.3%，不良反应发生率分别为13.3%、6.7%。结论：对于慢性浅表性胃炎肝胃不和证患者使用柴胡疏肝散联合奥美拉唑进行治疗，可以有效提高临床疗效，降低不良反应发生率。

（3）有实验将78例患者随机分为两组，观察柴胡疏肝散治疗功能性消化不良疗效。对照组多潘立酮治疗，治疗组柴胡疏肝散治疗。结果：治疗组和对照组总有效率分别为97.40%、79.50%。生活质量综合评分升高治疗组优于对照组。不良反应发生率治疗组低于对照组。结论：柴胡疏肝散治疗功能性消化不良，疗效满意，无严重不良反应。

【国医经验】本方用于治疗肝气郁滞证。西医慢性肝炎、慢性胃炎、肋间神经痛等病可参考此方。而刘老临证用药每遇与肝气郁滞相关的病证，常用本方加减治疗。一方面刘老认为本病病因病机多与患者的情志不畅有关，情志不遂，肝失调达，肝气郁结于内，经气不利，而发为本病证，因此治疗上以治肝为主，故以本方加减治疗。另一方面，在临证用药中，注重气血之间的关系，常加用香附、佛手、郁金、青皮以疏肝理气，当归、川芎、桃仁以活血化瘀；心烦失眠者，加用百合、炒酸枣仁以养阴安神；肝郁化火者，加黄连、黄芩、川楝子以清热泻火，诸药伍用，共奏疏肝行气、活血止痛之功，可获佳效。

【医案举隅】

初诊：严某，女，65岁，2015年2月初诊。

患者睡眠不佳有1年余，每夜难以入睡，睡后乱梦纷纭，易惊醒，醒后难以入睡。近段时间因心情不畅，不寐症状加重，彻夜难眠或仅能浅睡1～2小时，今就诊于我院国医堂门诊。症状表现：夜寐难安，神疲乏力，烦躁易怒，胁肋胀满，胸闷善太息，口苦口干，舌红、苔薄白，脉弦。诊断为不寐之肝郁化火证，治以疏肝解郁，清火安神，拟方如下：

丹皮 10g	焦山栀 10g	香附 10g
当归 10g	柴胡 10g	牡蛎 10g
佛手 10g	郁金 10g	川芎 10g

二诊：半个月后复诊，患者睡眠质量较前提高，但口干症状明显，故上方去柴胡、川芎加百合、酸枣仁以养阴安神，继服14剂。

三诊：半个月后复诊，患者睡眠质量提高，可达到4–5小时，故继予上方加减以巩固疗效。

【按语】患者平素情志不畅，郁怒伤肝，肝失条达，气机不畅，郁久化火，上扰心神，神不安则眠不安，患者初诊时表现夜寐难安，烦躁易怒，胸闷善太息，胁肋胀满，舌红、苔薄白，脉弦，辨证为肝郁化火证，故治拟疏肝解郁，清火安神为法，方用柴胡疏肝散加减，方中丹皮、栀子、牡蛎三药合用可疏肝气，泄郁火，镇心神。柴胡、香附、佛手、郁金可增强疏肝理气之功。川芎乃血中之气药，与当归伍用以活血养血，诸药合用可达到疏肝解郁，宁心安神目的。二诊时患者口干症状明显，上方去柴胡、川芎加百合、酸枣仁以养阴安神。

【参考文献】

［1］赵丹阳，杨倩，李佃贵，等．柴胡疏肝散加减治疗腹泻型肠易激综合征35例临床观察［J］．湖南中医杂志，2017，33（1）：10–12.

［2］乔丽娜．柴胡疏肝散治疗慢性浅表性胃炎肝胃不和证患者的临床疗效［J］．中国药物经济学，2017，12（3）：84–86.

［3］刘莎．柴胡疏肝散治疗功能性消化不良随机平行对照研究［J］．实用中医内科杂志，2017，31（3）：29–31.

93. 桂枝汤

【出处】东汉 · 张仲景《伤寒论》。

【组成】桂枝、芍药、甘草、大枣、生姜。

【功用】解肌发表，调和营卫。

【主治】

中医主治外感风寒，症见发热恶风，头痛项强，身痛有汗，鼻鸣干呕，苔白不渴，脉浮缓或浮弱者。

西医感冒、流行性感冒等病可参考此方。

【方解】本方证为风寒伤人肌表，腠理不固，卫气外泄，营阴不得内守，肺胃失和所致。治疗以解肌发表调和营卫为主。本方证属表虚，腠理不固，且卫强营弱，所以既用桂枝为君药，解肌发表，散外感风寒，又用芍药为臣，益阴敛营。桂、芍相合，一治卫强，一治营弱，合则调和营卫，是相须为用。生姜辛温，既助桂枝解肌，又能暖胃止呕。大枣甘平，既能益气补中，又能滋脾生津。姜、枣相合，还可以升腾脾胃生发之气而调和营卫，所以并为佐药。炙甘草之用有二：一为佐药，益气和中，合桂枝以解肌，合芍药以益阴；一为使药，调和诸药。所以本方虽只有五味药，但配伍严谨，散中有补，正如柯琴在《伤寒论附翼》中赞桂枝汤“为仲景群方之魁，乃滋阴和阳，调和营卫，解肌发汗之总方也。”

【文献摘要】

（1）《千金方衍义》：“枝汤风伤卫药也，以本方无治謦咳药，故去芍药、姜、枣，而易紫菀、门冬引领桂枝、甘草以开发肺胃逆气，皆长沙方中变法，岂特婴儿主治哉。”

（2）《伤寒论·辨太阳脉证并治》：“太阳中风，阳浮而阴弱，阳浮者，热自发；阴弱者，汗自出。啬啬恶寒，淅淅恶风，翕翕发热，鼻鸣干呕者，桂枝汤主之。”

（3）《伤寒论·辨太阳脉证并治》：“太阳病，头痛发热，汗出恶风者，桂枝汤主之。”

【科学研究】

（1）有研究选取86例慢性心衰患者随机分为观察组与对照组，研究桂枝汤加减联合西药治疗慢性心衰患者的临床疗效。对照组采用常规西药治疗，观察组联合桂枝汤加减治疗。结果：观察组LVEF水平显著提高，且优于对照组；观察组最大功率、6MWT等指标水平较对照组改善明显。结论：桂枝汤加减联合西药治疗有利于慢性心衰患者运动耐力的恢复及心功能的改善，提高患者生活质量。

（2）有研究将24只大鼠随机分为正常组、模型组、弥可保组和桂枝汤组，观察桂枝汤对糖尿病大鼠心脏自主神经病变重塑的影响及可能作用机制。结果相比模型组和弥可保组，桂枝汤组大鼠RMSSD和LF、HF、TP增高，SDANN、LF/HF降低；室间隔和左心室Ch AT、GAP-43、CNTF增加而TH/Ch AT降低，室间隔NGF降低。结论：桂枝汤可能通过调节交感神经和迷走神经平衡，预防糖尿病大鼠心脏自主神经损伤，减轻自主神经重塑。

（3）有实验将161例患者随机分为试验组和对照组，试验组在常规治疗基础上给予桂枝汤加减口服；对照组在常规治疗基础上口服弥可保。结果：治疗后试验组SDNN、PNN 50、 rMSSD、HF、LF、TGF-β1 明显高于对照组，IL6、TNF-α、LF/HF 及各症状积分和总积分明显低于对照组。结论：桂枝汤加减能显著改善糖尿病心脏自主神经病变患者的临床症状和炎症状态，纠正心脏自主神经失衡。

【国医经验】本方主要用于外感风寒。西医感冒、流行性感冒等亦可参照本方加减进行辨证治疗。刘老认为本病病机关键在于风寒外袭，营卫不和，因此治以解表邪，调营卫为法，以桂、芍、姜、枣伍用可解表和营，同时借甘草以调和表里，共奏解肌发汗，调和营卫之功。而在临证应用中，刘老认为，恶风寒较甚者，可加防风、荆芥、细辛等以疏散风寒；兼见咳喘者，加用杏仁、桔梗、紫菀、麻黄等宣肺止咳平喘；兼见头痛甚者，加用蔓荆子、藁本、白芷以止痛；体质素虚者，加用巴戟天、黄精、肉苁蓉以养阴培本，扶正祛邪，可获佳效。

【医案举隅】

初诊：杨某，男，52 岁，工人。

患者反复头痛 3 年余近日因洗澡受凉后，头痛加重，伴见发热恶风、汗多，遂就诊于我院国医堂门诊。现患者症见：头痛，发热恶风，汗多，时感后背、四肢发凉，腰酸胀痛，神疲乏力，舌淡苔白，脉沉。临床诊断为头痛之肾虚证，治以温补肾阳为法，拟方如下：

巴戟天 20g	续断 20g	补骨脂 20g
法半夏 9g	天麻 20g	羌活 10g
蔓荆子 20g	藁本 20g	桂枝 10g

二诊：服药后头痛、腰酸痛较前减轻，后背、四肢发凉稍减轻，但汗多恶风明显，舌淡苔白，脉沉，以上方去法半夏、天麻，加芍药、细辛以加强收敛止痛之功，拟方如下：

巴戟天 20g	续断 20g	补骨脂 20g
羌活 10g	蔓荆子 20g	藁本 20g
桂枝 10g	芍药 10g	细辛 4g

三诊：汗出、后背、四肢发凉、腰酸痛基本消失，偶感轻微头痛，故继予上方加减以巩固疗效。

【按语】患者年过半百，肝肾渐亏，加之长期劳作，致肝肾亏损更甚，肾主骨生髓，而脑为髓海，肾虚则髓亏，不能上荣脑，故见头痛，而腰为肾之府，肾虚则腰部酸胀痛，神疲乏力。患者洗澡受凉后复感外邪，使腠理不固，卫气外泄，营阴不得内守，而见发热恶风，汗多，时感后背、四肢发凉，故治疗上以温补肾阳为主。二诊时针对汗出、后背、四肢发凉等营卫不和症状，加芍药与桂枝配伍以调和营卫，即取桂枝汤之方义，而加细辛，因其辛散而又入肾经，祛风散寒以增强止痛之功。

【参考文献】

［1］王银娜，黄培培，郝秀梅，等．桂枝汤加减联合西药治疗慢性心衰临床研究［J］．亚太传统医药，2017，13（3）：154–155.

［2］姜月华，姜萍，杨金龙，等．桂枝汤对糖尿病模型大鼠心脏自主神经重塑的影响［J］．中医杂志，2016，57（1）：62–66.

［3］魏芹，赵晓鹏，李晓．桂枝汤加减治疗糖尿病心脏自主神经病变81 例临床观察［J］．中医杂志，2016，57（9）：753–757.

94. 桑螵蛸散

【出处】宋·寇宗奭《本草衍义》。

【组成】桑螵蛸、远志、菖蒲、龙骨、人参、茯神、当归、龟甲。

【功用】调补心肾，涩精止遗。

【主治】

中医主治心肾两虚证，症见小便频数，或尿如米泔色，或遗尿，或遗精，心神恍惚，健忘，舌淡苔白，脉细弱者。

西医滑精、遗尿、尿频、健忘等病可参考此方。

【方解】本方证乃心肾两虚，水火不交所致。肾与膀胱相表里，肾气不摄则膀胱失约，以致小便频数，或尿如米泔色，甚或遗尿；肾藏精，主封藏，肾虚精关不固，而致遗精；心藏神，肾之精气不足，不能上通于心，心气不足，神失所养，故心神恍惚、健忘。治宜调补心肾，涩精止遗。方中桑螵蛸甘咸平，补肾固精止遗，为君药。臣以龙骨收敛固涩，且镇心安神，龟甲滋养肾阴，补心安神。桑螵蛸得龙骨则固涩止遗之力增，得龟甲则补肾益精之功著。佐以人参大补元气，配茯神合而益心气、宁心神。当归补心血，与人参合用，能补益气血。菖蒲、远志安神定志，交通心肾，意在补肾涩精、宁心安神的同时，促进心肾相交。

【文献摘要】

(1)《本草衍义》:“治男女虚损，遗精，阴痿，梦失精，遗溺，疝瘕，小便白浊，肾衰不可厥也。”

（2）《成方便读》：“夫便数一证，有属火盛于下者，有属下虚不固者。但有火者，其便必短而赤，或涩而痛，自有脉证可据。其不固者，或水火不交，或脾肾气弱，时欲便而不能禁止，老人、小儿多有之。凡小儿睡中遗漏，亦属肾虚而致。桑螵蛸补肾固精，同远志入肾，能通肾气，上达于心。菖蒲开心窍，使君主得受参、归之补。而用茯苓之下行者，降心气下交于肾，如是则心肾自交。龙与龟皆灵物，一则入肝以安其魂，一则入肾而宁其志，以肝司疏泄，肾主闭藏，两脏各守其职，宜乎前证皆瘳也。”

【科学研究】

（1）有实验采取随机对照试验方法对42例患者进行桑螵蛸散加味治疗前列腺癌根治术后尿失禁的临床疗效的评价。结果：桑螵蛸散加味联合行为治疗对前列腺癌根治术后尿失禁治疗效果显著，治疗组疗效明显优于对照组；治疗组中医证候积分改善较对照组好。结论：桑螵蛸散加味对前列腺癌根治术后尿失禁的治疗起效快，能更早的达到控尿，提高患者生活质量。

（2）有研究观察桑螵蛸散加味治疗小儿遗尿症的临床疗效，50例遗尿症患儿均采用桑螵蛸散加味治疗，并停止服用其他中西药物，1月为1个疗程，1个疗程后统计疗效。结果：痊愈46例（占92%），显效3例（占6%），无效1例（占2%），总有效率为98%。结论：桑螵蛸散加味治疗小儿遗尿症疗效显著。

（3）有实验将86例患者随机分为治疗组和对照组，探讨桑螵蛸散治疗膀胱过度活动症（OAB）的疗效。治疗组采用桑螵蛸散化裁方联合托特罗定片，对照组单用托特罗定片。结果：

治疗组患者24小时平均排尿次数减少及平均尿失禁次数减少等参数，组内及组间前后比较差异显著。结论：桑螵蛸散化裁联合托特罗定可明显改善OAB患者的储尿期症状，疗效可靠。

【国医经验】本方可用于治疗心肾两虚证。西医滑精、遗尿、尿频、健忘等病可参考此方。刘老认为临证用药时，需注重脏腑之间的关系，肾虚不固，气化失约，故可见小便频数、遗沥不尽、遗尿、梦遗失精等症；心肾水火既济、精神互用，心肾不交，故心神恍惚、健忘。因而刘老用药时，对于肾虚失涩者，常以本方加减，加入巴戟天、淫羊藿、益智仁、覆盆子等增强补肾涩精、缩尿止遗之力，若健忘心悸者，加酸枣仁、五味子以养心安神，可收佳效。

【医案举隅】

初诊：钱某，男，12岁，学生。

患者因“糖尿病2年余”就诊于我院国医堂门诊，症状表现：多饮多尿，且饮水后就想排小便，大便正常，舌红苔少，脉细数，临床诊断为消渴病之肾虚不固证，治宜益气养阴，益肾固脬，拟方如下：

龟甲10g	黄柏6g	知母10g
生地黄10g	金樱子10g	桑螵蛸10g
覆盆子10g	玉竹10g	石斛10g

二诊：1个月后复诊，患者多饮多尿症状改善不明显，但喝水就想解小便的情况较前有所改善，故继予上方加减以巩固疗效。

三诊：多饮多尿症状有明显改善，每天饮水量在2000mL左右，小便次数也随之减少，去石斛，加芡实10g，继服10剂。

【按语】患者平素喜食肥甘厚味，致脾胃失于运化，而发为消渴，久病及肾，加之先天不足，肾元亏损，肾失固摄封藏，而精微外泄。初诊患者以糖尿病为基础疾病，而见饮水后就想排小便，表明波及肾脏，本病病位在脾肾，但当以补肾为主，故治以益气养阴，益肾固脬为治则。方中龟甲、黄柏、知母、生地滋阴潜阳，金樱子、桑螵蛸、覆盆子固经缩尿，玉竹、石斛养阴生津。肾为水火之宅，既有真阴，又有真阳，故当考虑补阴或补阳，或阴阳双补，故补阴药中加补阳药，或补阳药中加入补阴药，正应了“善补阳者，必于阴中求阳，善补阴者，必于阳中求因”。

【参考文献】

[1] 苏兰.桑螵蛸散加味治疗前列腺癌根治术后尿失禁的临床研究[D].成都中医药大学，2015，14-15.

[2] 王绍洁，刘志新，曹祥群.桑螵蛸散加味治疗小儿遗尿症50例[J].中医儿科杂志，2012，8(2)：30-31.

[3] 邱明星，邵继春，熊国兵，等.桑螵蛸散治疗膀胱过度活动症43例疗效观察[J].四川中医，2007，25(8)：75-77.

95. 海藻玉壶汤

【出处】明·陈实功《外科正宗》。

【组成】海藻、贝母、陈皮、昆布、青皮、川芎、当归、连翘、半夏、甘草节、独活、海带。

【功用】化痰软坚，理气散结，滋阴泻火。

【主治】

中医主治瘿瘤初起，或肿或硬，或赤或不赤，但未破者。

西医甲状腺功能亢进、脂膜炎、乳腺增生、淋巴结核、结核性腹膜炎、多发性疖病等病可参考此方。

【方解】玉壶即玉制之壶，本方以海藻为主药，配合诸药可使瘿瘤得消，功效之高，犹如玉壶之可贵。海藻玉壶汤中大剂量用海藻和昆布为君药，有化痰散结，软坚消瘿之功效。《神农本草经》称海藻“主瘿瘤气”。张元素：“海藻，治瘿瘤诸疮坚而不溃者。”《内经》曰：“咸能软坚。营气不从，外为浮肿，跟各引经之药治之。无肿不消，亦泄水气。”青皮、陈皮疏肝理气调肝，当归、川芎、独活活血以通经络，合理气药可使气血条达，促进瘿病的消散愈合。象贝、连翘消肿散结，甘草调和诸药。诸药合用，收化痰软坚，理气活血之功效。

【文献摘要】

（1）《本草崇原》：“海藻生于海中，其味苦咸，其性寒洁，故主治经脉外内之坚结。瘿瘤结气，颈下硬核痛，痈肿，乃经脉不和，而病结于内也。”

（2）《儒门事亲》:“夫瘿囊肿闷，稽叔夜《养生论》云，颈如险而瘿，水土之使然也，用人参化瘿丹，服之则消。又以海带、昆布、海藻三味药，海中之物，得三味，于水瓮中，食亦可消。”

【科学研究】

（1）有实验将45只雌性SD大鼠随机分为对照组、模型组和治疗组，采用多点皮下注射猪甲状腺球蛋白（PTg）和高碘饮水喂养进行实验性自身免疫甲状腺炎大鼠造模，对照组注射等量生理盐水。治疗组采用海藻玉壶汤灌胃，对照组和模型组以同频率生理盐水灌胃。结果海藻玉壶汤可调节EAT模型大鼠血清甲状腺球蛋白抗体、甲状腺过氧化物酶抗体、三碘甲状腺原氨酸和四碘甲状腺原氨酸水平，具有减轻甲状腺病理损伤的作用。

（2）有研究选择甲状腺结节患者50例，给予海藻玉壶汤加减治疗，连续治疗6个月，每月门诊复查，结果与治疗前相比，服用海藻玉壶汤后FT3和FT4逐渐升高，TSH逐渐下降；甲状腺结节最大直径和结节最大横截面积逐渐减小，但结节数量并未出现减少，患者的谷丙转氨酶、谷草转氨酶和碱性磷酸酶等肝功指标未发生明显变化，所有患者均未出现任何不良反应。

（3）有研究采用海藻玉壶汤加减治疗胆囊息肉。观察临床病例120例，均有不同程度的右上腹不适或灼痛，经2次B超确诊为胆囊息肉，平均年龄32.1岁；胆囊息肉单发者90例，2个以上多发者30例；胆囊息肉平均2mm×2mm×3mm。给予海藻玉壶汤治疗，30天一疗程，服用4疗程评定疗效。结果痊愈96例，好转20例，无效4例，总有效率96.7%。

【国医经验】本方主要用于瘿瘤初起，或肿或硬，或赤或不赤，但未破者。西医甲状腺功能亢进、脂膜炎、乳腺增生、淋巴结核、结核性腹膜炎、多发性疖病等病可参考此方。刘老在临床常用于气瘿、肉瘿等病证的治疗。本病多发于颈部，以漫肿或结块，皮色不变、不痛、不溃为辨证要点。多因气滞痰凝，由气及血，以致气血结聚而成。而对于本病，一方面刘老认为其病因病机与患者的情志失调有关，故常加用佛手、郁金、青皮等以疏肝理气；另一方面又注重气、血、痰、瘀等之间的关系，气行则血行，气滞则血瘀，气机郁结，而脾失健运，津聚成痰，久则痰凝血瘀，故临证用药除理气之品，又加入活血化瘀，化痰软坚之品，收效显著。

【医案举隅】

初诊：陆某，女，46岁，务农。

患者因“左甲状腺癌术后1年余，复发1个月”就诊于我院国医堂门诊，刻下症见：左侧甲状腺可扪及结节，质软，无压痛，烦躁易怒，精神欠佳，舌暗苔腻，脉弦滑。临床诊断为瘿瘤之痰凝血瘀证，治宜活血化瘀，豁痰散结，拟方如下：

鳖甲20g（先煎）	莪术10g	胆南星10g
浙贝母10g	炒芥子10g	海藻12g
夏枯草20g	山慈菇6g	冬凌草20g

二诊：2个月后复诊，患者结节无明显改变，患者出现潮热汗出，口干症状，舌红苔少，脉细数，故前方基础上去胆南星、浙贝母、炒芥子，加玉竹、石斛、北沙参以养阴清热。

三诊：1个月后患者复查B超提示结节较前稍减小，潮热汗出、口干基本消失，续服上方10剂以巩固疗效。

【按语】患者平素情志抑郁，肝气郁结于内，气机郁滞，致脾虚生痰，而痰浊壅阻颈部，日久聚而成块，发为本病。初诊时患者舌暗苔腻，脉弦滑，为痰凝瘀血之征，故方中以鳖甲、莪术、海藻、夏枯草软坚散结，胆南星、浙贝母、炒介子化痰除湿，山慈菇、冬凌草清热解毒，消肿散结。二诊时患者结节无明显改善，根据舌脉象舌红苔少，脉细数，为阴虚之证，故在前方基础上去胆南星、浙贝母、炒芥子，加养阴清热的玉竹、石斛、北沙参，即“留得一分津液，便有一分生机”。三诊，患者诸症基本消失，且包块有所缩小，故继予上方加减以巩固疗效。

【参考文献】

［1］冯涛，李晶．海藻玉壶汤对实验性自身免疫甲状腺炎大鼠激素和抗体水平影响［J］．辽宁中医药大学学报，2017，19（3）：35-37.

［2］杨柳．海藻玉壶汤治疗甲状腺结节的疗效及安全性评价［J］．光明中医，2016，31（21）：3157-3159.

［3］潘艺芳．海藻玉壶汤治疗胆囊息肉 120 例疗效观察［J］．新中医，2011，43（2）：46.

96. 消风散

【出处】明·陈实功《外科正宗》。

【组成】当归、生地、防风、蝉蜕、知母、苦参、胡麻仁、荆芥、苍术、牛蒡子、石膏、甘草、木通。

【功用】疏风养血，清热除湿。

【主治】

中医主治风疹，湿疹，症见皮肤瘙痒不绝，疹出色红，或遍身云片斑点，乍有乍无，抓破后渗出津水，苔白或黄，脉浮数者。

西医湿疹、过敏性皮炎、急性荨麻疹、药物性皮炎、神经性皮炎等病可参考此方。

【方解】本方证属于风疹、湿疹因风湿或风热之邪侵袭机体，浸淫血脉，内不得疏泄，外不得透达，郁于肌肤腠理之间所致，故可见皮肤疹出色红、瘙痒，或津水流溢。治宜疏风为主，配合清热除湿之法。因痒自风来，故需止痒必先疏风，以荆芥、防风、牛蒡子、蝉蜕疏风散邪，风去痒止，共为君药。配伍祛风燥湿之苍术，清热燥湿之苦参，渗利湿热之木通；更以清热泻火之知母、石膏，以上均为臣药。然风热之邪内蕴，易于耗伤阴血；湿热之邪浸淫，又易淤阻血脉，故佐以当归、生地、胡麻仁养血活血，并寓“治风先治血，血行风自灭”之意。生甘草清热解毒，调和诸药，是为佐使。全方以祛风为主，配伍清热、祛湿、养血之品，如此一来则祛邪之中，又兼顾扶正，既能祛风除湿，又可养血以助疏风。使风邪得散，湿热得去，血脉调和。

【文献摘要】

（1）《外科正宗》卷四："治风湿浸淫血脉，致生疥疮，瘙痒不绝，及大人小儿风热瘾疹，遍身云片斑点，乍有乍无并效。"

（2）《医方考》："风热则表实，实者宜散之，荆芥、芎䓖、防风、羌活皆辛散也；表实则里虚，虚则宜补之，人参、甘草、茯苓皆甘补也；风盛则气壅，厚朴所以下气，陈、藿所以泄气；风热生痰，治以僵蚕；表热留连，治以蝉退。"

（3）《医方集解》："此足太阳、手太阴药也。羌、防、荆、芎之辛浮，以治头目项背之风；僵蚕、蝉蜕之清扬，以去皮肤之风；藿香、厚朴以去恶散满；参、苓、甘、橘以辅正调中，使风邪无留壅也。"

【科学研究】

（1）有研究通过将50只大鼠随机分为低、中和高剂量消风散模型组，及阳性对照模型组，阴性对照模型组各10只。相应灌服低、中和高剂量消风散以及西替利嗪（阳性对照）和生理盐水（阴性对照），7天之后通过给大鼠左前爪足跖皮下注射0.1 mL新鲜配制的组胺，构建鼠爪水肿模型。结果显示消风散各组在一定时间可显著降低大鼠足爪肿胀率，在光镜和电镜各组之间具有一定差异，故消风散具有一定的拮抗组胺作用。

（2）有临床研究以60例急性、亚急性湿疹患者作为研究对象，治疗组口服消风散加减，对照组口服咪唑斯汀片，观察患者的症状缓解情况，并统计其临床疗效。治疗后治疗组总有效率为93%，对照组总有效率为73%（$P<0.05$），并且在改善瘙痒

程度评分上两组差异有统计学意义。

（3）有临床研究以 80 例异位性皮炎患者作为研究对象，治疗组给予中药消风散加减治疗，对照组给予氯雷他定片口服，观察患者的症状缓解情况，并统计其临床疗效。两组治疗前后症候积分明显下降，治疗组症候改善明显优于对照组（$P<0.05$）。故消风散加减治疗异位性皮炎效果优于氯雷他定片，消风散加减能有效治疗异位性皮炎。

（4）有研究通过大鼠同种被动皮肤过敏反应模型，观察消风散对 I 型变态反应模型的作用。结果提示消风散可明显抑制由卵白蛋白致敏的大鼠同种 PCA 反应，显著降低大鼠血清中肿瘤坏死因子、白细胞介素 –4、组胺和白三烯的水平（$P<0.05$）。故消风散具有显著抗 I 型变态反应的作用。

（5）有临床研究将 35 例面部激素依赖性皮炎患者作为治疗组，给予消风散加减口服，同期 40 例治疗患者为对照组，给予氯雷他定片口服加舒敏保湿特护霜外用。治疗后结果提示：治疗组治疗后症候积分及有效率均优于对照组（$P<0.05$）。治疗期间两组患者不良反应发生率差异无统计学意义。

【国医经验】本方主要用于风疹、湿疹。西医湿疹、过敏性皮炎、急性荨麻疹、药物性皮炎、神经性皮炎等亦可参照本方加减进行辨证治疗。刘老在临证时每遇与皮疹有关的病证，如皮肤瘙痒不止，疹出色红成片，或遍身云片斑点等均会使用本方，而诸多皮肤瘙痒不止的情况皆与风邪有关，而止痒必先疏风，正如《外科正宗》:“痒自风来，止痒必先疏风。”“痒者为风”，“无风不作痒”，故治疗时离不开疏风；另一方面，古人云“治风先治血，血行风自灭”，故刘老在临证时常使用此方加以养血活血药，亦是本着治病求本的原则而取其意治之，总方可体现疏风养血，除湿止痒之理，疗效显著。

【医案举隅】

初诊：周某，男，45岁，务农，2016年2月初诊。

患者1个月前因搬新家触碰到刚油漆的家具而致颜面及颈项部肌肤瘙痒伴红色丘疹，皮肤焮红肿胀，自行涂擦“皮炎平”后稍有缓解，后上症反复发作，瘙痒加剧并出现皮疹，今为求中医治疗就诊于我院国医堂门诊。症状表现为颜面、颈项肌肤剧烈瘙痒伴红色皮疹，舌红，苔薄黄，脉数。诊断为漆疮之湿热毒蕴证，治以清热解毒，除湿止痒为法，拟方如下：

荆芥10g	防风10g	当归10g
白花蛇舌草20g	半枝莲20g	蝉蜕10g
牛蒡子10g	山银花20g	蒺藜20g

二诊：20天后复诊，诸症较前缓解，继以清热解毒，除湿止痒为法，增强清热之功，拟方如下：

山银花20g	当归15g	玄参20g
白花蛇舌草20g	半枝莲20g	蝉蜕10g
蒲公英20g	蒺藜20g	防风10g

三诊：1周后复诊，药后诸症基本消失，继予原方加减巩固疗效。

【按语】漆疮多因人体先天秉性不耐，且接触生漆或漆器等所致。若人先天秉性不耐，则肌肤腠理不密，而接触生漆、漆器等中漆毒，漆毒客于肌表或漆气犯于肺经，与肌腠中内蕴之湿相结，或肺经藏敛漆毒外淫肌肤，则可致肌肤焮红成片、起疱、脂水频流、瘙痒无度等。初诊时，患者颜面、颈项肌肤剧烈瘙痒伴红色皮疹，舌红，苔薄黄，脉数，故治疗上除清热解毒，除湿止痒外，还加入风药以祛风止痒，故拟方以消风散加减。二诊时患者诸症缓解，故在上方基础上加减治疗，加入玄参、蒲公英以清热解毒。

【参考文献】

［1］温炬，陈宝田，兰海梅，等．消风散抗炎活性的动物实验研究［J］．广东医学，2009，30（12）：1772–1774.

［2］杨晓寰，张敏，姚海洪，等．消风散加减治疗急性、亚急性湿疹60例疗效观察［J］．中国医药导报，2011，8（20）：154–155.

［3］傅佩骏．消风散加减治疗异位性皮炎疗效观察［J］．中成药，2013，35（12）：2762–2764.

［4］温炬，陈宝田，李慧，等．消风散对Ⅰ型变态反应的实验研究［J］．南方医科大学学报，2009，29（11）：2306–2308.

［5］王俊伟，张斌，郑双进，等．消风散联合外用药膏治疗面部激素依赖性皮炎疗效观察［J］．陕西中医，2017，38（2）：184–185.

［6］陆德铭，谭新华．中医外科学［M］．人民卫生出版社，2011.

97. 消瘰丸

【出处】清·程国彭《医学心悟》。

【组成】玄参、牡蛎、贝母。

【功用】清热滋阴，化痰散结。

【主治】

中医主治痰火凝结之瘰疬痰核，症见颈项结核，累累如珠，不红不热，按之不痛，久不消散，或伴有潮热盗汗，舌红苔薄黄，脉弦滑或弦细者。

西医淋巴结核、急性淋巴结炎、单纯性甲状腺肿、甲状腺炎等属于燥热痰结者可参考此方。

【方解】本方证由于肝肾阴虚，虚火灼津，炼液为痰，痰火凝结，聚于颈项或腋下所致。阴虚内热，虚火内蕴，营阴不守，故可兼见潮热、盗汗，舌红苔薄黄，脉弦滑或弦细等。本证病机为阴虚内热，痰火凝结，故治宜清热滋阴，化痰散结。方中贝母苦辛微寒，善消痰散结，且兼开郁清热，为君药。牡蛎味咸微寒，既可以助贝母软坚散结，又可益阴潜阳，为臣药。玄参苦甘咸寒，既可滋肺肾之阴，又可清降虚火，其咸亦可软坚，助君臣散结消瘰，为方中之佐药。方药少力专，炼蜜为丸，药力缓和，清热润燥散结而不伤正，是治疗痰火凝结之瘰疬痰核的良方。

【文献摘要】《医学心悟》:“瘰者，肝病也。肝主筋，肝经血燥有火，则筋急而生瘰，瘰多生于耳前后者，肝之部位也。

其初起即宜消瘰丸消散之。不可用刀针，及敷溃烂之药。若病久已经溃烂者，外贴普救万全膏，内服消瘰丸，并逍遥散，自无不愈。更宜戒恼怒，断煎炒，及发气、闭气诸物，免致脓水淋漓，渐成虚损。患此者可毋戒欤！”

【科学研究】

（1）有临床研究在低碘饮食的前提下，将 80 例甲状腺结节患者随机分为治疗组予消瘰丸及龙血竭胶囊，对照组予左旋甲状腺素片。1 疗程后评定两组患者甲状腺结节的最大直径变化，甲状腺功能的变化。结果提示：治疗组结节最大直径变化程度明显优于对照组（$P<0.05$）。两组治疗后对甲状腺功能的影响均无统计学意义（$P>0.05$）。

（2）有临床研究将 20 例舌下腺囊肿患者随机分为治疗组和对照组，每组 10 例。治疗组采用消瘰丸合二陈汤加减治疗，对照组采用碘酊注射法，3 个月后复查。结果提示：治疗组总有效率为 90%，对照组为 65%，治疗组明显优于对照组。

（3）有临床研究将 60 例慢性淋巴细胞白血病患者随机分为消瘰丸加化疗组和单纯化疗组，两组各 30 例。观察两组患者治疗前后的有效率，中医证候积分改善及毒副作用发生率。结果表明：采用消瘰丸合 MP 方案减轻了患者临床症状，降低化疗副作用的发生率。

（4）有临床研究将 160 例乳腺增生病患者随机分为两组，治疗组 80 例服用消瘰丸加减治疗，对照组 80 例服用乳增宁片。1 疗程后观察疗效。结果提示：治疗组治愈率为 48.75%，总有效率为 95.00%。对照组治愈率为 40.00%，总有效率为 80.00%。治疗后患者 $E2$ 较治疗前有显著性降低（$P<0.01$），P 较治疗前明显升高（$P<0.05$），治疗前后相比有显著性差异。

【国医经验】本方主要用于痰火凝结之瘰疬痰核。西医淋巴结核、急性淋巴结炎、单纯性甲状腺肿、甲状腺炎等属于燥热痰结者亦可参照本方加减进行辨证治疗。刘老在临证时每遇与瘰疬痰核有关的病证，如颈部累如串珠的包块，不红不热，久不消散，或伴有潮热盗汗等症状均会使用本方，而本病多与肝郁有关，肝气不疏，郁久化热，热灼阴液，久而久之损及肝肾之阴，正如《医学心悟》言："瘰者，肝病也。"因此治疗上离不开"治肝"。而刘老临证时遇到瘰疬痰核的病人常使用此方加减，遇包块大者加海藻、山慈菇、夏枯草等以软坚散结；痰热盛者，可加用海浮石、瓜蒌皮以清热化痰；肝郁者，加用佛手、郁金、青皮等以疏肝理气；阴虚者，加用玉竹、石斛、玄参等以养阴清热，总方体现滋阴清热散结之理，疗效显著。

【医案举隅】

初诊：刘某，女，35岁，文员，2015年12月初诊。

患者10天前遇事恼怒，心情不舒而诱发颈前肿块，伴烦躁，口干苦，就诊于贵阳市第一人民医院，经B超检测诊断为"弥漫性甲状腺肿"，并予以相关药物治疗（具体不详）后好转，但未治愈，今为求中医治疗就诊于我院国医堂门诊。症状表现为颈前肿块，不红不热，按之不痛，伴烦躁，口干苦，舌红苔薄黄，脉弦细。诊断为瘰疬之阴虚痰凝证，治以清热滋阴，化痰散结为法，拟方如下：

玄参 20g	浙贝母 10g	牡蛎 10g
黄连 6g	吴茱萸 3g	玉竹 20g
石斛 20g	佛手 10g	郁金 10g

二诊：1个月后复诊，诸症较前缓解，患者出现咳嗽、咽部不适，舌红苔黄，脉滑数，继以清热解毒，理气散结为法，

拟方如下：

玄参 10g	浙贝母 10g	牡蛎 10g
黄连 6g	吴茱萸 3g	佛手 10g
郁金 10g	桔梗 10g	射干 10g

三诊：半个月后复诊，药后诸症消失，守方7剂以巩固疗效。

【按语】“弥漫性甲状腺肿”属于中医“瘰疬”等范畴，患者平素情志抑郁，肝郁不疏，郁久化热，热灼阴液，凝而为痰，结聚颈项而成。在治疗本证时应注意滋阴散结的同时疏理肝气。初诊时，方中重用牡蛎、浙贝母化痰散结，黄连、吴茱萸泻火，玄参、玉竹、石斛滋阴降火，佛手、郁金理气疏肝，辨证准确。二诊后诸症缓解，但出现咳嗽、咽部不适，故在上方基础上去掉养阴的玉竹、石斛，加桔梗、射干以祛痰利咽。三诊后诸症消失，诸药合用共奏清热滋阴，化痰散结之效，对于消除症状、缩小肿块疗效显著。

【参考文献】

［1］范丽萍，余江毅．消瘰丸联合龙血竭胶囊治疗甲状腺结节37例疗效观察［J］．云南中医学院学报，2013（5）：44-46.

［2］王京红，任鸿雁，俞洋．消瘰丸合二陈汤加减治疗舌下腺囊肿临床观察［J］．中国当代医药，2010，17（7）：83-84.

［3］周玉才，孙长勇，王雪梅，等．消瘰丸合MP方案治疗慢性淋巴细胞白血病的临床观察［J］．陕西中医，2015（11）：1462-1463.

［4］战美玲．消瘰丸加减治疗乳腺增生病80例［J］．山西中医，2010，26（7）：21-22.

98. 益胃汤

【出处】清·吴瑭《温病条辨》。

【组成】沙参、麦冬、冰糖、细生地、玉竹。

【功用】养阴益胃。

【主治】

中医主治胃阴损伤证，症见胃脘灼热隐痛，食欲不振，口干咽燥，大便干燥，或有呃逆，舌红少津，脉细数者。

西医慢性胃炎、小儿厌食等属于胃阴亏损者可参考此方。

【方解】本方证属于胃阴亏虚，虚热内生所致。胃为阳土，喜润恶燥，主受纳，其气以降为顺。若热病消灼阴津，或过用吐、下之剂，或胃病日久迁延不愈，致使胃阴亏损，络脉失养，则见胃脘部隐痛；若阴虚有热，可见胃脘隐隐灼痛；胃阴亏虚则受纳失司，故食欲不振；胃之阴津不足，上不能滋润口咽则口干咽燥，下不能濡润大肠则大便干结；胃失濡润，气机上逆，则见呃逆；舌红少津，脉细数为阴虚内热之象。胃为水谷之海，胃阴复则气降能食。治宜养阴益胃之法。方中重用生地、麦冬共为君药，养阴清热，生津润燥，为甘凉益胃之上品。配伍北沙参、玉竹为臣，养阴生津，加强君药之益胃养阴之力。冰糖濡养肺胃，调和诸药，为佐使。全方甘凉清润，清而不寒，润而不腻，药简力专，共奏养阴益胃之效。

【文献摘要】

（1）《温病条辨》卷二："阳明温病，下后汗出，当复其阴，益胃汤主之。”

（2）《成方便读》：“夫伤寒传入阳明，首虑亡津液，而况温病传入阳明，更加汗、下后者乎？故虽邪解，胃中之津液枯槁已盛，若不急复其阴，恐将来液亏燥起，干咳身热等证有自来矣。阳明主津液，胃者五脏六腑之海。凡人之常气，皆禀于胃，胃中津液一枯，则脏腑皆失其润泽。故以一派甘寒润泽之品，使之饮入胃中，以复其阴，自然输精于脾，脾气散精，上输于肺，通调水道，下输膀胱，五经并行，津自生而形自复耳。”

【科学研究】

（1）有研究分别通过将 10 ～ 12 月龄，阴道细胞学表现动情期延长的雌性 SD 大鼠作为初老大鼠模型，随机分为益胃汤高剂量组、益胃汤中剂量组、益胃汤低剂量组、己烯雌酚组、模型对照组。结果提示与模型对照组比较，益胃汤可使卵巢 Bcl–2 表达增强，Bax 表达减弱，Bcl–2/Bax 比例增加（$P<0.05$），Caspase 表达减少，细胞色素 C 减少，卵巢细胞凋亡减少。

（2）有研究将建立成功的 SD 大鼠自体移植 EMs 模型随机分成模型对照组、丹那唑组及益胃汤高、中、低剂量组。干预 4 周后，结果显示与模型对照组比较，益胃汤给药后，EMs 模型大鼠异位子宫内膜体积显著缩小（$P<0.01$），益胃汤高剂量大鼠异位内膜中 NOTCH1 相对表达量和 DELTAL1 平均光密度显著减少（$P<0.01$）；益胃汤高、中剂量组中 JAGGED1 平均光密度明显降低（$P<0.05$）。

（3）有临床研究以 50 例脾胃阴虚型原发性干燥综合征患者作为研究对象，治疗组以益胃汤合玉女煎加减水煎内服治疗，对照组运用白芍总苷治疗。治疗后，治疗组疗效优于对照组（$P<0.01$），在眼科检查情况及实验室指标改善方面亦优于

对照组（P<0.05 或 P<0.01），且治疗组药物副作用小于对照组（P<0.05）。

（4）有临床研究以 80 例糖尿病胃轻瘫（DGP）患者作为研究对象，随机分为治疗组和对照组，治疗组予益胃汤，对照组用吗丁啉片治疗，观察患者治疗前后分别测胃排空时间和糖化血红蛋白水平。结果显示：治疗后两组胃排空时间相比有显著性差异（P<0.05）。

【国医经验】本方主要用于胃阴损伤证。西医慢性胃炎、小儿厌食等属于胃阴亏损者亦可参照本方加减进行辨证治疗。刘老在临证时每遇与胃病有关的病证，如胃痛、口干苦、口臭等诸多胃病时均会使用本方，诸多胃病皆与肝有关，肝胃不和则发生胃病，亦是取“肝胃不和则胃不安”之意。其临证遇到胃脘不舒的病人，常使用此方加减，刘老在临证时将本方加用佛手、郁金、木香等以增强疏肝理气之功，另一方面遇阴伤者，常加用玉竹、石斛、大冬等养阴清热之品，正如《成方便读》：“夫伤寒传入阳明，首虑亡津液。”而对于已阴伤者，则更需注重阴液的固护，临床收效显著。

【医案举隅】

初诊：王某，男，23 岁，学生，2016 年 7 月初诊。

患者 2 年前因饮食不规律而诱发胃脘疼痛，就诊于贵州省人民医院，经胃镜诊断为“慢性胃炎”，并予以抑酸护胃药后好转，但未治愈，今为求中医治疗就诊于我院国医堂门诊。症状表现为胃脘灼热隐痛，纳差，口干咽燥，大便干燥，舌红少津，脉细数者。诊断为胃痛之肝胃不和证，治以养阴益胃为法，拟方如下：

北沙参 20g　　麦冬 20g　　天冬 20g

生地黄 10g	玉竹 20g	石斛 20g
佛手 10g	郁金 10g	黄连 6g
吴茱萸 3g		

二诊：1 个月后复诊，诸症较前缓解，继以养阴益胃为法，加强疏肝之功，拟方如下：

玉竹 20g	石斛 20g	北沙参 20g
黄连 6g	吴茱萸 3g	佛手 10g
郁金 10g	生地黄 10g	木香 10g

三诊：2 周后复诊，药后诸症基本消失，继予上方加减以巩固疗效。

【按语】“慢性胃炎”属于中医“胃痛”等范畴，刘老将其归属于肝胃不和证，独辟蹊径，初诊时患者胃脘灼热隐痛，纳差，口干咽燥，大便干燥，舌红少津，脉细数，阴虚症状明显，故加生地、麦冬、天冬养阴清热，生津润燥，北沙参、玉竹、石斛加强益胃养阴之力，佛手、郁金疏肝理气以助吴茱萸疏肝之功，黄连清热，肝胃和则胃病自除，辨证准确。二诊后诸症较前缓解，故在上方基础上加减治疗。诸胃病大多要疏肝，体现肝胃之间的紧密联系。肝经走向与胃经循行部位相联系，故因情绪等造成肝的疾病直接影响着胃的收纳腐熟功能，以此为切入点，取“肝胃和而胃则安”之意。

【参考文献】

［1］李燕，谭万信，王毅，等．益胃汤对初老雌性大鼠卵巢细胞凋亡线粒体通路的影响［J］．中医杂志，2009，50（7）：639-641.

［2］付文君，魏江平，任香怡，等．益胃汤对 EMs 模型大鼠异位子宫内膜 Notch1、Delta1 和 Jagged1 表达的影响［J］．中成药，2016，38（6）:

1372–1375.

［3］覃海.益胃汤合玉女煎加减治疗脾胃阴虚型原发性干燥综合征25例［J］.广西中医药大学学报，2010，13（2）：13–15.

［4］郭一多.益胃汤治疗糖尿病胃轻瘫40例疗效观察［J］.中医学报，2009，24（6）：63–64.

99. 真武汤

【出处】东汉·张仲景《伤寒杂病论》。

【组成】茯苓、芍药、生姜、附子、白术。

【功用】温阳利水。

【主治】

中医主治阳虚水泛证，症见畏寒肢厥，小便不利，心下悸动不宁，头目眩晕，身体筋肉瞤动，站立不稳，四肢沉重疼痛，浮肿，腰以下为甚；或腹痛，泄泻；或咳喘呕逆，舌质淡胖，边有齿痕，舌苔白滑，脉沉细者。

西医慢性肾小球肾炎、慢性支气管炎、心源性水肿、甲状腺功能低下、慢性肠炎、肠结核等属脾肾阳虚，水湿内停者可参考此方。

【方解】本方证属于治疗脾肾阳虚，水湿泛溢的基础方。盖水之制在脾，水之主在肾，脾阳虚则湿难运化，肾阳虚则水不化气而致水湿内停。肾中阳气虚衰，寒水内停，则小便不利；水湿泛溢于四肢，则沉重疼痛，或肢体浮肿；水湿流于肠间，则腹痛下利；上逆肺胃，则或咳或呕；水气凌心，则心悸；水湿中阻，清阳不升，则头眩。若由太阳病发汗太过，耗阴伤阳，阳失温煦，加之水渍筋肉，则身体筋肉瞤动、站立不稳。其证因于阳虚水泛，故治疗当以温阳利水为基本治法。本方以附子为君药，本品辛甘性热，用之温肾助阳，以化气行水，兼暖脾土，以温运水湿。臣以茯苓利水渗湿，使水邪从小便去；白术健脾燥湿。佐以生姜之温散，既助附子温阳散寒，又合苓、术宣散水湿。白芍亦为佐药，其义有四：一者利小便以行水气，《本经》言其能“利小便”，《名医别录》亦谓之“去水气，利膀胱”；二者柔肝缓急以止腹痛；三者敛阴舒筋以解筋肉瞤动；四者可防止附子燥热伤阴，以利于久服缓治。如此组方，温脾肾以助阳气，利小便以祛水邪。

【文献摘要】

（1）《伤寒论·辨太阳病脉证并治》：“太阳病，发汗，汗出不解，其人仍发热，心下悸，头眩，身瞤动，振振欲擗地者，真武汤主之。”

（2）《伤寒论·辨少阴病脉证并治》：“少阴病，二三日不已，至四五日，腹痛，小便不利，四肢沉重疼痛，自下利者，此为有水气。其人或咳，或小便利，或下利，或呕者，真武汤主之。”

（3）《古今名医方论》卷三：“真武一方，为北方行水而设。用三白者，以其燥能治水，淡能伐肾邪而利水，酸能泄肝木以疏水故也。附子辛温大热，必用为佐者何居？盖水之所制者脾，水之所行者肾也，肾为胃关，聚水而从其类。倘肾中无阳，则脾之枢机虽运，而肾之关门不开，水虽欲行，孰为之主？故脾家得附子，则火能生土，而水有所归矣；肾中得附子，则坎阳鼓动，而水有所摄矣。更得芍药之酸，以收肝而敛阴气，阴平阳秘矣。若生姜者，并用以散四肢之水而和胃也。”

【科学研究】

（1）有研究通过利用“单肾切除加腺嘌呤灌胃法”建立大鼠慢性肾衰竭模型，将存活的40只大鼠按随机数字表法随机分为模型组、真武汤高剂量组、真武汤低剂量组、尿毒清组。药物干预 4 周后。结果提示：在肾间质纤维化面积、肾小球系膜积分吸光度等方面，真武汤高、低剂量组的作用优于模型组和尿毒清组，$P<0.05$。

（2）有研究以 80 只健康雄性 wistar 大鼠为研究对象，将复制心力衰竭动物模型存活的 50 只大鼠随机分为真武汤高、中、低剂量组，西药组（卡托普利）和模型组（生理盐水）。结果提示：真武汤能够明显降低心力衰竭大鼠血清 Ang Ⅱ 及 ALD 水平，说明真武汤通过拮抗 RAAS 系统来逆转心室重构，可能是真武汤治疗心力衰竭的机制之一。

（3）有研究通过给予生理盐水负荷大鼠不同剂量的真武汤水提液，观察 6 小时尿量，并测得尿液中 pH 值及 Na^+、K^+、Cl^- 的浓度。通过小鼠利尿实验观察 3 小时中真武汤的利尿作用，通过小鼠自发活动次数的测定，观察真武汤的镇静作用。结果提示：真武汤水提液对大鼠、小鼠均有显著的利尿作用，对小鼠有一定的镇静作用。

（4）有研究通过腹腔注射链脲佐菌素（STZ）建立糖尿病肾病大鼠模型，并将成模大鼠随机分为糖尿病肾病（DN）模型组和真武汤治疗组（真武组），另设正常组。结果提示，真武汤可能通过抑制 α-SMA 及 NF-κB 蛋白的表达，减轻糖尿病肾病肾脏局部氧化应激反应，改善糖尿病肾病大鼠肾功能，减轻病理损伤。

（5）有临床研究将 98 例慢性心衰患者随机分治疗组（加味真武汤配合西药治疗）50 例和对照组 48 例（纯西药治疗），观察患者的症状缓解情况，并统计其临床疗效。结果表明：治疗组总有效率为 90%，对照组总有效率为 72.9%，治疗组总有效率明显优于对照组（$P<0.05$）；治疗组在提高左室射血分数

（EF）、改善 6 分钟步行试验方面明显优于对照组（$P<0.05$）。

【国医经验】本方主要用于阳虚水泛证。西医慢性肾小球肾炎、慢性支气管炎、心源性水肿、甲状腺功能低下、慢性肠炎、肠结核等属脾肾阳虚，水湿内停者亦可参照本方加减进行辨证治疗。刘老在临证时每遇与脾肾阳虚，水湿泛溢有关的病证，如小便不利、肢体浮肿等时均会使用本方。另一方面，刘老在临证时常将本方加用肉桂、桂枝等，加强温经利水之力；而对于伴见肾虚腰痛显著者，又常加用补肾强腰的巴戟天、续断、黄精、肉苁蓉等，每收佳效。

【医案举隅】

初诊：周某，女，57 岁，务农，2016 年 12 月初。

患者 1 年前无明显诱因出现双下肢水肿，活动不利，于遵义市中医院就诊，经诊断为“慢性肾衰竭”，并予相应治疗（具体不详）后好转，但仍反复发作。10 天前，患者出现双下肢水肿，伴颜面浮肿，自服利尿剂后症状缓解，但随即又发，今就诊于我院国医堂门诊。症状表现为面黄浮肿，双下肢重度可凹陷性水肿，畏寒肢冷，腰腿酸痛，口淡不渴，小便清长，舌淡嫩有齿痕，脉沉细弱。诊断为肾衰病之阳虚水泛证，治以温阳利水为法，拟方如下：

附子 10g　　巴戟天 20g　　续断 20g
补骨脂 20g　　茯苓 10g　　白术 10g
白芍 10g　　生姜 10g　　肉桂 3g

二诊：1 个月后复诊，患者水肿较前明显缓解，仍感腰腿酸痛，舌淡苔白，脉沉滑，故继以上方加减治疗，以温补脾肾为法，拟方如下：

附子 10g　　巴戟天 20g　　续断 20g

补骨脂 20g	黄精 20g	肉苁蓉 20g
茯苓 10g	白术 10g	肉桂 3g

三诊：3 周后复诊，药后诸症较之前明显缓解，守方 5 剂以巩固疗效。

【按语】“慢性肾衰竭”属于中医“肾衰病”范畴，初诊时患者因患慢性肾衰竭已有 1 年之久，且水肿反复发作，故日久可累积他脏，但其根本为肾阳虚损，脾阳不足，水气不化，因此治以温阳利水之法，故拟方以真武汤加减治疗，而腰为肾之腑，配以巴戟天、续断、补骨脂，以补肾强筋骨，加肉桂以加强温补命门之火之效，辨证准确。二诊时患者水肿较前明显缓解，但仍感腰腿酸痛，故加黄精、肉苁蓉以增强补肾强腰之功，服药月余，患者临床症状基本缓解。

【参考文献】

［1］邱模炎，姜岳，赵宗江，等．真武汤抗大鼠肾间质纤维化作用的研究［J］．中国实验方剂学杂志，2010，16（17）：177–180.

［2］刘聪，李文杰，谢静．真武汤对心力衰竭大鼠血清 Ang Ⅱ 及 ALD 的影响［J］．中华中医药学刊，2015（6）：1374–1376.

［3］禚君，谢人明，胡锡琴，等．真武汤利尿作用研究［J］．中药药理与临床，2009（4）：10–11.

［4］徐中菊，张悦，舒适，等．真武汤对链脲佐菌素所致大鼠糖尿病肾病的保护作用［J］．中国病理生理杂志，2014，30（9）：1677–1681.

［5］陈勇．加味真武汤治疗慢性心衰 50 例临床观察［J］．光明中医，2006，21（7）：34–36.

100. 救乳化毒汤

【出处】清・陈士铎《洞天奥旨》。

【组成】金银花、蒲公英、当归。

【功用】清热解毒，通乳消肿。

【主治】

中医主治乳痈、乳吹初起，症见乳房局部结块，红肿热痛，伴有恶寒发热等全身症状，苔薄，脉数者。

西医急性乳腺炎等病可参考此方。

【方解】本方证常发生于产后哺乳妇女，尤其以初产妇多见。在哺乳期发生的，即为外吹乳痈；在妊娠期发生的，为内吹乳痈；在非哺乳期和非妊娠期发生的，为不乳儿乳痈。主要是由于肝郁气结，乳汁郁积以及外邪入侵等，均可导致乳络郁滞不通，最终化热成痈，因此出现乳房局部结块，并伴有红肿热痛，当外感热毒之气侵袭乳络时，亦可有恶寒发热等外感症状。乳痈的治疗当以消贵，方中金银花、蒲公英在清热解毒的同时，又可消散痈肿，再配伍当归散郁结之块，全方药少效专，共奏清热消痈散结之功。

【文献摘要】《洞天奥旨・卷十五・奇方中》："救乳化毒汤，治乳痈、乳吹初起，神效。金银花五钱、蒲公英五钱、当归一两，水煎服，二剂即愈。乳吹亦可用，且尤易效，加酒更妙。"

【科学研究】

刘老用方中药物亦基于药物抗炎、抑菌等作用。

（1）有研究通过采用干酵母致热法制造发热模型大白鼠，采用二甲苯致耳郭肿胀法制造炎性模型小鼠，观察金银花对发热模型大白鼠、炎性模型小鼠的解热、抗炎作用。结果提示：金银花各剂量组均有不同程度的解热、抗炎作用，有防止体温升高和消除炎症的作用，其中尤以高剂量组最为明显，$P<0.05$。

（2）为探讨中药蒲公英的体外抑菌活性，有研究通过采用微量肉汤稀释法，对临床常见 203 株分离菌进行体外最小抑菌浓度（MIC）测定。结果显示：蒲公英对葡萄球菌 MIC50 为 15.6mg/L，MIC90 为 31.25mg/L；肺炎链球菌 MIC50 为 250 mg/L，MIC90 为 250mg/L；β－溶血性链球菌 MIC50 为 125 mg/L，MIC90 为 500mg/L；阴性杆菌 MIC50 为 62.5 ～ 500mg/L，MIC90 为 125 ～ 1000mg/L。由此可见，蒲公英在体外对临床常见感染菌，尤其是革兰阳性、阴性球菌均具有较好的抑菌活性。

（3）临床研究发现，对以热毒壅盛，肝络不畅所致的急性哺乳期乳腺炎，通过采用清热通乳方（黄芪、当归、蒲公英、皂角刺、金银花、连翘等），能有效缓解乳房胀痛、乳汁不通等症状。

（4）有研究通过建立溴隐亭诱导的大鼠缺乳模型，采用酶联免疫法检测归芪通乳合剂对缺乳大鼠血清 PRL、E_2、DA 水平的影响。结果提示：与溴隐亭缺乳大鼠模型组比较，归芪通乳合剂各剂量组能显著提高溴隐亭缺乳大鼠血清 PRL、E_2 含量，降低 DA 的水平，$P<0.05$。

【国医经验】本方主要用于乳痈、乳吹初起。西医急性乳腺炎等亦可参照本方加减进行辨证治疗。刘老在临证时每遇与乳痈有关的病证，如乳房结块，红肿热痛，或溃后脓出不畅，红肿未消，身热不退等均会使用本方加减，每获佳效。通常发为乳痈是由于肝气郁结、乳汁阻滞等，郁久则化热，同时热盛又可伤阴，故刘老在临证时常将本方加用佛手、郁金等疏散肝气，另加玉竹、石斛、沙参、麦冬等养阴清热之品，体现祛邪不伤正，扶正助祛邪，取“存一分阴液，便留一分生机”之意，总方体现养阴清热，通乳消肿之理，疗效显著。

【医案举隅】

初诊：张某，女，26岁，公务员，2016年7月初诊。

患者初产妇，5天前足月顺产一女，乳汁量多，排出欠畅，因3天前夜间未哺乳，第二天发现右乳上出现鹌鹑蛋大小的肿块，质较软，皮色微红，肿胀微有疼痛，自行热敷按摩稍有好转，但之后反复发作，热敷按摩未见效果，今为求中医治疗就诊于我院国医堂门诊。症状表现为右乳鹌鹑蛋大小肿块，皮色微红，未破溃，伴肿胀疼痛，乳汁排出不畅，纳差，便秘，舌红，苔薄黄，脉细数。诊断为“乳痈”，治以养阴清热，通乳消肿为法，拟方如下：

金银花20g　蒲公英20g　当归10g
川芎10g　佛手10g　郁金10g
玉竹20g　石斛20g

二诊：20天后复诊，诸症较前有所缓解，继予上方加减，治以清热解毒，通乳消肿为法，拟方如下：

白花蛇舌草20g　半枝莲20g　当归10g
川芎10g　佛手10g　郁金10g
玉竹20g　石斛20g　败酱草20gg

三诊：半个月后复诊，药后诸症消失，守方5剂以巩固疗效。

【按语】乳痈多发于产后哺乳妇女，主要是由于气结、乳滞或热毒入侵等致使乳络郁滞不通，最终化热成痈，郁久则化热又可伤阴。初诊时，患者除乳房肿块外，兼见便秘，而舌红，苔薄黄，脉细数均为阴虚表现，故治疗时，不仅采用清热解毒消肿之药，同时也注意到阴液的耗伤，配伍养阴之药。方中金银花、蒲公英清热解毒，消散痈肿，当归、川芎散郁结之块，佛手、郁金疏散郁滞之气，玉竹、石斛以养阴清热，总方体现养阴清热，通乳消肿。辨证准确。二诊后诸症较前有所缓解，故在上方基础上加减治疗，治以清热解毒，通乳消肿为法，加白花蛇舌草、半枝莲、败酱草以增强清热解毒之功。三诊后诸症消失。

【参考文献】

[1] 宋建华. 金银花解热抗炎作用的实验研究 [J]. 重庆医学，2011，40（25）：2552–2553.

[2] 孙继梅，郑伟，周秀珍，等. 蒲公英体外抑菌活性的研究 [J]. 中国误诊学杂志，2009，9（11）：2542–2543.

[3] 刘冰. 清热通乳方治疗急性哺乳期乳腺炎案 [J]. 浙江中医杂志，2018，53（2）：140.

[4] 万鹏，聂慧，邓时贵. 归芪通乳合剂对溴隐亭诱导大鼠产后缺乳的催乳作用 [J]. 中药新药与临床药理，2013，24（1）：36–38.

101. 猪苓汤

【出处】东汉·张仲景《伤寒杂病论》。

【组成】猪苓、茯苓、泽泻、阿胶、滑石。

【功用】滋阴清热利水。

【主治】

中医主治水热互结证，症见小便不利，发热，口渴欲饮，或心烦不寐，或兼有咳嗽、呕恶、下利，舌红苔白或微黄，脉细数者。又治血淋，见小便涩痛，点滴难出，小腹满痛者。

西医肾炎、泌尿系感染、产后尿潴留等属于水热互结兼阴虚者可参考此方。

【方解】本方证属于伤寒之邪传入于里，化而为热，与水相搏，遂成水热互结，热伤阴津所致。水热互结，气化不利，热灼阴津，津不上承，故小便不利、发热、口渴欲饮；阴虚生热，内扰心神，则心烦不寐；水气上逆于肺则为咳嗽，流于胃脘则为呕恶，注于大肠则为下利；舌红苔白或微黄，脉细数为里热阴虚之征。治宜利水清热养阴。方中以猪苓为君，取其归肾、膀胱经，专以淡渗利水。臣以泽泻、茯苓之甘淡，益猪苓利水渗湿之力，且泽泻性寒兼可泄热，茯苓尚可健脾以助运湿。佐以滑石之甘寒，利水、清热两彰其功；阿胶滋阴润燥，既益已伤之阴，又防诸药渗利重伤阴血。

【文献摘要】

（1）《伤寒论·辨阳明病脉证并治》："若脉浮，发热，渴欲饮水，小便不利者，猪苓汤主之。”

（2）《伤寒论·辨少阴病脉证并治》：“少阴病，下利六七日，咳而呕渴，心烦不得眠者，猪苓汤主之。”

（3）《古今名医方论》卷三：“仲景制猪苓一汤，以行阳明、少阴二经水热，然其旨全在益阴，不专利水。盖伤寒在表，最忌亡阳，而里虚又患亡阴。亡阴者，亡肾中之阴与胃中之津液也。故阴虚之人，不但大便不可轻动，即小水亦忌下通，倘阴虚过于渗利，津液不致耗竭乎？方中阿胶养阴，生新祛瘀，于肾中利水，即于肾中养阴。滑石甘滑而寒，于胃中去热，亦于胃家养阴。佐以二苓之淡渗者行之，既疏浊热，而又不留其瘀壅，亦润真阴，而不苦其枯燥，源清而流有不清者乎？顾太阳利水用五苓者，以太阳职司寒水，故急加桂以温之，是暖肾以行水也。阳明、少阴之用猪苓，以二经两关津液，特用阿胶、滑石以润之，是滋养无形以行有形也。利水虽同，寒温迥别，惟明者知之。”

【科学研究】

（1）有研究通过采用乙醛酸溶液制作大鼠肾结石模型，并使用反转录聚合酶链反应（RT-PCR）技术检测肾结石大鼠 Osteopotin mRNA 的表达。结果显示：诱石剂可使大鼠肾脏 OPN mRNA 的表达明显增加（$P<0.05$）；而猪苓汤则可抑制 OPN mRNA 的表达（$P<0.05$）。

（2）有临床研究将 98 例乙型肝炎肝硬化腹水患者随机分为治疗组 50 例（猪苓汤联合恩替卡韦抗乙肝病毒治疗），对照组 48 例（拉米夫定联合螺内酯和呋塞米），6 个月后，观察患者腹水消退情况及肝功能、HBeAg、HBV-DNA 等指标。结果提示：腹水消退情况比较，治疗组总有效率明显优于对照组

（P<0.01）。肝功能改善及抗病毒疗效，治疗组均明显优于对照组（P 均 <0.05）。

（3）有临床研究将 154 例小儿病毒性肠炎患儿随机分为治疗组 82 例和对照组 72 例，治疗组用猪苓汤加味，对照组静滴利巴韦林，口服思密达和金双歧片。结果显示：治疗组 72 小时内总有效率为 96.4%，对照组为 77.8%，治疗组疗效显著优于对照组（P<0.01）。

（4）有临床研究将 30 例中医辨证为精血不足、脾虚血瘀、水湿内停的乙型肝炎肝硬化腹水患者随机分为对照组、治疗组，对照组采用常规西医治疗方法（如限盐、保肝、利尿等），治疗组在对照组基础上加炙甘草汤合猪苓汤治疗。1 疗程后，结果显示：炙甘草汤合猪苓汤治疗乙型肝炎肝硬化腹水在改善 Child–Pugh、凝血功能方面有明显疗效，特别是提升 ALB、动员腹水方面效果显著。

【国医经验】本方主要用于水热互结证。西医肾炎、泌尿系感染、产后尿潴留等属于水热互结兼阴虚者亦可参照本方加减进行辨证治疗。对于小便不利，尿涩痛者，刘老常用本方加减治疗。而刘老在临证时又根据患者的具体情况随证加减，当伤阴之象较为明显时，加用玉竹、石斛、百合等养阴之品；水气上逆于肺发为咳嗽时，加用桔梗、射干、紫菀等宣肺止咳利咽之药；流于胃脘发为呕恶之时，相应地加用半夏、厚朴、吴茱萸等药物以降逆止呕，体现治病求本的原则，而达到诸症悉除的目的。

【医案举隅】

初诊：于某，男，65 岁，务农，2016 年 2 月初诊。

患者 2 个月前因急性阑尾炎于黔东南中医院行阑尾切除术，

术后十余日出现腹胀、尿少、下肢浮肿，偶有呕吐，再次就诊于黔东南中医院，经检查考虑为“急性肾衰竭”，予利尿剂后又出现腹泻，止泻后又再次少尿，偶有呕吐，反反复复始终不愈，今为求中医治疗就诊于我院国医堂门诊。症状表现为腹部胀满，尿少，时有涩痛感，面色萎黄，精神倦怠，舌暗红少苔，脉弦涩。诊断为肾衰病之湿热瘀结证，治以清热利湿，活血化瘀为法，拟方如下：

莪术 10g	川芎 10g	刘寄奴 20g
水蛭 5g	猪苓 10g	茯苓 10g
泽泻 20g	萆薢 20g	六月雪 20g

二诊：1 个月后复诊，小便涩痛感消失，腹部胀满、尿少较前减轻，感口干口苦，舌暗红苔少，脉弦细，继予上方加减，以滋阴清热利水为法，拟方如下：

莪术 10g	川芎 10g	刘寄奴 20g
水蛭 5g	猪苓 10g	茯苓 10g
萆薢 20g	六月雪 20g	石斛 20g

三诊：半个月后复诊，药后诸症消失，守方 5 剂以巩固疗效。

【按语】患者年事已高，脾肾渐亏，脾阳不足则运化无力，肾阳衰微，则气化功能失司，浊毒内盛聚而成瘀，而发为本病证。初诊时邪客下焦，津液不通，而见腹部胀满、尿少；浊毒内盛，聚而成瘀，故见舌暗红少苔，脉弦。方以莪术、川芎、刘寄奴、水蛭以活血化瘀，猪苓、茯苓、泽泻健脾利湿，萆薢、六月雪清热利湿以加强利湿之效。二诊时，患者有阴伤表现，舌暗红苔少，脉弦细为热邪伤阴之征，故治以养阴清热利水为法，使热清津复，水气得利，诸症悉除。

【参考文献】

［1］王沙燕，石之，张阮章，等．猪苓汤对肾结石大鼠 Osteopotin mRNA 表达的影响［J］．中国优生与遗传杂志，2005，13（10）：39–40.

［2］王晓红，徐晓东，乐进，等．猪苓汤加减联合恩替卡韦治疗乙型肝炎肝硬化腹水 50 例临床疗效观察［J］．中国临床研究，2011，24（12）：1153–1154.

［3］张炜，海洋．猪苓汤治疗小儿轮状病毒性肠炎 82 例［J］．中医儿科杂志，2008，4（5）：29–31.

［4］刘礼剑，黄晓燕，杨成宁，等．炙甘草汤合猪苓汤治疗乙型肝炎肝硬化腹水的临床疗效观察［J］．中国中西医结合消化杂志，2017（2）：93–96.

102. 萆薢分清散

【出处】宋·杨倓《杨氏家藏方》。

【组成】益智仁、川萆薢、石菖蒲、乌药。

【功用】温肾利湿，分清去浊。

【主治】

中医主治下焦虚寒之膏淋、白浊，症见小便频数，混浊不清，白如米泔，凝如膏糊，舌淡苔白，脉沉者。

西医乳糜尿、慢性前列腺炎、慢性肾盂肾炎、慢性肾炎、慢性盆腔炎等病可参考此方。

【方解】本方证因下焦虚寒，气化不利，肾失封藏，膀胱失约，故小便频数，尿浊如米泔，或如脂膏。治宜温暖下元，利湿化浊。方中萆薢利湿而分清化浊，为治白浊之要药，故以为君药。石菖蒲辛香苦温，化湿浊以助萆薢之力，兼可祛膀胱虚寒，用以为臣，《本草求真》谓石菖蒲能温肠胃，“肠胃既温，则膀胱之虚寒小便不禁自止”，二药相伍，总以祛湿浊为主。佐入益智仁、乌药温肾散寒，益智仁能补肾助阳，且性兼收涩，故用之温暖脾肾，缩泉止遗；乌药温肾散寒，除膀胱冷气，治小便频数。入盐煎服，取其咸以入肾，引药直达下焦，用以为使。原书方后云：“一方加茯苓、甘草。”则其利湿分清之力益佳。综观全方，利湿化浊以治其标，温暖下元以顾其本。

【文献摘要】

(1)《杨氏家藏方》卷九：“治真元不足，下焦虚寒，小便白浊，频数无度，漩白如油，光彩不定，漩脚澄下，凝如膏糊。”

（2）《张氏医通》卷十四：“精通尾膂，溲出膀胱，泾渭攸分，源流各异。详溲便之不禁，乃下焦阳气失职，故用益智之辛温以约制之，得盐之润下，并乌药亦不至上窜也。独是胃中浊湿下渗，非萆薢无以清之，兼菖蒲通九窍，利小便，略不及于收摄肾精之味，厥有旨哉。”

【科学研究】

（1）有临床研究以 100 例慢性非细菌性前列腺炎患者作为研究对象，采用随机对照试验，将治疗组 50 例应用加味萆薢分清汤治疗，对照组 50 例口服舍尼通片。治疗共 30 天后，观察两组的临床疗效和临床症状积分。结果提示：治疗组有效率 94%，对照组有效率 80%，治疗组优于对照组（$P<0.05$）。治疗后，两组积分均改善，治疗组优于对照组（$P<0.05$）。

（2）有临床研究以 60 例男性淋病患者作为研究对象，根据治疗方法的不同分为治疗组与对照组各 30 例，两组都给予抗生素治疗，在此基础上治疗组加用萆薢分清饮治疗。结果显示：治疗组与对照组的有效率分别为 90.0% 与 70.0%，治疗组明显高于对照组（$P<0.05$）。随访 1 个月，两组复发率分别为 6.7% 和 23.3%，治疗组复发率明显低于对照组（$P<0.05$）。

（3）有临床研究以 156 例慢性前列腺炎患者作为研究对象，随机分为萆薢分清饮口服联合保留灌肠治疗组（78 例）和抗生素联合盐酸坦索罗辛治疗组（78 例），治疗后观察患者的症状缓解情况，并统计其临床疗效。结果提示：萆薢分清饮口服联合保留灌肠治疗组患者的临床总有效率明显高于抗生素联合盐酸坦索罗辛治疗组。

【国医经验】本方主要用于下焦虚寒之膏淋、白浊。西医乳糜尿、慢性前列腺炎、慢性肾盂肾炎、慢性肾炎、慢性盆腔炎等病亦可参照本方加减进行辨证治疗。刘老在临证时每遇与膏淋、白浊有关的病证，如小便混浊、频数等病时均会使用本方。而本病证又与下元虚寒有关，故当患者兼有虚寒腹痛时，刘老常加用肉桂、高良姜、香附等以温中驱寒；当见患者久病而肾虚时，又加用巴戟天、黄精、肉苁蓉等滋阴固肾。总方体现温肾利湿，分清化浊之功，疗效显著。

【医案举隅】

初诊：石某，男，65岁，退休，2016年5月初诊。

患者3年前无明显诱因出现尿频，尿不尽，排尿不畅，遂就诊于贵阳医学院附属医院，经检查诊断为“慢性前列腺肥大”，并予以相关治疗（具体不详）后好转，但未治愈，今为求中医治疗就诊于我院国医堂门诊。症状表现为尿频，夜间甚（可达10次左右），尿液混浊如膏糊，淋沥不尽，尿道灼热疼痛，精神倦怠，腰膝酸软，小腹作胀，舌红，苔黄腻，脉濡数。诊断为膏淋之湿热内蕴证，治以清热利湿，分清泌浊为法，拟方如下：

萆薢 20g　　六月雪 20g　　益智仁 10g
乌药 10g　　巴戟天 20g　　山药 20g
茯苓 10g　　肉桂 3g

二诊：1个月后复诊，尿道灼热疼痛较前缓解，小便次数减少，但尿液仍混浊，继以上方加减，治以温肾利湿去浊为法，拟方如下：

萆薢 20g　　六月雪 20g　　益智仁 10g
乌药 10g　　巴戟天 20g　　茯苓 10g

肉桂 3g　　　　黄精 20g　　　　泽泻 20g

三诊：半个月后复诊，药后诸症消失，继予上方加减以巩固疗效。

【按语】患者年事已高，肾阳不足，命门火衰，加之长期恣食酒浆，致湿热郁结于下，膀胱气化不利，清浊混杂，脂液从小便而出，故见小便频数、混如膏脂，尿道灼热疼痛。故其治疗关键在于温暖下元，分清去浊则小便自然通利。方中萆薢、六月雪分清化浊，益智仁、山药补益脾肾，乌药温肾散寒，巴戟天、肉桂温补肾阳，茯苓以助通利小便。诸药合用利湿化浊以治其标，温暖下元以顾其本，辨证准确。二诊后诸症较前缓解，但尿液仍混浊，故在上方基础上加泽泻以增强利湿之效，使湿热得去，清浊得分，诸症自除。

【参考文献】

[1] 张保国，彭仲祥. 加味萆薢分清汤治疗慢性非细菌性前列腺炎的临床研究[J]. 内蒙古中医药，2015(7)：1-2.

[2] 李娟，王大利. 萆薢分清饮治疗淋病临床疗效观察[J]. 亚太传统医药，2013，9(12)：206-207.

[3] 李博伦，周艳粉，幸一士，等. 萆薢分清饮口服并保留灌肠与口服抗生素联合盐酸坦索罗辛治疗慢性前列腺炎疗效对比[J]. 吉林医学，2013，34(14)：2713-2714.

103. 麻子仁丸

【出处】东汉·张仲景《伤寒论》。

【组成】麻子仁、杏仁、芍药、大黄、枳实、厚朴。

【功用】润肠通便，行气泻热。

【主治】

中医主治胃肠燥热，脾约便秘证，症见大便干结，津液不足，小便频数，舌黄少津者。

西医老年功能性便秘、习惯性便秘、产后便秘、高血压等病可参考此方。

【方解】本方证属于胃有燥热，脾津不足所致。《伤寒论》称之为“脾约”。成无己说：“约者，约结之约，又约束也。”《内经》曰：“脾主为胃行其津液者也，今胃强脾弱，约束津液不得四布，但输膀胱，致小便数而大便硬，故曰其脾为约。”根据“燥者润之”“留者攻之”的原则，故当润肠泻实，宜润肠药与泻下药同用。方中麻子仁性味甘平，质润多脂，功能润肠通便，是为君药。杏仁上肃肺气，下润大肠，白芍养血敛阴，缓急止痛为臣。大黄、枳实、厚朴即小承气汤，以轻下热结，除胃肠燥热为佐。蜂蜜甘缓，既助麻子仁润肠通便，又可缓和小承气汤攻下之力，以为佐使。综观本方，虽用小承气以泻下泄热通便，而大黄、厚朴用量轻减，取质润多脂之麻仁、杏仁、芍药、白蜜等，一则益阴增液以润肠通便，使腑气通，津液行，二则甘润减缓小承气攻下之力。本方具有下不伤正、润而不腻、攻润相合的特点，以达润肠、通便、缓下之功，使燥热去，阴液复，而大便自调。

【文献摘要】

（1）《伤寒明理论》曰：“饮入于胃，游溢精气，上输于脾，脾气散精，上归于肺，通调水道，下输膀胱，水精四布，五经并行。是脾主为胃行其津液者也。今胃强脾弱，约束津液，不得四布，但输膀胱，致小便数而大便硬，故曰其脾为约。麻仁味甘平，杏仁味甘温。脾欲缓，急食甘以缓之。麻仁、杏仁，润物也。”

（2）《绛雪园古方选注》载：“下法不曰承气，而曰麻仁者，明指脾约为脾土过燥，胃液日亡，故以麻、杏润脾燥，白芍安脾阴，而后以枳朴大黄承气法胜之，则下不亡阴。法中用丸渐加者，脾燥宜用缓法，以遂脾欲，非比胃实当急下也。”

（3）《伤寒论·辨阳明病脉证并治》云：“趺阳脉浮而涩，浮则胃气强，涩则小便数，浮涩相搏，大便则硬，其脾为约，麻子仁丸主之。”

【科学研究】

（1）有临床研究将58例恶性肿瘤化疗后出现便秘的病人分为两组，分别用麻子仁丸加减煎水和口服果导治疗便秘，结果显示麻子仁丸组有效率93.3%，果导组有效率71.4%，两组比较差异具有显著性，由此可知运用麻子仁丸加减化裁对于治疗恶性肿瘤化疗后便秘具有良好的效果。

（2）有临床研究采用麻子仁丸加味治疗118例2型糖尿病患者，并设西药组对照。结果：观察组和对照组临床治疗，治愈率两者无差异；总有效率具有差异显著。观察组空腹血糖治疗前后差异十分显著。提示应用麻子仁丸加味治疗2型糖尿病疗效确切。

（3）有临床研究将 80 例入选便秘型肠易激综合征的患者分为治疗组和对照组，每组各 40 例。对照组采用盐酸伊托必利治疗，治疗组采用麻子仁丸加减治疗，两组疗程均为 4 周。结果显示总有效率治疗组高于对照组，由此可知运用麻子仁丸并随症加减治疗便秘型肠易激综合征具有良好的疗效。

（4）有临床研究选取胃肠燥热型便秘患儿 60 例，观察组和对照组各 30 例，记录治疗前后症状、体征积分。观察组用麻子仁丸加味，对照组用乳果糖口服液，口服两周。结果显示观察组在次症及总积分方面明显优于对照组，观察组总有效率高于对照组。体征积分方面观察组优于对照组。提示麻子仁丸加味治疗胃肠燥热型小儿便秘疗效确切。

（5）有临床研究将 80 例老年功能性便秘患者随机分为治疗组与对照组，每组各 40 例。治疗组早晚温服汤药，对照组温水送服西沙必利片。结果显示总有效率治疗组高于对照组，两组比较差异无统计学意义（$P>0.05$）。提示麻子仁丸加味治疗老年功能性便秘疗效与西沙比利片疗效相当。

【国医经验】《伤寒论》记载该方具有润肠泄热，行气通便之效。主治胃肠燥热，脾约便秘证。表现为大便干结，小便频数。刘老临证时多遇到的是恶性肿瘤患者，故在治疗恶性肿瘤患者便秘症状时常用其中的麻子仁、大黄、厚朴、枳壳四味药。苔腻者加厚朴、苍术燥湿行气。便秘较轻时用紫菀、决明子，一者肺与大肠相为表里，肺主宣降，故用紫菀宣通肺气，决明子润肠通便。便秘较重者则重用大黄，或生大黄、熟大黄同用。痔疮便秘者，可加川芎、当归以养血和血。痔疮出血者，可加槐花、地榆以凉血止血。燥热伤津较甚者，可加生地、玄参、石斛以增液通便。其余老年人便秘、习惯性便秘、产后便秘、痔疮术后便秘等属胃肠燥热者皆可用以上药对。

【医案举隅】

初诊：孙某，女，45岁，退休，2016年8月初诊。

患者1年前因饮食不当出现大便困难，便质干，伴腹部胀痛拒按，消瘦，后于贵州省中医药住院治疗，入院症状同前，且能食，胸口出汗，夜不能寐，小便多，大便难，舌红苔黄。诊断为“便秘”，并予以中药方剂治疗。诊断为胃热肠燥证，治以润肠通便、泄热行气为法，拟方如下：

麻子仁20g	黄连6g	芍药9g
大黄6g	枳实15g	厚朴15g
吴茱萸3g		

中药7剂，每日一剂，水煎服。3剂后患者大便已通。

【按语】本病属于中医“便秘”等范畴，刘老将其归属于胃热肠燥证，麻子仁，润肠通便；白芍养血敛阴，缓急止痛；大黄、枳实、厚朴，轻下热结，行气止痛。取质润多脂之火麻仁、白芍，则增液以润肠通便，使通腑气，行津液；甘润可减缓小承气汤攻伐之力，使下而不伤正。诸便秘大多要调理脾胃，体现肠胃之间的紧密联系。

【参考文献】

[1] 张泉，高鹏. 麻子仁丸加减治疗恶性肿瘤化疗后便秘的临床观察[J]. 辽宁中医药大学学报，2009，(4)：117-118.

[2] 任平安. 麻子仁丸加味治疗Ⅱ型糖尿病临床疗效观察[J]. 现代中医药，2003，(1)：29-30.

[3] 张骞，梁爽. 麻子仁丸加减治疗便秘型肠易激综合征疗效观察

[J].陕西中医，2012，(12)：1618-1619.

[4] 张桂菊，郑业栋，沈小岚，等.麻子仁丸加味治疗30例小儿胃肠燥热型便秘疗效观察[J].中国中西医结合儿科学，2014(5)：459-461.

[5] 张素卿，李小慧.麻子仁丸加味治疗老年功能性便秘40例临床观察[J].湖南中医杂志，2012(6)：35-36.

104. 麻黄附子细辛汤

【出处】东汉·张仲景《伤寒论》。

【组成】麻黄、细辛、附子。

【功用】温经解表。

【主治】

中医主治伤寒少阴证，症见恶寒发热，神疲乏力，欲寐，突发声音嘶哑，甚至失音不语，咽喉疼痛，舌淡苔白，脉沉无力者。

西医流行性感冒、支气管炎、风湿性关节炎、暴哑、过敏性鼻炎、病窦综合征等病可参考此方。

【方解】此方证属于伤寒侵袭少阴所致。本方具有温肾助阳、解表散寒的功效。麻黄宣肺气能止咳平喘，畅皮毛能散邪退热，开上焦能利水道；附子温命暖肾而扶阳，温经逐寒而通脉，化气行水而消肿；细辛辛温而归肺、肾，其辛香祛风通关窍，温肺化饮治咳喘，温经通络止痹痛。全方合之，宣上温下，通彻表里，有发汗解表、利水消肿、化饮止咳、温经定痛、通阳复脉、开窍利咽等多种作用，其中以“温散宣通”四字为要，故常以用来治疗伤寒侵袭少阴所致病证。

【文献摘要】

（1）《伤寒论·辨少阴病脉证并治》云：“少阴病，始得之，反发热，脉沉者，麻黄细辛附子汤主之。”

（2）《伤寒溯源集》载：“以麻黄发太阳之汗，以解其在表之寒邪；以附子温少阴之里，以补其命门之真阳；又以细辛之气温味辛专走少阴者，以助其辛温发散。三者合用，补散兼施，虽微发汗，无损于阳气矣，故为温经散寒之神剂也。”

【科学研究】

（1）有临床研究：选择同期患有病窦综合征的住院病人180例，按2：1的比例随机分为治疗组120例（口服麻黄附子细辛汤）、对照组60例（口服心宝），并进行电生理检查观察。结果显示治疗组总有效率高于对照组。提示病窦综合征采用麻黄附子细辛汤治疗具有良好的疗效。

（2）有临床研究应用麻黄附子细辛汤加减治疗糖尿病合并周围神经病变52例，并设对照组43例观察。两组病例均先给予控制饮食，增加运动，控制血糖。治疗组口服麻黄附子细辛汤加味，对照组予弥可保肌肉注射。两月后结果显示治疗组总有效率明显高于对照组，提示麻黄附子细辛汤加味治疗糖尿病效果良好。

（3）有临床研究将溃疡性结肠炎患者64例，随机分为治疗组和对照组各32例，治疗组口服麻黄附子细辛汤加减，对照组用西医综合治疗。结果显示治疗组总有效率明显高于对照组。提示在慢性溃疡性结肠炎的治疗中，麻黄附子细辛汤加减对于结肠黏膜上皮变化具有较好的疗效。

（4）有临床研究将频发室性早搏合并窦性心动过缓者60例，随机分为治疗组和对照组各30例，治疗组口服麻黄附子细辛汤加减，对照组口服稳心颗粒。结果显示治疗组显效率、总有效率均高于对照组。提示麻黄附子细辛汤加减治疗频发室性期前收缩合并窦性心动过缓疗效确切。

（5）有临床研究将80例肾病综合征风水相搏证患者随机分成观察组和对照组，观察组在一般治疗、对症治疗、糖皮质激素治疗的基础上同时给予麻黄附子细辛汤，对照组则只给予一般治疗、对症治疗和糖皮质激素治疗。结果显示治疗2周后，观察组的尿蛋白水平积分显著下降，临床症状明显缓解。提示麻黄附子细辛汤治疗肾病综合征风水相搏证临床疗效显著。

【国医经验】麻黄附子细辛汤出自《伤寒论》。本方由麻黄、附子、细辛组成。该方具有助阳解表之效。《伤寒论》用于主治素体阳虚感冒，暴哑之证。如发热，恶寒，得热不减，脉沉微；突然声音嘶哑，甚至失音，或咽喉疼痛，舌淡，苔白，脉沉无力。书中言："少阴病，始得之，反发热，脉沉者，麻黄附子细辛汤主之。"刘老临证肾阳虚表现上诸症者皆可运用。若见咳嗽咯痰者，加葶苈子、紫菀、桔梗、射干；肾阳虚程度较重者加巴戟天、续断助阳；体胖痰多者加胆南星、川芎化痰行气；女性更年期者加青皮、白芥子化痰行气；头痛者加蔓荆子、藁本、白芷等；喑哑或失音者加胖大海、射干利咽；肢体酸痛者加羌活、独活祛湿通络止痛；鼻塞流涕者加苍耳子、辛夷通鼻窍。喉乃肺之门户，足少阴肾经循喉咙，至舌根。若暴哑，乃大寒犯肺肾，上窒窍隧，下闭肾气。故附子、细辛乃温肾，通窍之功。刘老将本方用于西医感冒、支气管炎、过敏性鼻炎等症表现有肾阳虚者，此乃异病同治之表现。

【医案举隅】

初诊：李某，女，35岁，职工，2016年5月初诊。

患者咳嗽病史3年，迁延不愈。症见：晨起咳嗽不止，伴喘息，气促，稍遇冷则症状加重，伴见腰膝酸软，耳鸣，平素恶风。随后就诊于贵州省中医院国医大师刘尚义门诊，诊断为肺肾两虚之咳嗽，治以温肾纳气，宣肺止咳为法，拟方如下：

炙麻黄 10g	制附片 10g（先煎）	细辛 3g
肉苁蓉 20g	黄精 20g	淫羊藿 20g

炒黄芩 15g	川芎 10g	熟地黄 20g

二诊：7 天后复诊，诸症较前缓解，继以温阳散寒为法，拟方如下：

炙麻黄 6g	制附片 10g（先煎）	细辛 5g
桔梗 10g	射干 10g	熟地黄 20g
炒黄芩 15g	川芎 10g	补骨脂 20g

三诊：1 个月后复诊，症状消失，随症加减。

【按语】本病乃属中医“咳嗽”范畴，刘老将患者咳嗽的病因病机归结为肺肾两虚，肺失宣降，肺气上逆则发为咳嗽，肾失摄纳，肾不纳气则喘息、咳嗽无力、气短气促。附子温少阴之经，以麻黄散太阳之寒而发汗，以细辛肾经表药，联属其间，是汗剂之重者。辨证准确，二诊后诸症缓解。《医法圆通》载：“从内伤而得者，由心肺之阳不足，不能统摄津液，而清涕出。肾络通于肺，肾阳衰而阴寒内盛，不能收束津液，而清涕亦出。”再用淫羊藿、熟地、补骨脂补肾纳气，止咳平喘。

【参考文献】

［1］吴宝川．麻黄附子细辛汤治疗病态窦房结综合征临床研究［J］．中西医结合心脑血管病杂志，2005（5）：384–385.

［2］胡艳丽，王桐玲．麻黄附子细辛汤加减治疗 2 型糖尿病周围神经病变临床观察［J］．辽宁中医学院学报，2005（6）：588.

［3］侯一军，郭旸，于书香．麻黄附子细辛汤加味治疗溃疡性结肠炎 32 例［J］．北京中医药，2012（3）：201–203.

［4］耿乃志，才振国，杜春波，等．麻黄附子细辛汤加味治疗频发室早合并窦缓 30 例［J］．中医药信息，2012（6）：81–82.

［5］常克，陈佳，王海俊，等．麻黄附子细辛汤治疗肾病综合征风水相搏证疗效观察［J］．中国实验方剂学杂志，2013（19）：310–313.

105. 黄连解毒汤

【出处】唐·王焘《外台秘要》。

【组成】黄芩、黄连、黄柏、栀子。

【功用】泄火解毒。

【主治】

中医主治三焦火毒热盛证，症见大热，烦渴，口燥咽干，吐血，衄血，或热甚发斑，湿热黄疸，痈疽疔毒，小便黄赤，舌红苔黄，脉数有力者。

西医痢疾、肺炎、败血症、脓毒血症、泌尿系感染、乙型脑炎、流行性脑脊髓膜炎等病可参考此方。

【方解】此方证属于三焦积热，邪火妄行所致。此方中黄芩长于清热燥湿，泻火解毒，止血安胎，泻肺火于上焦；黄连长于清热燥湿，清热解毒，泻脾胃火于中焦；黄柏长于清热燥湿，泻火除蒸，解毒疗疮，泻肾火于下焦；栀子长于泻火除烦，清热利尿，凉血解毒，消肿止痛，擅长于使热邪从小便排出，通泻三焦之火从膀胱而出。盖阳盛则阴衰，火盛则水衰，故用大苦大寒之药，抑阳而扶阴，泻其亢盛之火，而救其欲绝之水，然非实热，不可轻投。故此方可用于治疗三焦火毒炽盛所致疾病。

【文献摘要】

(1)《医方集解》载:“此手足阳明、手少阳药也。三焦积热，邪火妄行，故用黄芩泻肺火于上焦，黄连泻脾火于中焦，黄柏泻肾火于下焦，栀子通泻三焦之火从膀胱出。盖阳盛则阴衰，火盛则水衰，故用大苦大寒之药，抑阳而扶阴，泻其亢甚之火，而救其欲绝之水也，然非实热不可轻投。”

（2）《医方考》曰：“用黄连泻心火，黄芩泻肺肝之火，黄柏泻肾火，栀子泻上下之火。”

（3）《删补名医方论》云：“君以黄连直解心经火毒也，黄芩泻肺经火毒，黄柏泻肾经火毒，栀子通泻下焦火毒，使诸火毒从膀胱出。”

【科学研究】

（1）有动物实验研究观察黄连解毒汤对实验性2型糖尿病大鼠各指标、进食及体重的影响。结果显示给予黄连解毒汤干预后，其总胆固醇、甘油三酯、载脂蛋白、空腹血糖水平均比对照组明显降低，而高密度脂蛋白胆固醇、载脂蛋白水平显著升高，口服糖耐量改善，大鼠体重减轻。提示黄连解毒汤具有降糖、降脂等作用。

（2）有动物实验研究黄连解毒汤的抗炎机理，采用脂多糖腹腔注射造成内毒素血症模型及小鼠背部气囊内注射角叉菜胶的方法诱导急性气囊滑膜炎症。实验结果显示黄连解毒汤能抑制角叉菜胶所致小鼠气囊内白细胞的游出，减少PGE2的生成。在体外实验中，黄连解毒汤能显著抑制ConA所致的内毒素血症小鼠脾淋区细胞的增殖，而对正常小鼠无影响。还可抑制脂多糖诱导小鼠腹腔巨噬细胞生成IL–1和NO。提示黄连解毒汤抗炎作用主要与抑制IL–1、NO、PGE2等炎症因子生成有关。

（3）有动物实验研究检测黄连解毒汤对大鼠胶质瘤C6细胞增殖、凋亡、迁移和侵袭的影响。结果显示黄连解毒汤作用大鼠C6胶质瘤细胞时可显著抑制细胞增殖，并呈浓度依赖性，凋亡率、划痕刻度均较对照组显著升高变宽，穿膜细胞数量均较对照组显著减少。提示黄连解毒汤可抑制大鼠胶质瘤 C6 细胞的增殖、迁移和侵袭，促进 C6 细胞凋亡。

（4）有动物实验研究黄连解毒汤提取物 450mg/kg、900mg/kg、1800mg/kg，连续灌胃 3 天，末次给药 1 小时后能显著延长小鼠体外凝血时间。家兔灌胃黄连解毒汤 150mg/kg、300mg/kg、600mg/kg，连续给药 3 天，末次给药 1 小时后能明显延长血浆凝血酶原时间、白陶土活化部分凝血活酶时间及凝血酶时间，并能显著抑制 ADP 引起的血小板聚集。提示黄连解毒汤具有明显的抗血栓形成作用。

【国医经验】本方主要用于三焦火毒热盛证。西医痢疾、肺炎、败血症、脓毒血症、泌尿系感染、乙型脑炎、流行性脑脊髓膜炎等病可参考此方。诸多热证皆与三焦火毒有关，刘老治疗痈疽火毒之证以及胃热之证大多使用该方，如口干苦、口臭、痢疾、肺炎等，每获佳效。痈疽较为严重时多加用四妙勇安汤中的金银花、当归、玄参，刘老认为此三味药乃治疗血管疾病之基本药方，其临证每每遇到诸如血管类疾病，如高血压、冠心病、糖尿病足、口腔溃疡、宫颈癌、各类炎症等，都可用以上三味药对症治疗，效果良好。另外，治疗胃热之证表现为口干口苦、便秘、反酸、烧心、舌红、苔黄、脉数者，皆可用黄连解毒汤清热和胃。多配伍吴茱萸、佛手、郁金、半夏、木香、青皮等清热、疏肝、和胃之品。

【医案举隅】

初诊：杨某，男，33 岁，职工，2016 年 5 月初诊。

患者有胃溃疡病史 5 年，近 5 ～ 6 天来反复胃脘部及胁下疼痛，口苦咽干，口臭，心烦不寐，呕血 3 次，伴柏油样大便，小便黄，舌红苔黄，脉弦数。就诊于贵州省人民医院，经诊断为“急性上消化道出血”，诊断为胃火炽盛，迫血妄行证，治以清热解毒，凉血止血为法，拟方如下：

黄连 10g	黄芩 10g	半夏 10g
栀子 10g	大黄 10g	仙鹤草 10g
地榆 15g	白及 15g	吴茱萸 3g

二诊：症状好转，呕血停止，大便次数减少，继服原方。

三诊：3 个月后复诊，药后诸症消失。

【按语】“急性上消化道出血”属于中医“血证”等范畴，刘老将其归属于胃火炽盛，胃络受损，迫血妄行证，独辟蹊径，地榆、白及凉血止血，黄芩、黄连、吴茱萸、栀子以清热解毒泻火，加用大黄增泻热之功，佐以仙鹤草凉血化瘀止血，方中黄芩亦有止血功效，故止血之效更强。辨证准确，二诊后诸症缓解，故继服原方。三诊后诸症缓解。

【参考文献】

［1］冷三华，陆付耳，屠庆年，等 . 黄连解毒汤对 2 型糖尿病大鼠血糖和血脂代谢的影响［J］. 中国中医基础医学杂志，2003（4）：43–45.

［2］王利津，徐强 . 黄连解毒汤的抗炎作用机理研究［J］. 中国中药杂志，2000（8）：45–48.

［3］杨洁，袁江伟，郭威，等 . 黄连解毒汤在体外对大鼠胶质瘤 C6 细胞增殖的影响［J］. 中药材，2015（9）：1937–1941.

［4］付晓春，王敏伟 . 黄连解毒汤的抗血栓作用研究［J］. 沈阳药科大学学报，2001（6）：425–427.

106. 清燥救肺汤

【出处】清·喻昌《医门法律》。

【组成】桑叶、人参、石膏、杏仁、麦冬、枇杷叶、胡麻仁、阿胶、甘草。

【功用】清燥润肺，养阴益气。

【主治】

中医主治燥热犯肺，气阴两伤证，症见身热，干咳无痰，气逆而喘，咽喉干燥，鼻燥，心烦口渴，舌干少苔，脉虚大而数者。

西医肺炎、肺癌、支气管哮喘、急慢性支气管炎、慢性咽炎、支气管扩张、银屑病等病可参考此方。

【方解】本方证属于燥热犯肺，气阴两伤所致。方中重用桑叶轻宣肺燥，透邪外出。温燥犯肺，温者属热宜清，燥胜则干宜润，故以石膏辛甘而寒，清泄肺热；麦冬甘寒，养阴润肺。石膏虽沉寒，但用量轻于桑叶，则不碍桑叶之轻宣；麦冬虽滋润，但用量不及桑叶之半，自不妨桑叶之外散之效，宣中有清，清中有润，是为清宣润肺的常用组合。人参益气生津，合甘草以培土生金；胡麻仁、阿胶助麦冬养阴润肺，肺得滋润，则治节有权；杏仁、枇杷叶苦降肺气；甘草兼能调和诸药。此方宣、清、润、降四法并用，气阴双补，且宣散不耗气，清热不伤中，滋润不腻膈。故可以用来治疗燥热犯肺，气阴两伤之证。

【文献摘要】

（1）《医门法律》载："治诸气膹郁，诸痿喘呕。"

（2）《古今名医方论》云："古方用香燥之品以治气郁，不获奏效者，以火就燥也。惟缪仲淳知之，故用甘凉滋润之品，以清金保肺立法。喻氏宗其旨，集诸润剂而制清燥救肺汤，用意深，取药当，无遗蕴矣。石膏、麦冬秉西方之色，多液而甘寒，培肺金主气之源，而气不可郁。土为金母，子病则母虚，用甘草调补中宫生气之源，而金有所持。金燥则水无以食气而相生，母令子虚矣，取阿胶、胡麻黑色通肾者，滋其阴以上通生水之源，而金始不孤。西方虚，则东方实矣，木实金平之，二叶秉东方之色，入通于肝，枇杷叶外应毫毛，固肝家之肺药，而经霜之桑叶，非肺家之肝药乎？损其肺者，益其气，人参之甘以补气。气有余便是火，故佐杏仁之苦以降气，气降火亦降，而治节有权，气行则不郁，诸痿喘呕自除矣。要知诸气膹郁，则肺气必大虚，若泥于肺热伤肺之说，而不用人参，必郁不开而火愈炽，皮聚毛落，喘而不休，此名之救肺，凉而能补之谓也。若谓实火可泻，而久服芩、连，反从火化，亡可立待耳。愚所以服膺此方而深赞之。"

【科学研究】

（1）有临床研究选取阴虚燥热型慢性咳嗽患者 92 例，随机分为对照组和试验组各 46 例。对照组给予西医对症治疗，试验组给予加减清燥救肺汤治疗。结果显示试验组有效率明显高于对照组，治疗后两组患者中医证候积分比较，试验组优于对照组。提示：加减清燥救肺汤用于治疗阴虚燥热型慢性咳嗽疗效显著。

（2）有临床研究将 140 例肺燥咳嗽患者，随机分为治疗组和对照组各70例。治疗组给予清燥润肺汤口服；对照组予以复方甘草合剂。结果显示治疗组有效率明显高于对照组。提示：清燥润肺汤加减用于治疗肺燥咳嗽的临床疗效确切。

（3）有临床研究将60例小儿百日咳患者随机分为治疗组和对照组各30例。两组患儿入院后均给予红霉素静脉点滴。治疗组配合清燥救肺汤加减口服。结果显示治疗组总有效率高于对照组。提示：在应用抗菌素治疗小儿百日咳的同时，加用清燥救肺汤加减口服可有效缓解痉咳期的症状，明显缩短疗程。

（4）有临床研究用清燥救肺汤治疗慢性咽炎47例。采用中草药水煎服，每日1剂，15天为1疗程，3个疗程后总结疗效。结果显示治愈13例，显效18例，有效11例，无效5例，总有效率88%。提示：清燥救肺汤治疗慢性咽炎效果良好。

（5）有临床研究用清燥救肺汤治疗鼻后滴流综合征患者41例并观察患者症状、体征及鼻窦影像学改善情况。结果显示41例鼻后滴流综合征患者中，治愈5例，显效19例，有效13例，无效4例，总有效率90.24%。提示：清燥救肺汤加减治疗鼻后滴流综合征效果显著。

【国医经验】本方主要用于燥热犯肺，气阴两伤证。西医肺炎、肺癌、支气管哮喘、急慢性支气管炎、慢性咽炎、支气管扩张、银屑病等病可参考此方。刘教授在临证时每遇与燥热犯肺，气阴两伤有关的病证，如干咳无痰、咽喉干燥、鼻燥等诸多燥热犯肺，气阴两伤证时均会使用本方加减，每获佳效。刘老常常运用本方方中的石膏、麦冬、北沙参、甘草、杏仁，加用葶苈子、百部、紫菀、款冬花宣肺止咳，补肺阴则可加用玉竹、石斛、天冬、五味子等。

【医案举隅】

初诊：王某，男，50 岁，农民，2016 年 9 月初诊。

患者自述患慢性支气管炎 20 余年。近日患感冒，咳嗽，咯痰加重，卧床不起。症状反复，多方治疗无效。现咳嗽气喘，口渴引饮，吐黏痰，时伴有黄色痰，不易咳出，时有痰中带血，舌干少苔，脉细数。西医检查：发育正常，消瘦，慢性病容，胸廓呈桶状，呼吸运动正常，心率 80 次 / 分，律齐，无杂音，双肺散在干湿罗音，肝脾未触及，下肢无浮肿。就诊于国医大师刘尚义教授门诊，诊断为肺燥阴虚之咳嗽，治以清燥救肺，养阴泻火为法，拟方如下：

桑叶 10g	五味子 6g	紫菀 10g
款冬花 20g	海浮石 20g	麻黄 10g
北沙参 20g	天冬 20g	麦冬 20g

【按语】“慢性支气管炎”属于中医“咳嗽”等范畴，刘老将其归属于燥热犯肺，气阴两伤证，独辟蹊径。桑叶轻宣肺燥，透邪外出；久咳必伤阴，以麦冬甘寒，养阴润肺；麻黄、海浮石与桑叶、麦冬配伍是宣中有清，清中有润，是为清宣润肺的常用组合；款冬花润肺下气；紫菀化痰止咳。此方配伍清燥救肺，泻火存阴。故用于治疗肺燥伤阴所致的慢性支气管炎疗效颇佳。

【参考文献】

［1］王红玉．加减清燥救肺汤治疗阴虚燥热型慢性咳嗽 46 例［J］．河南中医，2015（4）：823–824.

［2］刘理琴．清燥救肺汤加减治疗肺燥咳嗽的临床观察［J］．光明中医，2014（7）：1449–1450.

［3］李喜梅.清燥救肺汤加减治疗小儿百日咳30例［J］.甘肃中医，2010（5）：41–42.

［4］刘迪加.清燥救肺汤加减治疗慢性咽炎47例［J］.内蒙古中医药，2012（1）：8.

［5］赵丽芸，陈宁.清燥救肺汤加减方治疗鼻后滴流综合征疗效观察［J］.中国民族民间医药，2011（7）：73–74.

107. 犀角地黄汤

【出处】唐·王焘《外台秘要》。

【组成】犀角（水牛角代替）、生地、芍药、丹皮。

【功用】清热解毒，凉血散瘀。

【主治】

中医主治热入血分证，症见神昏谵语，热扰心神，热伤血络，但欲漱水而不欲咽，斑色紫黑，吐血、便血、衄血、尿血、大便黑，舌绛，脉细数者。

西医尿毒症、重症肝炎、过敏性紫癜、败血症、急性白血病等病可参考此方。

【方解】本方证属于热毒炽盛于血分证。因心主血，又主神明，热入血分，一则热扰心神，故身热谵语；二则破血妄行，血不循经，血溢脉外，故吐血、衄血、便血、尿血；三则热毒耗伤血中津液，血变黏稠，运行受阻，成瘀，故见舌绛。方中苦咸寒之犀角，凉血清心解毒，为君药。臣以甘苦寒之生地，凉血滋阴生津，一助犀角清热凉血止血，一恢复已失之阴血。赤芍、丹皮清热凉血、活血散瘀，故为佐药。四药合用共奏清热解毒，凉血散瘀之功。故此方可用于治疗热火炽盛于血分所致疾病。

【文献摘要】

（1）《外台秘要》载："伤寒及温病应发汗而不汗之，内蓄血者，及鼻衄，吐血不尽，内余瘀血，面黄，大便黑，消瘀血方。”

（2）《医宗金鉴·删补名医方论》云：“吐血之因有三：曰劳伤，曰努伤，曰热伤。劳伤以理损为主；努伤以去瘀为主；热伤以清热为主。热伤阳络则吐衄；热伤阴络则下血，是汤治热伤也。故用犀角清心去火之本，生地凉血以生新血，白芍敛血止血妄行，丹皮破血以逐其瘀。此方虽曰清火，而实滋阴；虽曰止血，而实去瘀。瘀去新生，阴滋火熄，可为探本穷源之法也。”

【科学研究】

（1）有动物实验研究将48只用盲肠结扎穿孔术制作脓毒症模型SD大鼠随机分为假手术组、模型组和犀角地黄汤组各16只。犀角地黄汤组造模后12小时肝组织SOD水平高于模型组，MDA水平低于模型组。犀角地黄汤组肝组织的肿胀、坏死、炎症细胞浸润等病理改变均较模型组轻。提示犀角地黄汤能改善脓毒症大鼠肝功能指标，减轻肝组织病理损伤。

（2）有实验研究造模瘀热证H型高血压大鼠采用低中高3种不同剂量犀角地黄汤水煎液灌服，并设空白组，检测各组血TNF-α、IL-6及血液流变学并进行统计分析。结果显示犀角地黄汤治疗组对大鼠的TNF-α、IL-6及血液流变学的影响与对照组相比有明显差异。提示犀角地黄汤能够有效干预瘀热证H型高血压大鼠的TNF-α、IL-6及血液流变学。

（3）有动物实验研究造模后进行分组，并采用不同剂量犀角地黄汤进行干预，分别提取RNA、PCR检测Rat-atg-5、Beclin-1基因表达。结果显示“瘀热”证pMCAO模型大鼠中Atg-5、Beclin-1mRNA，模型组Atg-5和Beclin-1mRNA明显上升，犀角地黄汤中剂量治疗组和阳性药组与模型组比较均显著降低其表达。提示犀角地黄汤通过显著降低 Atg-5、Beclin-1mRNA 的表达，能够起到脑保护的作用。

（4）有动物实验研究将 120 只发热模型 SD 大鼠，随机分为对照组、脂多糖组、阿司匹林组和犀角地黄汤组，每组 30 只。对照组和脂多糖组灌服同体积的生理盐水。检测各组动物基础体温和给药后每小时肛温。结果显示与脂多糖组比较，犀角地黄汤能显著缓解脂多糖引起的大鼠体温升高。提示犀角地黄汤能明显抑制脂多糖引起的大鼠发热。

（5）有临床实验研究将 90 例过敏性紫癜患儿随机分为对照组和观察组各 45 例。对照组口服西咪替丁等综合治疗。观察组口服犀角地黄汤。4 周后观察两组治疗前后临床症状或体征改善情况，记录各项指标消失时间。结果显示观察组症状消失时间明显短于对照组，观察组有效率明显高于对照组。提示犀角地黄汤治疗小儿过敏性紫癜临床疗效确切。

【国医经验】犀角地黄汤录自《外台秘要》，由犀角、地黄、芍药、牡丹皮组成。具有清热解毒，凉血散瘀功效。主治热入血分证。适用于现代医学中重症肝炎、肝昏迷、弥漫性血管内凝血、尿毒症、过敏性紫癜、急性白血病、败血症等属血分热盛者。刘老除将此方用于以上诸症外，还用于恶性肿瘤见出血症状者。刘老认为本方证乃热毒炽盛于血分所致。心主血，又主神明，热入血分，一则热扰心神，致躁扰昏狂；二则热邪迫血妄行，致使血不循经，溢出脉外而发生吐血、衄血、便血、尿血等各部位之出血，离经之血留阻体内又可出现发斑、蓄血；三则血分热毒耗伤血中津液，血因津少而浓稠，运行涩滞，渐聚成瘀，故舌紫绛而干。正如叶天士所谓“入血就恐耗血动血，直须凉血散血”，治当以清热解毒，凉血散瘀为法。方用苦咸寒之犀角为君，凉血清心而解热毒，使火平热降，毒解血宁。臣以甘苦寒之生地，凉血滋阴生津。用苦微寒之赤芍与辛苦微寒之丹皮共为佐药，清热凉血，活血散瘀。本方配伍特点是凉血与活血散瘀并用，使热清血宁而无耗血动血之虑，凉血止血又无冰伏留瘀之弊。本方与清营汤均以水牛角、生地为主，以治热入营血证。但清营汤是在清热凉血中伍以银花、连翘等轻清宣透之品，寓有“透热转气”之意，适用于邪初入营尚未动血之证；本方配伍赤芍、丹皮泄热散瘀，寓有“凉血散血”之意，用治热入血分而见耗血、动血之证。刘老认为，邪热与瘀血互结，可加大黄、黄芩，以清热逐瘀与凉血散瘀同用；郁怒而夹肝火者，加柴胡、黄芩、栀子以清泻肝火；用治热迫血溢之出血证，可酌加紫珠叶、小蓟、栀子、地榆等，以增强凉血止血之功；火热较重者加白花舌蛇草、半枝莲药对，金钱草、田基黄药对及贯众、虎杖清热解毒。

【医案举隅】

初诊：李某，男，18岁，学生，2016年7月初诊。

患者4年前因双下肢紫癜，不痛不痒，皮肤发红，潮热盗汗，劳则加重于贵州省人民医院检查诊断为“过敏性紫癜”，予以抗过敏、止血、提高免疫力等治疗后好转出院。后患者上述症状反复发作，均予以以上治疗。3月前患者上述症状复发，遂就诊于贵州省中医院国医大师刘尚义教授门诊，症见双下肢皮肤紫癜，两颧潮红，五心烦热，舌红少苔，脉细数。诊断为“血证”，治以清热养阴，凉血止血为法，拟方如下：

青蒿 10g	生地黄 20g	龟甲 15g（先煎）
赤芍 15g	牡丹皮 15g	侧柏叶 15g
紫珠叶 10g	仙鹤草 10g	甘草 6g

【按语】“过敏性紫癜”属于中医“紫斑”的范畴，本病的基本病机归结为热伤血络，迫血妄行，方用犀角地黄汤加减。方中龟甲、生地凉血滋阴生津，一助清热凉血，一恢复已失之阴血。赤芍、紫珠叶、侧柏叶、仙鹤草、牡丹皮清热凉血，散瘀止血。此方配伍生地、青蒿养阴清热，凉血止血，甘草调和诸药。

【参考文献】

［1］蒋华，周珉，吕海，等．犀角地黄汤对脓毒症大鼠肝功能及肝组织病理的影响［J］．中医杂志，2016（8）：696-700.

［2］刘红权，黄厚才，钟荣玲，等．犀角地黄汤对瘀热证 H 型高血压大鼠 TNF-α、IL-6 及血液流变学的影响［J］．南京中医药大学学报，2013（5）：452-454.

［3］刘红权，王玉，郭立中，等．犀角地黄汤对脑缺血大鼠的自噬相关蛋白 Atg-5、Be-clin-1 表达的研究［J］．南京中医药大学学报，2014（1）：61-64.

［4］董虹，张涛，胡格，等．犀角地黄汤对脂多糖复制大鼠发热模型下丘脑 IL-1β 和 PGE_2 的影响［J］．畜牧兽医学报，2013（7）：1155-1159.

［5］栾大丽，马桐生．犀角地黄汤治疗小儿过敏性紫癜临床研究［J］．河南中医，2016（4）：653-655.

108. 痛泻要方

【出处】元·朱震亨《丹溪心法》。

【组成】炒白术、白芍、陈皮、防风。

【功用】补脾泻肝，缓痛止泻。

【主治】

中医主治肝脾不和证，症见肠鸣泄泻，腹痛，舌苔薄白，脉弦缓者。

西医急性肠炎、慢性肠炎、肠易激综合征等病可参考此方。

【方解】此方证属于土虚木乘，肝脾不和，脾受肝制，运化失常所致。方中炒白术味甘苦而性温，补脾燥湿以治土虚，是为君药。白芍酸寒，柔肝缓急止痛以抑肝旺，为臣药。陈皮理气燥湿，醒脾和胃，为佐药。防风辛散肝郁，疏理脾气，又为脾经引经之药，能胜湿以助止泻之功，为佐使药。诸药合用，共奏补脾柔肝、祛湿止泻之功。用防风，一则取其疏散之性，与疏肝药配合，以助疏肝解郁之力；二则取其祛风能胜湿，在健脾药的配伍下，有利于祛湿止泻；三则与补脾药相伍，能鼓舞脾胃清阳，使清阳升，湿气化，脾自健而泻自止。

【文献摘要】

（1）《丹溪心法》："治痛泄：炒白术三两，炒芍药二两，炒陈皮两半，防风一两。久泻者加升麻六钱。上锉，分八贴，水煎或丸服。"

（2）《医学正传》："治痛泻要方：白术二两（炒），白芍药二两（炒），陈皮一两五分（炒），防风一两。上细切。分作八服，水煎或丸服。久泻，加升麻六钱。”

（3）《景岳全书》：“（草窗）白术芍药散，治痛泻要方。白术（炒）三两，芍药（炒）二两，陈皮（炒）两半，防风二两。上或煎或丸或散，皆可用。久泻者加炒升麻六钱。”

【科学研究】

（1）有动物实验研究用 IBS 内脏高敏性大鼠模型。观察痛泻要方对结肠组织 MC 形态学、密度及 SP、SPmRNA 表达的影响，并分析痛泻要方对 MC、SP 相关性的影响。结果显示经痛泻要方治疗后，结肠中 MC 形态改善、数量显著降低，SP、SP mRNA 表达显著降低。提示痛泻要方可改善 MC 活化程度，降低 SP 释放，调控结肠 SP、SPmRNA 表达，降低 IBS 内脏高敏性。

（2）有动物实验研究通过痛泻要方对新斯的明致小鼠小肠推进功能亢进、阿托品致小鼠小肠推进功能抑制及正常小鼠小肠推进运动的影响，观察其对不同机能状态胃肠运动的影响。结果显示痛泻要方对新斯的明致小鼠小肠推进功能亢进均有一定抑制作用；对阿托品致小鼠小肠推进功能抑制均有一定促进作用；对正常小鼠小肠推进运动均无明显作用。

（3）有动物实验研究观察痛泻要方对溃疡性结肠炎（UC）模型大鼠结肠黏膜 PPAR-γ 蛋白和基因表达的影响，探讨其作用机制。将 TNBS/ 乙醇灌肠法造模大鼠分为 6 组，以大鼠结肠黏膜 PPAR-γ 为观察指标，检测 PPAR-γ 蛋白和基因表达水平。结果显示模型组大鼠结肠组织 PPAR-γ 基因和蛋白的表达量均低于空白组；治疗后，痛泻要方高剂量组、中剂量组 PPAR-γ 基因和蛋白的表达量均较模型组升高。提示痛泻要方对 TNBS/ 乙醇法 UC 大鼠模型结肠黏膜 PPAR-γ 基因和蛋白的表达量有上调作用。

【国医经验】痛泻要方出自《丹溪心法》，由白芍、白术、陈皮、防风组成，能补脾柔肝，祛湿止泻。主治脾虚肝旺之痛泻。现代医学中的急性肠炎、慢性结肠炎、肠道易激综合征等属肝旺脾虚者可参照此方治疗。刘老亦将本方用于以上疾病的治疗，刘老认为痛泻之证由土虚木乘，肝脾不和，脾运失常所致。《医方考》："泻责之脾，痛责之肝；肝责之实，脾责之虚，脾虚肝实，故令痛泻。"其特点是泻必腹痛。治宜补脾抑肝，祛湿止泻。方中白术苦甘而温，补脾燥湿以治土虚。白芍酸寒，柔肝缓急止痛，与白术相配，于土中泻木。陈皮辛苦而温，理气燥湿，醒脾和胃。配伍少量防风，具升散之性，与术、芍相伍，辛能散肝郁，香能舒脾气，且有燥湿以助止泻之功，又为脾经引经之药。四药相合，以补脾胜湿而止泻，柔肝理气而止痛，使脾健肝柔，痛泻自止。刘老将此方用于肝脾不和之泄泻。久泻者，加炒升麻以升阳止泻；舌苔黄腻者，加黄连、煨木香以清热燥湿，理气止泻；口苦口干者，加黄连、吴茱萸疏肝和胃；热重者，加黄芩、半夏清热；呃逆者，加木香、槟榔；湿邪较重者，加厚朴、苍术燥湿健脾。汪昂《医方集解·和解之剂》："此足太阴、厥阴药也。白术苦燥湿，甘补脾，温和中；芍药寒泻肝火，酸敛逆气，缓中止痛；防风辛能散肝，香能舒脾，风能胜湿，为理脾引经要药；陈皮辛能利气，炒香尤能燥湿醒脾，使气行则痛止。数者皆以泻木而益土也。"

【医案举隅】

初诊：张某，男，45 岁，职工，2016 年 9 月初诊。

患者腹痛腹泻反复发作两年余，每因情绪变化而引发，近来亦因饮酒诱发。每发病前先腹痛后泄泻，泻下黏液为主，泻后痛减。就诊于贵州省人民医院，经诊断为“过敏性结肠炎”，予以止泻药后好转，具体不详。后上症反复发作，就诊于刘老门诊，诊断为肝脾不和证，治以补脾泻肝，缓痛止泻为法，拟方如下：

陈皮 10g	白术 15g	白芍 20g
防风 12g	砂仁 10g	党参 15g
山药 20g	败酱草 20g	蒲公英 20g

二诊：7 天后复诊，诸症较前缓解，继以原方。

三诊：1 个月后复诊，药后诸症消失。

【按语】“过敏性结肠炎”属于中医“泄泻”等范畴，刘老将其归属于肝脾不和证，独辟蹊径，重用白术、白芍并配以党参、山药、砂仁、薏苡仁、败酱草等，乃集抑肝扶脾，清肠化湿为一体。诸肠胃病大多要疏肝，体现肝胃之间的紧密联系。肝经走向与胃经循行部位相联系，故因情绪等造成肝的疾病直接影响着胃的受纳腐熟功能，以此为切入点，肝胃和则安。

【参考文献】

［1］旺建伟，叶虹玉，殷越，等．痛泻要方对肠易激综合征内脏高敏性大鼠结肠组织肥大细胞活化、P 物质表达及相关性的影响［J］．中华中医药杂志，2014（6）：1982–1986.

［2］旺建伟，金颖慧，齐德英，等．痛泻要方对脑肠肽含量的作用与脑 – 肠轴调控相关性的实验研究［J］．中医药信息，2011（3）：15–17.

［3］朱向东，梅晓云，王燕，等．痛泻要方对溃疡性结肠炎大鼠结肠黏膜 PPAR– γ 基因和蛋白表达的影响［J］．中华中医药杂志，2013（4）：941–945

109. 葛根芩连汤

【出处】东汉·张仲景《伤寒论》。

【组成】葛根、黄芩、黄连、甘草。

【功用】解表清里。

【主治】

中医主治协热下利证，症见身热下利，胸脘烦热，喘而汗出，口干，舌红苔黄，脉数或促者。

西医急性肠炎、肠胃型感冒、细菌性痢疾、肠伤寒、小儿手足口等病可参考此方。

【方解】本方证属于伤寒表证未解，误下所致邪陷阳明所引起的热利。伤寒表证未解，里热已炽，故见身热口渴，胸闷烦热，口干作渴；里热上蒸于肺则作喘，外蒸于肌表则汗出；热邪内迫，大肠传导失司，故下利臭秽，肛门有灼热感；舌红苔黄，脉数皆为里热偏盛之象。方中葛根辛甘而凉，入脾胃经，既能解表退热，又能升脾胃清阳之气而治下利，故为君药。黄连、黄芩清热燥湿，厚肠止利，故为臣药。甘草甘缓和中，调和诸药，为佐使药，共为解表清里之剂。

【文献摘要】

（1）《伤寒论·太阳病脉证并治》曰：“太阳病，桂枝证，医反下之，利遂不止。脉促者，表未解也；喘而汗出，葛根芩连汤主之。”

（2）《伤寒来苏集·伤寒附翼》载：“桂枝证，脉本缓，误下后而反促，阳气重可知。邪束于表，阳扰于内，故喘而汗出；利遂不止者，此暴注下迫，属于热，与脉微弱而协热利者不同。表热虽未解，而大热已入里，故非桂枝、芍药所能和，亦非厚朴、杏仁所能解矣。故君气轻质重之葛根，以解肌而止利，佐苦寒清肃之芩、连，以止汗而除喘，用甘草以和中。先煮葛根，后内诸药，解肌之力优，而清中之气锐，又与社中逐邪法迥殊矣。”

（3）《伤寒贯珠集》云：“太阳中风发热，本当桂枝解表，而反下之，里虚邪入，利遂不止，其证则喘而汗出。夫促为阳盛，脉促者，知表未解也。无汗而喘，为寒在表；喘而汗出，为热在里也。是其邪陷于里者十之七，而留于表者十之三，其病为表里并受之病，故其法亦宜表里双解之法……葛根解肌于表，芩、连清热于里，甘草则合表里而并和之耳。盖风邪初中，病为在表，一入于里，则变为热矣。故治表者，必以葛根之辛凉；治里者，秘以芩、连之苦寒也。”

【科学研究】

（1）有动物实验研究探讨葛根芩连汤含药血清对 HepG2 肝细胞胰岛素抵抗模型糖代谢的调节作用。与正常组比较，模型组葡萄糖消耗量明显下降，糖原含量显著降低，PEPCK 活性升高；8% 葛根芩连汤含药血清作用 HepG2 细胞胰岛素抵抗模型 24 小时能显著增加葡萄糖消耗量，且葛根芩连汤含药血清能够增加糖原含量，降低 PEPCK 活性。提示葛根芩连汤含药血清可调节肝糖代谢，进而可改善肝细胞胰岛素抵抗。

（2）有实验研究显示：采用体外抑菌实验，观察葛根芩连汤及其药效组分对相关细菌的抑制作用。结果显示葛根芩连汤及其药效组分对金黄色葡萄球菌、乙型链球菌、大肠埃希菌、痢疾杆菌等多种菌敏感，且药效组分抑菌效果明显优于复方水煎液。由此可知：葛根芩连汤及其药效组分有较强的抗菌作用。

（3）有研究显示：与对照组相比，葛根芩连汤治疗小儿轮状病毒性肠炎能显著提高临床疗效，合并检验分析 Z=6.49，两组差异具有统计学意义。发表性偏倚分析结果显示纳入研究可能存在发表偏倚。由此可知：葛根芩连汤治疗具有提高小儿轮状病毒性肠炎临床疗效的优势。

【国医经验】葛根芩连汤出自《伤寒论》。由葛根、黄连、黄芩、甘草组成。功效为解表清里。主治协热下利。西医中的胃炎、胃溃疡、胆汁反流、胆囊炎、食管炎、肠胃炎、胰腺炎、巴特食管等消化系统疾病者刘老皆用此方治疗。本方证是因伤寒表证未解，邪陷阳明所致。治宜外疏内清，表里同治，使表解里和，热利自愈。刘老临证时将此方大多用于肝胃不和证。其中，腹痛者，加炒白芍以柔肝止痛；热痢里急后重者，加木香、槟榔以行气而除后重；兼呕吐者，加半夏、降香以降逆止呕；夹食滞者，加莱菔子消食；兼情志不遂者，加佛手、郁金，重者加青皮疏肝；兼口干苦较重者，加黄连、吴茱萸疏肝和胃。

【医案举隅】

初诊：周某，女，3 岁，2016 年 5 月初诊。

患儿日前于贵州省人民医院，诊断为“手足口病”，现因流口水，拒食，就诊于贵州省中医院国医大师刘尚义教授门诊。症见患儿舌面上有 2 ～ 3 处绿豆大小溃疡点，下唇内侧及软腭见 3 ～ 4 个疱疹，手掌、足底及臀部均见少量丘疱疹，伴发热，流涕，哭闹，拒食。诊断为“皮疹”，治以清热利湿，疏风解毒为法，拟方如下：

葛根 9g　　黄芩 9g　　黄连 6g

藿香 9g　　牛蒡子 9g　　连翘 9g
蝉蜕 9g　　薄荷 6g　　甘草 6g
青蒿 15g　　薏苡仁 12g　　板蓝根 18g

二诊：7 天后复诊，诸症较前缓解，继以健脾养胃为法，拟方如下：

葛根 9g　　黄芩 9g　　黄连 6g
藿香 9g　　牛蒡子 9g　　连翘 9g
山药 15g　　薄荷 6g　　甘草 6g
薏苡仁 12g　　鸡内金 6g　　麦冬 10g

三诊：2 天后复诊，药后诸症消失。

【按语】"手足口病"属于中医"湿毒"等范畴，刘老将其归属于脾胃积热内伏，复感夏秋湿毒之邪。葛根解表退热，升脾胃清阳之气；黄连清热燥湿；藿香配合薏苡仁调理脾气，振复脾胃气机；青蒿配黄芩可以清里解表；牛蒡子、蝉蜕助连翘、薄荷、板蓝根疏表透疹；甘草甘缓和中，调和诸药。此方诸药配合运用共奏疏风解表，清泻脾胃的功效。

【参考文献】

[1] 章常华，邓可众，于梅，等. 葛根芩连汤含药血清对 HepG2 肝细胞胰岛素抵抗模型糖代谢的调节作用 [J]. 中国实验方剂学杂志，2015（5）：120–123.

[2] 徐蓓蕾，张贵君，崔向微，等. 葛根芩连汤药效组分抑菌生物效价测定 [J]. 中华中医药杂志，2013（1）：230–233.

[3] 郭震浪，苏振宁，戴韵峰，等. 葛根芩连汤治疗小儿轮状病毒性肠炎疗效的 Meta 分析 [J]. 中国实验方剂学杂志，2015（24）：199–203.

110. 葶苈大枣泻肺汤

【出处】东汉·张仲景《金匮要略》。

【组成】葶苈子、大枣。

【功用】泻肺祛痰、利水平喘。

【主治】

中医主治肺痈证，症见胸胀满，痰涎壅塞，喘咳不得卧，一身面目浮肿，鼻塞，流涕，不闻香臭酸辛，支饮不得息，舌苔薄黄或薄白，脉浮数而滑者。

西医结核性胸膜炎、胸腔积液、肺挫伤、肺心病等病可参考此方。

【方解】本方证属于肺痈，肺中蓄热，生痈化脓，脓液蓄聚，阻滞肺脏通气功能，导致喘不得卧；肺气失宣，饮阻胸膈，痰涎壅塞，故不得息。肺不通调水道，胸满而胀，水失排泄，导致一身面目浮肿，鼻为肺窍，肺壅塞不通，故鼻出清涕，嗅觉丧失；舌苔薄黄或薄白，脉浮数而滑，乃是肺有热舍之象。《素问·至真要大论》："诸气膹郁，皆属于肺"。肺壅当泻，气逆当降，故当泻肺祛痰，兼以利水平喘。方中重用葶苈子为君药，破水泻肺，肺气得宣，泻肺除壅，故不喘咳。然葶苈子苦寒，易伤脾胃，故又佐以甘缓大枣，一者护脾通津；一者反佐以制约葶苈子之苦寒，使得泻肺不伤脾，以为佐使。二药合用，共收泻肺平喘之效。

【文献摘要】

（1）《千金方衍义》："肺痈已成，吐如米粥，浊垢壅遏清气之道，所以喘不得卧，鼻塞不闻香臭。故用葶苈破水泻肺，大枣护脾通津，乃泻肺而不伤脾之法，保全母气以为向后复长肺叶之根本。然肺胃素虚者，葶苈亦难轻试，不可不慎。"

（2）《删补名医方论》："肺痈喘不得卧及水饮攻肺喘急者，方中独用葶苈之苦，先泻肺中之水气，佐大枣恐苦甚伤胃也。"

（3）《经方实验录》："《千金》重申其义曰：肺痈胸满胀，故知葶苈泻肺汤非泻肺也，泻肺中壅胀。"

【科学研究】

（1）有研究建立肺癌动物模型，分肿瘤组和葶苈大枣泻肺汤组，设正常对照组，记录各组胸水量，并采用免疫组织化学及 PCR 法测定 AQP1 及 AQP1 mRNA 水平，肿瘤组小鼠胸腔内见血性积液及肿瘤结节生长，葶苈大枣泻肺汤组小鼠胸水量较肿瘤组显著减少，壁层胸膜 AQP1 水平及 mRNA 表达均较肿瘤组显著降低（$P<0.05$ 或 $P<0.01$）。

（2）有临床研究 80 例肺挫伤患者，观察葶苈大枣泻肺汤对肺挫伤患者血清炎症因子肿瘤坏死因子－α（TNF－α）、白介素（IL）-6、IL-8 水平的影响。随机分为两组，对照组常规西医治疗，治疗组为在常规西医治疗配合加减葶苈大枣泻肺汤口服或鼻饲 2 周治疗。葶苈大枣泻肺汤可显著降低肺挫伤患者血清炎症因子 TNF－α、IL-6、IL-8 水平，抑制炎症反应。

（3）观察分析葶苈大枣泻肺汤治疗 108 例恶性胸腔积液的临床效果。随机分为观察组和对照组，两组均采用细管胸腔闭式引流。观察组采用中药针剂香菇多糖胸腔内灌注、煎服葶苈大枣泻肺汤加减；对照组采用顺铂胸腔内灌注。经统计学处理，两组有显著性差异（$P<0.05$），提示葶苈大枣泻肺汤加减治疗恶性胸腔积液可提高疗效，减低毒性反应。

（4）有临床研究探讨葶苈大枣泻肺汤治疗重度急性呼吸窘迫综合征（ARDS）的疗效。将62例ARDS患者随机分为治疗组（31例）和对照组（31例），对照组给予病因治疗、限液等常规疗法，治疗组在常规治疗基础上予葶苈大枣泻肺汤治疗。观察24小时、48小时呼吸频率、血pH值、$PaCO_2$、合指数等指标。结果提示葶苈大枣泻肺汤对ARDS患者肺功能有一定的改善作用。

（5）有研究观察葶苈大枣泻肺汤对64例肺心病患者的临床疗效，随机分为对照组和观察组，对照组给予常规西药治疗，观察组在对照组的基础上给予葶苈大枣泻肺汤口服治疗．连续治疗两周，观察两组患者治疗效果，并就两组患者血气指标改善情况进行比较。观察组治疗总有效率（90.63%）显著高于对照组（75.00%）。

【国医经验】葶苈大枣泻肺汤出自《金匮要略·肺痈咳嗽上气病脉证治》由葶苈子、大枣组成。功效为泻肺平喘。主治痰水壅实之咳喘胸满。西医学的慢阻肺、哮喘、慢性支气管炎等皆可参照此方治疗。刘老熟读医家经典，从中获益良多，他在临证时每遇与肺系疾病有关的病证，如肺癌、喘证等诸多疾病证见胸胀满，喘咳不得卧，胸腔积液时会使用本方，刘老将葶苈子、大枣用于泻肺水，主治肺癌胸水、慢阻肺痰多咳嗽等。主治肺癌时加用鳖甲、莪术化瘀消癥，并加益气养阴扶正之品，如黄精、肉苁蓉、玉竹、石斛等。治疗慢阻肺等肺系疾病时，加用桔梗、射干、紫菀、款冬花、百部等止咳化痰之品，病程日久者加麻黄、地龙药对宣肺通络，止咳化痰。王子接《绛雪园古方选注》卷中："肺气本辛，以辛泻之，遂其欲也。遂其欲当谓之补，而仍云泻者，有平肺之功焉。"诸多肺病皆与痰浊水饮有关，肺不宣发通调水道，皆可导致肺气壅滞，肺失宣降，发为肺系疾病。故刘老临证遇到胸腔积液的病人常常使用此方加减，每获佳效。如《删补名医方论》中"肺痈喘不得卧及水饮攻肺喘急者，方中独用葶苈之苦，先泻肺中之水气"，又恐葶苈子苦寒太过，予大枣护脾通津，泻肺而不伤脾。刘老在临证时常常将本方加用黄芩、麦冬、五味子等，总方体现清泻肺热，利水平喘之理，疗效显著。

【医案举隅】

初诊：谭某，男，16 岁，学生，2016 年 7 月初诊。

患者 1 个月前因上呼吸道感染，静脉滴注西药后，暂时好转。7 天前患者咳喘加重，头痛头昏，流涕，鼻塞，无汗，面部浮肿，常感胸部闷胀。查肺部 X 线可见胸腔积液，今为求中医治疗就诊于我院国医堂门诊。症状表现为咳喘，胸部闷胀，咳痰量多色黄，流浊涕，鼻塞，无汗，面部浮肿，苔白厚，脉弦数。诊断为"咳嗽"，治以泻肺平喘为法，拟方如下：

葶苈子 10g（布包）	大枣 15g	麻黄 9g
地龙 10g	黄芩 10g	紫菀 10g
款冬花 10g	百部 6g	桔梗 10g

二诊：1 周后复诊，诸症较前缓解，继以泻肺平喘为法，增强清热之功，拟方如下：

葶苈子 10g（布包）	黄芩 10g	大枣 15g
桑白皮 10g	干姜 10g	细辛 3g
五味子 10g	桔梗 10g	射干 10g

三诊：1 周后复诊，药后诸症消失。

【按语】“上呼吸道感染”属于中医“咳嗽”等范畴，将其归属于肺热咳喘证。方选葶苈大枣泻肺汤加减治疗以泻肺平喘。方中葶苈子泻肺平喘，乃君药；麻黄、地龙、紫菀、款冬花、百部、桔梗、黄芩增强葶苈子泻肺止咳平喘之功，止咳平喘，肺气得宣，咳喘自除。辨证准确，二诊后诸症缓解，故在上方基础上去紫菀、款冬花改为桑白皮，加干姜、细辛、五味子温肺化饮增强对胸水治疗。三诊后诸症缓解。诸多咳喘大多与肺相关，蓄热内蒸，热伤肺气，肺失清肃是其中一个因素。对于这种病证的治疗，要辨其病位、时期，“知犯何逆，随证治之”。

【参考文献】

[1] 张靖轩，张伟，周华荣，等. 葶苈大枣泻肺汤对肺癌小鼠水通道蛋白1及恶性胸水的影响［J］. 广州中医药大学学报，2013，30（4）：525-528.

[2] 王健，孙滢，于克静，等. 葶苈大枣泻肺汤对肺挫伤患者血清炎症因子TNF-α、IL-6、lL-8水平的影响［J］. 中国中医急症，2015，24(2)：349-350.

[3] 白卫云. 葶苈大枣泻肺汤加减治疗恶性胸腔积液的临床观察与分析［J］. 中医临床研究，2015，7（23）：8-9.

[4] 王宏凯，张丽丽，魏星，等. 葶苈大枣泻肺汤治疗急性呼吸窘迫综合征31例临床观察［J］. 中医药导报，2015，21（10）：74-76.

[5] 温仲乐，王俊伟. 观察葶苈大枣泻肺汤在肺心病急性发作期治疗中的临床疗效［J］. 转化医学电子杂志，2016，3（2）：36-37

111. 越婢加术汤

【出处】东汉·张仲景《金匮要略》。

【组成】麻黄、石膏、生姜、甘草、白术、大枣。

【功用】疏风泄热，发汗利水。

【主治】

中医主治水肿风水泛滥证，症见一身面目悉肿，发热恶风。偏于风热者，伴咽喉红肿疼痛，口渴，舌质红，脉浮滑数。偏于风寒者，兼恶寒无汗，头痛鼻塞，咳喘，舌苔薄白，脉浮滑或浮紧。

西医学中的急慢性肾小球肾炎、肾病综合征、充血性心力衰竭可参考此方。

【方解】本方证多因感受风邪、水湿、疮毒、湿热诸邪，导致肺失宣降通调，脾失健运而成。起病较急，病程较短，每成于数日之间。其肿多先起于头面，由上至下，延及全身，或上半身肿甚，肿处皮肤绷急光亮，按之凹陷即起，常兼见烦热口渴，小便赤涩，大便秘结等表、实、热证，即可谓之阳水。而水肿的三条基本治疗原则如《素问·汤液醪醴论》中说“去菀陈莝”“开鬼门”“洁净府”。方用麻黄宣散肺气，发汗解表，以去其在表之水气；生石膏解肌清热；白术、甘草、生姜、大枣健脾化湿，有培土制水之意。

【文献摘要】

（1）《金匮要略》:“里水者，一身面目黄肿，其脉沉，小便不利，故令病水。假如小便自利，此亡津液，故令渴也。越婢加术汤主之。”

（2）《金匮要略方义》：“本方乃越婢汤加白术而成。白术乃脾家正药，健脾化湿是其专长，与麻黄相伍，能外散内利，祛一身皮里之水。本方治证，乃脾气素虚，湿从内生复感外风，风水相搏，发为水肿之病。方以越婢汤发散其表，白术治其里，使风邪从皮毛而散，水湿从小便而利。二者配合，表里双解，表和里通，诸症得除。”

【科学研究】

（1）有研究对越婢加术汤治疗52例风湿热痹的临床治疗效果进行观察。分析52例患者的临床治疗效果及患者在发热、关节肿痛以及苔脉方面的单项疗效。结果52例患者的治疗总有效率为94.23%。结论：越婢加术汤在风湿热痹治疗中的有效性较高，临床效果显著，值得临床推广使用。

（2）对采用越婢加术汤加味治疗急性肾小球肾炎56例进行观察，以临床治愈：水肿全部消退，其它症状消失，实验室检查完全恢复正常；好转：水肿及其他症状减轻，实验室检查有所改善；未愈：水肿及其它症状和实验室检查无改变为标准，结果发现临床治愈38例，占67.86%；好转14例，占25%；无效4例，占7.14%；总有效率92.86%。

（3）有研究通过对8例急性痛风性关节炎病人的观察发现，服用越婢加术汤1周后，关节疼痛、红肿、发热等炎症反应明显缓解，表明该方有清热利水抗炎作用。并发现水湿停滞明显者并用防己黄芪汤，会取得更好的疗效。

【国医经验】刘老主要应用本方治疗恶性肿瘤胸水、过敏性鼻炎、肾衰水肿、高血压水肿、肺热咳嗽等。本方乃越婢汤加白术而成。白术乃脾家正药，健脾化湿是其专长，与麻黄相伍，能外散内利，祛一身皮里之水。本方治证，乃脾气素虚，湿从内生复感外风，风水相搏，发为水肿之病。方以越婢汤发散其表，白术治其里，使风邪从皮毛而散，水湿从小便而利。二者配合，表里双解，表和里通，诸症得除。《退思集类方歌注》中载越脾加术汤治里水一身面目黄肿，脉沉，小便自利而渴者；并治风寒客于脉而不去，营气热腐而肉极热，则身体津脱，腠理开，汗大泄，疠风气，下焦脚弱。故刘老将本方中的药物组成药对：麻黄、石膏为清肺热，宣肺止咳之药对；白术、生姜乃利水健脾药对；大枣、甘草乃调和药对。以上药对可以用于其他病证见相关主症者。风水泛滥有单一致病者，亦有兼杂而致病者，从而使病情趋于复杂，多数的病位在肺、脾、肾三脏，与心有密切关系。发病机理上，肺、脾、肾三脏相互联系，相互影响。因外邪、疮毒、湿热所致的水肿，病位多在肺脾；因内伤所致的水肿，病位多在脾肾。因此，肺脾肾三脏与水肿的发病，是以肾为本，以肺为标，而以脾为制水之脏，诚如《景岳全书·肿胀》所云：“凡水肿等证，乃肺脾肾三脏相干之病。盖水为至阴，故其本在肾；水化于气，故其标在肺；水唯畏土，故其制在脾。今肺虚则气不化精而化水，脾虚则土不制水而反克，肾虚则水无所主而妄行。”故刘老在治疗水肿疾病时除了宣肺利水之外还常常将本方加用健脾利湿、补肾之品，如冬凌草、葎草、连翘、黄芩、防风等清热之品，加入茯苓、薏苡仁等健脾利水，加用补肾阳之巴戟天、续断、锁阳等。

【医案举隅】

初诊：李某，男，49 岁，职员，2016 年 11 月初诊。

患者双眼睑、双下肢水肿 10 余日，曾于贵阳市第一人民医院就诊，查尿常规及肾功能诊断为“肾病综合征”，予以服利尿剂等药物，眼睑水肿间断好转，后症状反复发作，又按肾虚论治服用补肾中药无效而求诊于我院国医堂门诊。症状表现：双眼睑水肿，咽略干，无口渴，双下肢肿，舌红，苔薄黄，脉浮略数。诊断为：水肿（风热外袭证）。治予疏风清热、宣肺行水为法。拟方如下：

生麻黄 7g　　生石膏 20g（先煎）　　炒白术 12g
连翘 20g　　竹叶 8g　　泽泻 6g
茯苓 10g　　桔梗 10g　　防风 7g
炙甘草 6g

以方进 5 剂而愈。

【按语】本病属于中医“水肿”范畴，风邪外袭，肺失通调，内舍于肺，肺失宣降，上则津液不能宣发外达以营养肌肤，下则不能通调水道，以致风遏水阻，风水相搏，水液潴留体内，泛滥肌肤，发为水肿。水为风激则泛溢，风借火势则其威更张，此时若逢人体脾虚，致土不制水，则水肿之病生矣。而眼睑居人体之表又由脾所主，且眼睑居上为阳位，双下肢居下为阴位，故肿在眼睑，不在双下肢。《金匮要略》云“诸有水者，腰以下肿，当利小便，腰以上肿，当发汗乃愈”，故方中生麻黄发汗、利水；竹叶、泽泻助麻黄发汗利水；生石膏清热驱散在表之热；桔梗开宣肺气利咽；防风祛风解表胜湿，助麻黄发散风邪；白术、茯苓、甘草、大枣调理脾胃，培土制水。

【参考文献】

［1］佟国莲，赵虹．越婢加术汤治疗风湿热痹的疗效观察［J］．临床医药文献电子杂志，2017，4（9）：1721.

［2］王晓杰 . 越婢加术汤加味治疗急性肾小球肾炎临床分析［J］. 中外医疗，2010，29（26）：120.

［3］重轩正宏，张丽娟 . 越婢加术汤治疗急性痛风性关节炎的疗效［J］. 国际中医中药杂志，2005，27（4）：223-224.

112. 越鞠丸

【出处】元·朱震亨《丹溪心法》。

【组成】苍术、香附、川芎、神曲、栀子。

【功用】理气解郁，宽中除满。

【主治】

中医主治六郁证，症见胸膈痞闷，脘腹胀痛，嗳腐吞酸，恶心呕吐，饮食不消者等。

西医胃神经官能症、胃及十二指肠溃疡、慢性胃炎、胆石症、胆囊炎、肝炎、肋间神经痛、痛经、月经不调等辨证属“六郁”者可参考此方。

【方解】本方证属于六郁证，为治气、血、痰、火、湿、食六郁证的代表方，着重于行气解郁。该方以行气为主，五味药，通治六郁。香附辛温芳香，行气解郁，以治气郁，为君药；川芎活血祛瘀，以治血郁；栀子苦寒，清热泻火，以治火郁；神曲消食和胃，以治食郁；苍术燥湿健脾，以治湿郁，均为臣药。痰郁多由脾湿引起，与气、火、食郁也有关系，其他郁得解，痰郁亦可消除，故方中未立化痰专药。本方以“郁而发之”为主治之法，兼化瘀、消食、降火、化痰，诸法于一方，相互配合运用。

【文献摘要】

（1）《古今名医汇萃》:“丹溪治病有三：气用四君，血用四物，痰用二陈，立治久病成郁，方曰越鞠丸。盖气血痰三病，多有兼郁者，或郁久生病，或病久生郁，或误药杂乱而成郁，故每用此三方治病，时以郁法参之，故四法治病，用药之大要也。”

（2）《删补名医方论》：“五药相须……然当问何郁病甚，便以何药主之。”“若木郁上冲既为火，若金郁既为燥也。如阴虚不知滋木，气虚不知化痰，是不善用越鞠矣。”

【科学研究】

（1）有研究越鞠丸对帕金森病抑郁（PDD）模型小鼠的抗抑郁治疗效果及其作用机制。予小鼠 32 只，随机分为对照组和 MPTP（1-甲基-4-苯基-1，2，3，6-四氢吡啶）亚急性模型组，模型组中筛选出抑郁样表型小鼠，予越鞠丸 11 g/kg，通过强迫游泳，悬尾等实验观察越鞠丸对 PDD 小鼠的抗抑郁治疗作用，得出结论越鞠丸对帕金森病抑郁模型小鼠具有显著抗抑郁样作用。

（2）观察新加越鞠丸对非酒精性脂肪肝患者的临床疗效。将 120 例患者随机分成治疗组 60 例和对照组 60 例，治疗组口服新加越鞠丸煎剂，对照组给予水林佳（水飞蓟宾胶囊）口服治疗，连续治疗 60 天，观察治疗前后两组患者症状、体征、肝脏超声检查和实验室（ALT、AST、TC、TG 等）检查。发现新加越鞠丸可以有效改善患者症状、体征以及 ALT、AST、TC、TG 等指标和影像学表现。

（3）观察加味越鞠丸治疗胆汁反流性胃炎的临床疗效，对 78 例病例使用加味越鞠丸治疗，并观察疗效。结果共用加味越鞠丸治疗 78 例，其中治愈 50 例，好转 22 例，总有效率为 92.3%，加味越鞠丸治疗胆汁反流性胃炎的疗效确切，可以推广。

（4）应用越鞠丸加减治疗142例功能性消化不良患者并对其进行了临床疗效观察。以治愈：症状、体征基本消失，保持2个月以上不再复发；显效：症状、体征明显减轻或改善；好转：症状、体征减轻或改善；无效：症状、体征均无好转为参照。本组治愈96例，占67.6%；显效21例，占14.8%；好转17例，占12%；无效8例，占5.6%，总有效率94.4%。

【国医经验】刘老将本方常用于胃神经官能症、胃及十二指肠溃疡、慢性胃炎、胆石症、胆囊炎、肝炎、肋间神经痛、痛经、月经不调等辨证属“六郁”者。本方证乃因喜怒无常、忧思过度，或饮食失节、寒温不适所致气、血、痰、火、湿、食六郁之证。六郁之中以气郁为主。气郁而肝失条达，则见胸膈痞闷；气郁又使血行不畅而成血郁，故见胸胁胀痛；气血郁久化火，则见嗳腐吞酸吐苦之火郁；气郁即肝气不舒，肝病及脾，脾胃气滞，运化失司，升降失常，则聚湿生痰，或食滞不化而见恶心呕吐。反之，气郁又可因血、痰、火、湿、食诸郁导致或加重，故宜行气解郁为主，使气行则血行，气行则痰、火、湿、食诸郁自解。方中香附辛香入肝，行气解郁，以治气郁；川芎辛温入肝胆，为血中气药，既可活血祛瘀治血郁，又可助香附行气解郁；栀子苦寒清热泻火，以治火郁；苍术辛苦性温，燥湿运脾，以治湿郁；神曲味甘性温入脾胃，消食导滞，以治食郁。因痰郁乃气滞湿聚而成，若气行湿化，则痰郁随之而解，故方中不另用治痰之品，此亦治病求本之意。本方以“郁而发之”为主治之法，兼化瘀、消食、降火、化痰，诸法于一方，复法相互配合运用。刘老引用丹溪立方原义：“凡郁皆在中焦。”其治重在调理中焦而升降气机。然临证难得六郁并见，宜“得古人之意而不泥古人之方”，应视何郁为主而调整其君药并加味运用，使方证相符，切中病机。若气郁偏重者，可重用香附，酌加佛手、郁金、木香、枳壳、厚朴、青皮等以助行气解郁；血郁偏重者，重用川芎，酌加当归、莪术、三棱等以助活血祛瘀；湿郁偏重者，重用苍术，酌加白术、茯苓以助利湿；食郁偏重者，重用神曲，酌加山楂、麦芽、草豆蔻以助消食；火郁偏重者，重用山栀，酌加黄芩、黄连以助清热泻火；痰郁偏重者，酌加半夏、瓜蒌以助祛痰；湿重者加用羌活、厚朴等。总方体现理气解郁，宽中除满之理，疗效显著。

【医案举隅】

初诊：陈某，女，63岁，退休工人，2016年12月初诊。

患者2年前出现反复胃脘胀痛，反酸，无力，易发怒，纳眠差，大便稀溏，多次于贵医门诊就诊，诊断为“慢性胃炎”，予奥美拉唑等药服用但效果一直不显，甚症状加重。经询问患者除上述症状外，伴见善太息，矢气后疼痛得减，其舌暗红，苔白腻，脉弦。辨证为肝气犯胃证。治宜疏肝健脾养血，理气止痛。拟方如下：

香附 10g	川芎 10g	神曲 20g
栀子 20g	苍术 20g	黄连 6g
吴茱萸 3g	佛手 10g	郁金 10g

二诊：2周后复诊，诸症较前缓解，继以疏肝和胃为法，继续本方服用一周。2个月后复诊，诸症全消。

【按语】“慢性胃炎”属于中医“胃痛”等范畴，刘老将其归属于肝胃不和证，一般刘老会选用左金丸为基础加减，但刘老在询问病情过程中发现，患者胃痛非全由肝胃不和引起，而是一个久郁，特别是气郁而成引起的。故在用方上面以越鞠丸合左金丸加减而来，越鞠丸解六郁行气宽中；予左金丸疏肝和气；佛手、郁金疏肝理气以助上方疏肝之功；合欢花舒郁安神。辨证准确，二诊后诸症缓解，予不更改方药继续服用，2周后诸症全消。《临证指南医案·胃脘痛》云：“胃痛久而屡发，必有凝痰聚瘀。”其病因多有痰、血、气、湿等共同参与，故要辨证而治。

【参考文献】

［1］唐娟娟，王启盛，高曌，等.越鞠丸对帕金森病抑郁模型小鼠的抗抑郁作用研究［J］.中国现代药物应用，2017，11（7）：196-198.

［2］朱维平.新加越鞠丸治疗非酒精性脂肪肝120例临床疗效观察［A］.中国中西医结合学会传染病专业委员会.第七次全国中西医结合传染病学术会议论文汇编［C］.中国中西医结合学会传染病专业委员会，2016：1.

［3］蒲文，段伊珊.加味越鞠丸治疗胆汁反流性胃炎78例［C］//中国中药杂志2015/专集：基层医疗机构从业人员科技论文写作培训会议论文集.2016.

［4］吴仁军.越鞠丸加减治疗功能性消化不良142例［J］.光明中医，2014，29（3）：519-520.

113. 槐花散

【出处】宋·许叔微《普济本事方》。

【组成】槐花、柏叶、荆芥穗、枳壳。

【功用】清肠止血，疏风下气。

【主治】

中医主治风热湿毒，壅遏肠道，损伤血络证，肠风、脏毒、痔疮见便血，血色鲜红或紫暗，舌暗紫，苔黄腻或白腻者。

西医内痔、外痔、肠癌便血、结肠炎等病可参考此方。

【方解】本方证属于风热湿毒，壅遏肠道，损伤血络所致。风热湿毒根据临床表现的不同，分为风热邪毒与湿热邪毒。湿热、风热壅遏在肠道血分，损伤血络，则见便血。脏毒以湿热为主，肠风以风热为主。槐花凉血止血，既可用于血热肠风便血，也有燥湿作用而用于脏毒便血；柏叶凉血止血，血热出血都可使用；荆芥穗辛散疏风，通畅气机，有助于肠道肠风、脏毒之邪的解除；枳壳宽肠下气，有助于肠风脏毒向下排出。诸药配伍，寓行气于止血之中，寄疏风于清肠之内，相反相成。

【文献摘要】

（1）《普济本事方》："治肠风脏毒，槐花散。"

（2）《成方便读》："槐花禀天地至阴之性，疏肝泻热，能凉大肠；侧柏叶生而向西，禀金兑之气，苦寒芳香，能入血分，养阴燥湿，最凉血分之热；荆芥散瘀搜风；枳壳宽肠利气。四味所入之处，俱可相及，宜乎肠风、脏毒等病，皆可治耳。"

【科学研究】

（1）分析总结槐花散与槐角丸治疗Ⅰ期内痔出血的临床疗效及临床使用参考价值。选取就诊的Ⅰ期内痔出血患者62例，以随机数字表法分为槐花散组和槐角丸组，每组各31例，其中槐花散组应用槐花散进行治疗，疗程为1周；槐角丸组患者服用槐角丸治疗，疗程为1周。槐花散与槐角丸应用于Ⅰ期内痔出血均具有肯定疗效，但槐花散疗效更好。

（2）在临床上运用槐花散加味治疗肛门下鲜血360例，其中男204例，女156例。观察其肛门下鲜血情况，并依据显效：服药1疗程，症状消失；有效：服药1疗程，症状减轻，再服1疗程，症状基本消失；无效：服药2疗程，症状无改善。治疗结果：显效102例，有效256例，无效2例，总有效率达99.4%。

（3）观察槐花散加减治疗15例过敏性紫癜的疗效，临床治愈（紫斑全部消退，全身症状消失）12例；显效（紫斑大部消退，或偶有少数紫斑出现，全身症状消失）2例。一般服2～6剂药后紫癜停止再发，原有紫癜渐消退，12～16剂左右治愈，临床疗效较好。

【国医经验】刘老用本方治疗疾病大多为：痔疮出血、消化道出血，过敏性紫癜出血、牙龈出血等。本方所治肠风、脏毒皆因风热或湿热邪毒，壅遏肠道血分，损伤脉络，血渗外溢所致。“肠风者，下血新鲜，直出四射，皆由便前而来……脏毒者，下血瘀晦，无论便前便后皆然。”（《成方便读》）治宜清肠凉血为主，兼以疏风行气。方中槐花苦微寒，善清大肠湿热，凉血止血，为君药。侧柏叶味苦微寒，清热止血，可增强君药凉血止血之力，为臣药。荆芥穗辛散疏风，微温不燥，炒用入血分而止血；盖大肠气机被风热湿毒所遏，故用枳壳行气宽肠，以达“气调则血调”之目的，共为佐药。诸药合用，既能凉血止血，又能清肠疏风，使风热、湿热邪毒得清，则便血自止。本方具有寓行气于止血之中，寄疏风于清肠之内，相反相成的配伍特点。刘老临证时，常常与其他药物配伍治疗相应病症：若便血较多，荆芥可改用荆芥炭，并加地榆炭、棕榈炭等，以加强止血之功；若大肠热甚，可加入黄连、黄芩等以清肠泄热；若脏毒下血紫暗，可加入苍术、白术等以祛湿毒；便血日久血虚，可加入熟地、当归等以养血和血。

【医案举隅】

初诊：谢某，男，45 岁，务农，2016 年 8 月初诊。

患者 1 个月前无明显诱因出现便血，血色红，起初未进行治疗，后症状逐渐加重，就诊于贵州医科大学附属医院，经肠镜诊断为结肠炎。后诊于我院国医堂门诊。症状表现为便血，血色红，大便不畅，伴肛门灼痛感，偶有腹痛，口苦，舌质红，苔黄腻，脉濡数。诊断为便血，肠道湿热证，治以清肠止血为法，拟方如下：

槐花 20g	荆芥穗 20g	枳壳 10g
地榆 10g	冬凌草 20g	茜草 20g
白头翁 20g	黄连 6g	木香 10g

二诊：2 周后复诊，便血减轻，仍有肛门灼痛感，继以清肠止血为法，增强清热之功，拟方如下：

槐花 20g	柏叶 20g	荆芥穗 20g
枳壳 10g	冬凌草 20g	茜草 20g
白头翁 20g	黄连 16g	槟榔 10g

三诊：上证皆消。

【按语】“结肠炎”属于中医“肠风”等范畴，刘老将其归属于风热湿毒证，独辟蹊径，以槐花散清热化湿，凉血止血，加予地榆炭、茜草增强其止血之功，予冬凌草、黄连以助清热燥湿，枳壳、木香行气止痛，白头翁清热利湿止泻。辨证准确，二诊后诸症缓解，故在上方基础上加减治疗。三诊后诸症缓解。全方共奏治血调气，清除血热之功。

【参考文献】

[1] 那云朗，富羽翔，苏震宇，等. 槐花散与槐角丸治疗Ⅰ期内痔出血疗效对比探讨［J］. 中外医疗，2015，4（15）：152-153.

[2] 高峰，孙江，黄如华. 槐花散加味治疗肛门下鲜血360例［J］. 福建中医药，1997，18（6）：29-30.

[3] 阎喜久. 槐花散加减治疗过敏性紫癜15例［J］. 吉林中医药，1987，18（6）：22.

114. 解语丹

【出处】清·程钟龄《医学心悟》。

【组成】白附子、石菖蒲、远志、天麻、全蝎、羌活、木香、牛胆南星。

【功用】息风，化痰，开窍。

【主治】

中医主治心脾中风，痰阻廉泉，舌强不语，半身不遂等病症。

西医脑出血、脑梗塞等所致之言语謇涩者可参考此方。

【方解】本方主治中风恢复期风痰瘀阻证，中风多由气血逆乱，血随气逆，上扰脑窍而致脑髓神机受损而引起，恢复期多为虚实夹杂，邪实未清而正虚已现，治宜扶正祛邪，常用育阴息风、益气活血等法。天麻、全蝎息风止痉，通络，白附子祛风痰，止痉，解毒止痛，石菖蒲化痰开窍宁神，共为君药；远志宁心安神，祛痰开窍，羌活祛风，南星化痰消肿，祛风止痉，三药共为臣药；木香行气止痛，甘草和中，为佐药。全方配伍共奏祛风化痰、行瘀通络之效。

【文献摘要】

（1）《医学心悟》："风热不语者，以解语丹，灌如前法。"

（2）《证治准绳·女科》："神仙解语丹，治心脾经受风，言语謇涩，舌强不转，涎唾溢盛，及疔淫邪搏阴，神内郁塞，心脉闭滞，暴不能言。"

【科学研究】

（1）观察解语丹治疗脑卒中后肢体麻木的临床疗效。将70例入选病例随机分为治疗组35例和对照组35例，对照组予以常规对症处理，治疗组在常规对症处理基础上予以汤剂解语丹加减内服，两组均治疗3周，观察治疗前后肢体麻木疗效。结果治疗组治愈20例，有效12例，无效3例，总有效率为91.43%。

（2）研究86例中风不语患者应用解语丹治疗的临床疗效，其中完全不语患者40例，舌强语謇患者46例，予解语丹连续服药3周为1个疗程，服药期间忌食生冷，刺激食物，86例患者中，临床治愈（服药1疗程后，语言恢复，随访1年以上无复发）57例；好转（服药1个疗程后，失语症状明显减轻）23例；无效（服药1个疗程后，病情未见好转）6例。

（3）观察针灸配合解语丹加减治疗62例中风后吞咽困难患者的临床 疗效，将患者随机分为两组。治疗组33例，对照组29例，两组性别、平均年龄、病因等比较，经统计学处理，无显著差异（$P<0.05$），具有可比性。经治4疗程治疗后，治疗组在总有效率和神经功能缺损改善评价方面均优于对照组。

【国医经验】解语丹首见于南宋·陈自明《妇人大全良方》，治“心脾经受风，言语謇涩，舌强不转，涎唾溢盛，及疗淫邪搏阴，神内郁塞，心脉闭滞，暴不能言”。清·程国彭在《医学心悟·中风门》中将本方用于中风属痰迷心窍或风痰聚于脾经所致不语等病证。现多用于治疗心脾中风，痰阻廉泉，舌强不语，半身不遂等症。西医临床上脑出血、脑梗塞等所致言语謇涩之症可参考此方进行加减。刘老除将本方用于治疗以上诸证外，还用于治疗各类头痛、高血压、骨关节炎、糖尿病周围神经性病变、血管性痴呆等。全方由天麻、白附子、天南星、全蝎、羌活、石菖蒲、远志、木香等组成，具有祛风通络、行气化痰、醒脑开窍之功效。刘老认为此类疾病的病因病机关键在风痰，而风痰是痰扰肝经的病证，如《医学入门》云："动于肝，多眩晕头风，眼目瞬动昏涩，耳轮瘙痒，胁肋胀痛，左瘫右痪，麻木蜷跛奇证，名曰风痰。"《医宗必读》："在肝经者名曰风痰。"故常将方中石菖蒲、远志组成药对用于化痰开窍；白附片、胆南星化痰；天麻、羌活祛风止痛；全蝎、僵蚕活血通络止痛；木香行气，助血行。在此基础上痰多者可加用厚朴、苍术、草豆蔻化痰湿；瘀滞者可加用当归、川芎、莪术等以活血化瘀；肝风者可加用僵蚕、地龙等虫类药以息风平肝、搜风通络。全方体现祛风通络、行气化痰、醒脑开窍的功用。

【医案举隅】

初诊：杨某，男，60岁，务农，2016年10月初诊。

患中风1年，后遗言语謇涩不清，肢体偏瘫，诊于我院国医堂门诊，症状表现语謇涩不清，肢体偏瘫，舌强不转，涎唾溢盛，时有头晕，无明显吞咽困难，无呛咳，纳眠可，二便正常，舌淡暗、苔白腻，脉弦。诊断为：中风病，属风痰瘀血，阻滞脉络证。治以祛风化痰，宣窍通络为法。拟方如下：

羌活 10g	石菖蒲 15g	天麻 15g
远志 15g	半夏 12g	全蝎 12g
木香 12g	郁金 10g	蜈蚣4条

连用3周，言语謇涩，涎唾溢盛，诸症悉解。

【按语】中风后遗症如失语、半身不遂，可归属于中医"中风"的范畴，失语也可归于"喑痱"范畴。刘老认为患者多因嗜酒肥甘或饥饱失常，损伤脾胃，脾失健运，聚湿生痰，痰滞脉络，舌脉痹阻，故见言语謇涩，舌体僵硬，当治以祛风化痰，宣窍通络为主。本案中天麻、钩藤、半夏息风化痰，全蝎、羌活搜风通络，石菖蒲、郁金、远志、木香行气化痰宣窍，清半夏、茯苓、炒白术健脾祛痰。此方尤妙在羌活、石菖蒲，羌活能“治贼风，失音不语，身痒血癞，手足不遂，口面斜，遍身顽痹”；石菖蒲化痰开窍，又药入心经，引药直达清窍。诸药合用，以达能言的效果。

【参考文献】

［1］王妮娜，苏红宝．解语丹加减治疗脑卒中后肢体麻木疗效观察［J］．山西中医，2011，27（9）：13-14.

［2］薛新庆．解语丹治疗中风不语 86 例［J］．云南中医中药杂志，2009，30（12）：45-45.

［3］章淑红．针灸配合解语丹加减治疗中风后吞咽困难 33 例［J］．浙江中医杂志，2010，45（8）：599.

115. 磁朱丸

【出处】唐·孙思邈《备急千金要方》。

【组成】磁石、朱砂、六神曲。

【功用】重镇安神，潜阳明目。

【主治】

中医主治心肾阴虚等病证，症见两目昏花，视物模糊，耳鸣耳聋，心痛憋闷，心悸盗汗，失眠，舌红少津，苔薄或剥脱，脉细数或促代者。

西医多种类型精神疾患、癫痫、白内障、青光眼、耳鸣等病可参考此方。

【方解】本方证属于心肾阴虚，心神失养所致。肾阴亏虚，则不能濡养五脏之阴，水不涵木，又不能上济于心，因而心肝火旺，心阴耗伤，心失所养，则两目昏花，视物模糊，心悸盗汗；肾阴虚，故腰膝酸软，头晕耳鸣；舌红少津，苔薄或剥脱，脉细数或促代为心肾阴虚之象。朱砂入心经，能镇心安神。《古今名医方论》："朱砂具光明之体，色赤通心，重能镇怯，寒能胜热，甘以生津，以阴火之浮游，养上焦之元气，为安神之第一品。"磁石性咸寒，有镇惊安神，平肝潜阳之效。神曲则健脾祛痰和胃。诸药合用，共奏镇惊安神、平肝潜阳、降逆化痰和胃之功。

【文献摘要】

（1）《证治准绳》："磁石辛咸寒，镇坠肾经为君，令神水不外移也。辰砂微甘寒，镇坠心经为臣，肝其母，此子能令母实也，肝实则目明。神曲辛温甘，化脾胃中宿食为佐，生用者，发其生气；熟用者，敛其暴气也。服药后俯视不见，仰视渐睹星月者，此其效也。亦治心火乘金，水衰反制之病，久病累发者，服之则永不更作。”

（2）《古今名医方论》：“其治耳鸣、耳聋等症，亦以镇坠之功，能制虚阳之上奔耳。”

（3）《医学衷中参西录》：“李濒湖解曰：磁石入肾，镇养真阴，使肾水不外移；朱砂入心，镇养心血，使邪火不上侵；佐以神曲，消化滞气，温养脾胃生发之气。”

【科学研究】

（1）有研究探讨磁朱丸联合阿立哌唑治疗精神分裂症患者的疗效。随机将140例精神分裂症患者随机分为对照组（70例）与观察组（70例），对照组患者仅接受阿立哌唑治疗，观察组患者接受磁朱丸联合阿立哌唑治疗，对比分析两组患者的疗效，结论：磁朱丸联合阿立哌唑治疗精神分裂症患者具有疗效确切、安全性好等优点。

（2）有观察通络汤合磁朱丸对家族性局灶性癫痫治疗的临床疗效。将40例患者分为两组各20例，治疗组用通络汤合磁朱丸，对照组用拉莫三嗪。结果：显效有效率对照组45%、治疗组65%，两组比较有极显著性差异（$P<0.01$），两组均未见明显不良反应。认为通络汤合磁朱丸治疗家族性局灶性癫痫优于拉莫三嗪。

（3）有研究考察磁朱丸治疗耳鸣的临床疗效。通过与卡马西平对照观察，了解磁朱丸治疗耳鸣的实际疗效。结果磁朱丸组总有效率为93.75%，卡马西平组为71.42%，两组间存在显著性差异（P<0.05）。结论：磁朱丸治疗耳鸣有较好疗效，且无明显的副作用。

（4）观察运用参松养心胶囊合磁朱丸治疗失眠症 54 例，并与西药阿普唑仑治疗 54 例进行对照，发现治疗组痊愈 26 例，占 48.1%，显效 17 例，占 31.5%，有效 10 例，占 18.5%，无效 1 例，占 1.9%，总有效率 98.1%；对照组痊愈 9 例，占 16.7%，显效 13 例，占 24.1%，有效 24 例，占 44.4%，无效 8 例，占 14.8%，总有效率 85.2%。经统计学处理差异有显著性。

【国医经验】本方主要用于心肾阴虚、心阳偏亢等病证。刘老在遇到与精神疾病有关的病症时都会以此方为参考。心主神明，故精神系统的疾病大多与心有关，故本方用于治疗心肾阴虚，心失所养所致的癫痫、精神分裂症、神经性耳鸣、耳聋、白内障、失眠、神经衰弱等病证效果显著。方中磁石镇摄安神为君，能治疗心神不宁、心悸、失眠等病症。光明砂清心安神为臣，且有明目的功效，故能去翳消障，治疗视物模糊。重用神曲健脾和胃为佐。由于磁石、朱砂都是矿质药物，配用助消化、健脾胃的六神曲，预防磁朱两药对胃的影响。三药相配，能镇摄浮阳，使心肾相交，精气得以上输，心火不致上扰，可使目花耳聋、心悸失眠症状改善。在用方上刘老常加用石菖蒲、郁金、远志等宁心镇静，开窍醒神；“胃不和则卧不安”，故在运用上常常加山楂、麦芽以消食健脾。总方体现重镇安神、潜阳明目之效。

【医案举隅】

初诊：阎某，男，15 岁，学生，2016 年 4 月初诊。

因高烧后而发痫证，患病半年余。半年前其高烧后，常发作两目直视，四肢抽搐，口吐白沫，意识模糊，经服西药抗癫痫药效果不佳，为求中医治疗就诊于我院国医堂门诊。患者症见意识稍模糊，大便干结，舌质稍红，苔薄黄而稍腻，脉弦滑。诊断为痰火蒙蔽清窍，发为痫证。治以清火化痰，重镇安神为法。拟方如下：

磁石 20g	朱砂 0.1g（水飞）	六神曲 20g
茯苓 20g	胆南星 10g	石菖蒲 10g
郁金 10g	远志 20g	天麻 10g

服药三个月后发作次数已明显减少，症状亦减轻，继服三个月，未再发作。做西医脑电流图未见异常。后追访，未见复发。

【按语】“癫痫”可归纳为中医“痫证”的范畴。以心肾阴虚引起心神逆乱、脏气不平为本。刘老认为因痰火蒙蔽清窍而发的痫证，当以滋补心肾来调养，以磁朱丸为基本，辅之以茯苓、胆星化痰之药，用石菖蒲、郁金、远志引药入心经，镇心潜阳，清心安神和胃。诸药相合，共奏交通心肾、开窍安神之功。

【参考文献】

［1］田志林，孙磊，赵安全．磁朱丸联合阿立哌唑治疗精神分裂症患者疗效观察［J］．辽宁中医药大学学报，2017，19（5）：211-213.

［2］李兴华，沈宏春．通络汤合磁朱丸治疗家族性局灶性癫痫 40 例观察［J］．实用中医药杂志，2012，28（6）：463-463.

［3］李延亭，游建军．磁朱丸治疗耳鸣的临床观察［J］．药学实践杂志，1999，17（2）：91-92.

［4］杨海峰，吕二保，张炎广，等．参松养心胶囊合磁朱丸治疗失眠症 54 例临床观察［J］．中国医药指南，2009，7（18）：67-68.

116. 缩泉丸

【出处】宋·陈自明《妇人良方》。

【组成】乌药、山药、益智仁。

【功用】温肾祛寒，缩尿止遗。

【主治】

中医主治肾气不足、下元虚冷之小便频数或小儿遗尿等病证，症见尿频，遗尿，舌淡，脉沉弱者。

西医慢性尿路感染、膀胱调节失常、真性及应力性尿失禁、神经性尿频、尿崩症等可参考此方。

【方解】本方证由肾气不足、下元虚冷所致。小儿之体娇弱柔嫩，遗尿之病总不离于肾之虚，而五脏六腑皆可相关，其机乃属三焦失司而膀胱不约，其治当以补肾固本止遗为要，寒热虚实者，则随证而治。南宋·杨士瀛《仁斋直指小儿附遗方论·大小便诸证》中云："小便者，津液之余也。肾主水，膀胱为津液之腑，肾与膀胱俱虚，而冷气乘之，故不能约制。其水出而不禁，谓之遗尿。睡里自出，谓之尿床。此皆肾与膀胱俱虚挟冷所致也。"故要滋补肾精，方中山药补肾固精，益智仁温补肾阳，生精气，乌药温肾散寒。三药合用，肾虚得补，寒气得散，共奏补肾缩尿之功。

【文献摘要】

（1）《医方考》："脬气者，太阳膀胱之气也。膀胱之气，贵于冲和，邪气热之则便涩，邪气实之则不出，正气寒之则遗尿，正气虚之则不禁。是方也，乌药辛温而质重，重者坠下，故能疗肾间之冷气；益智仁辛热而色白，白者入气，故能壮下焦之脬气。脬气复其元，则禁固复其常矣。”

（2）《古今医统大全》：“此用温暖升提如缩泉丸、补药升阳汤之属是也，非此而言寒者误也。”

【科学研究】

（1）有研究将67例伴隐性脊柱裂遗尿症患儿随机分为治疗组和对照组，治疗组37例采用自拟加味缩泉丸治疗，对照组30例采用中成药夜尿宁丸治疗，服药期间忌食生冷辛辣之品，睡前2小时不喝水、不吃水果，治疗1个月后对疗效进行对比观察。结果总有效率治疗组为94.6%，对照组为76.7%。

（2）观察缩泉丸合茯菟丹加减治疗脾肾阳虚型糖尿病肾病患者84例，分为对照组和治疗组，每组各42例。对照组采用降糖、降脂、降压等基础治疗。治疗组在对照组的基础上加用中药汤剂茯菟丹合缩泉丸加减，连续治疗12周。治疗后，治疗组和对照组的总有效率分别为88.1%、66.7%，缩泉丸合茯菟丹治疗脾肾阳虚型糖尿病肾病疗效显著。

（3）观察缩泉丸治疗老年性肾阳虚型非感染性尿频疗效。予30例入选病人口服缩泉丸方。观测临床症状、证候积分及不良反应。连续治疗2疗程，判定疗效。结果临床治愈0例，显效16例，有效10例，无效4例，总有效率为86.67%。患者尿频、夜尿多、尿急均有明显改善（$P<0.01$）。说明缩泉丸对老年性肾阳虚型非感染性尿频有很好疗效。

【国医经验】本方主要用于肾气不足、下元虚冷证。西医慢性尿路感染、膀胱调节失常、真性及应力性尿失禁、神经性频尿、尿崩症等可参考此方加减进行辨证治疗。刘教授在临证时每遇与膀胱失约、肾气不足有关的病证，如尿频、尿崩等诸多泌尿系疾病时会使用本方。尿频、遗尿等病皆与肾、膀胱等有关，肾气不足、下元虚冷则会出现遗尿等症。如李用粹于《证治汇补》一书中有言："睡则遗尿，此为虚证，所以婴儿脬气未固，老人下元不固，皆有此患。"故治当温肾祛寒、缩尿止遗。刘老认为肾主二便，肾气虚则二便不固，出现遗尿、泄泻等症。故本证的治疗首选补肾之法。而缩泉丸中三药合用，温肾祛寒，使下焦得温而寒去，则膀胱之气复常，约束有权，溺频、遗尿可痊愈。刘老在临证时常常加用菟丝子、巴戟天、续断、杜仲、锁阳、淫羊藿等加强其补肾之功，再加用桑螵蛸、覆盆子固精缩尿止遗。

【医案举隅】

初诊：王某，男，54岁，工人，2016年7月初诊。

患者4个月前无明显诱因出现口干渴多饮，尿量多，饮食大减，日渐消瘦，并伴有心慌、乏力，曾在青岛某医院检查，诊断为"尿崩症"，为求系统治疗遂来我院国医堂门诊。症状表现为面容憔悴，语音低微，身体消瘦，神疲乏力，腰膝酸软，形寒肢冷，每天饮水量达6200mL，小便量5800mL。舌质淡，苔薄白，脉沉细无力。诊断为：消渴（肾元亏虚证）。治以温补脾肾为法，拟方如下：

乌药 10g	山药 20g	益智仁 20g
杜仲 15g	白附片 10g（先煎）	熟地黄 15g
补骨脂 10g	桑螵蛸 20g	覆盆子 20g

二诊：上方连服12剂，症状缓解，原方继服。

三诊：3个月后复诊，诸症消失，尿比重正常，尿量正常。

【按语】"尿崩症"可归属于"消渴"的范畴，其为肾气不足证。本病症状以尿频、尿多为主，为肾开合之权失衡，关门不利，水液直趋于下所致。肾为阴阳水火之脏，肾阴肾阳互根互用，“无阳则阴无以生之故”，刘老以六味地黄丸之山药、熟地、吴茱萸补肾阳；予乌药、附子温肾祛寒；辅之以补骨脂、杜仲之品补肝肾、强筋骨。该方之妙在于以缩泉丸温阳收涩，辅之六味地黄丸之三补，以共成补肾阳、止消渴之剂。

【参考文献】

［1］杨丽珍，陈莉．自拟加味缩泉丸治疗伴隐性脊柱裂小儿遗尿症 37 例疗效观察［J］．湖南中医杂志，2016，32（1）：11–13.

［2］闫冬雪，郭俊杰．缩泉丸合茯菟丹加减治疗脾肾阳虚型Ⅲ期糖尿病肾病临床观察［J］．中国中西医结合肾病杂志，2017，18（4）：334–335.

［3］毛燕，戴晓娟．缩泉丸治疗老年性肾阳虚型非感染性尿频 30 例临床观察［J］．实用中医内科杂志，2013，27（6）：31.

117. 酸枣仁汤

【出处】汉・张仲景《金匮要略》。

【组成】酸枣仁、甘草、知母、茯苓、川芎。

【功用】养血安神，清热除烦。

【主治】

中医主治肝血不足证，症见心悸盗汗，虚烦不眠，头目眩晕，咽干口燥，脉弦或细数者。

西医神经衰弱、心脏神经官能症、更年期综合征等病可参考此方。

【方解】本方证皆由肝血不足，阴虚内热而致。肝藏血，血舍魂；心藏神，血养心。肝血不足，心失所养，阴虚生热，故虚烦失眠、心悸不安。血虚不能荣于上，故见眩晕、咽干口燥。舌红，脉弦细数乃肝血不足之征。故治应养血安神，清热除烦。方中酸枣仁为君药，甘酸入心、肝之经，养血补肝，宁心安神。茯苓宁心安神，知母滋阴润燥，清热除烦，共为臣药，与君药相伍，共助安神除烦之功。川芎调肝血，疏肝气，与酸枣仁相伍，辛散与酸收并用，补血与行血结合，为佐药，具有养血调肝之妙。甘草和中缓急，调和诸药为使。

【文献摘要】

（1）《金匮要略》："虚烦虚劳不得眠，酸枣仁汤主之。"

（2）《古今名医方论》："枣仁酸平，应少阳木化，而治肝极者，宜收宜补，用枣仁至二升，以生心血，养肝血，所谓以酸收之，以酸补之是也。顾肝郁欲散，以川芎之辛散，使辅枣仁通肝调营，所谓以辛补之。肝急欲缓，缓以甘草之甘缓，防川芎之疏肝泄气，所谓以土葆之。然终恐劳极，则火发于肾，上行至肺，则卫不合而仍不得眠，故以知母崇水，茯苓通阴，将水壮、金清而魂自宁，斯神凝、魂藏而魄且静矣。此治虚劳肝极之神方也。”

【科学研究】

（1）研究分析酸枣仁汤加味联合维生素 E 与谷维素治疗 40 例更年期综合征患者，分为对照组和观察组。对照组使用谷维素与维生素 E 进行治疗，观察组在对照组治疗方案基础上增加酸枣仁汤加味进行联合治疗，总结归纳两组患者的治疗效果。结论；采用酸枣仁汤加味联合维生素 E 与谷维素治疗更年期综合征能够较好改善患者的临床症状。

（2）有研究探讨针对 47 例围绝经期抑郁症患者采用酸枣仁汤联合黛力新治疗，对比治疗前后抑郁情况和睡眠质量。结果针对围绝经期抑郁采用酸枣仁汤联合黛力新药物治疗，能有效改善抑郁症状并帮助提高睡眠质量，治疗效果显著。

（3）研究加味酸枣仁汤对 2 型糖尿病（T2DM）伴发焦虑抑郁情绪患者疗效的影响，选取患者 56 例，随机分为对照组和观察组，每组各 28 例。对照组予以常规促胰岛素分泌剂、双胍类或 α 葡萄糖苷酶抑制剂等西药降糖药治疗，观察组在对照组的用药基础上予以加味酸枣仁汤。发现加味酸枣仁汤能有效缓解 T2DM 患者的焦虑抑郁情绪，提高患者的生存质量。

【国医经验】

本方主要用于肝血不足证。西医神经衰弱、心脏神经官能症、更年期综合征等病可参考此方加减进行辨证治疗。刘教授在临证时每遇与失眠有关的病证，如盗汗，咽干口燥，失眠等诸多神经疾病及更年期综合征时均会使用本方。失眠等疾病皆与肝血有关，方以酸枣仁为君药，与茯苓、知母相伍，共助安神除烦之功。川芎与酸枣仁相伍，具有养血调肝之妙。全方标本兼治，养中兼清，补中有行。刘老临证加减如下：血虚甚而头目眩晕重者，加当归、半夏、天麻、羌活以化痰通络，活血通窍；虚火重而咽干口燥甚者，加天冬、麦冬、生地黄、黄柏、知母、女贞子、墨旱莲等以养阴清热；若寐而易惊，加珍珠母、朱砂镇惊安神；兼见盗汗者，加麻黄根、浮小麦敛汗，总方体现养血安神，清热除烦之理。

【医案举隅】

初诊：陈某，女，45 岁，务农，2016 年 12 月初诊。

患者近 2 年来失眠，入睡困难，长期服用艾司唑仑片，效果不佳。就诊于我院国医堂，症状表现为入睡困难，心悸，咽干口苦，乏力，烦躁易怒，纳可，二便正常，舌红，苔脉弦。中医诊断为“失眠”，辨为肝血不足证，治以养血补肝，宁心安神为法，拟方如下：

生酸枣仁 30g　　炒酸枣仁 30g　　知母 10g
茯 苓 10g　　川芎 10g　　丹皮 10g
合欢皮 10g　　远志 10g　　甘草 10g

二诊：每晚睡眠时间延长，症状大为改善，仍觉口干，舌质红，齿痕舌，脉弦。继予酸枣仁汤加减，拟方如下：

生酸枣仁 30g　　炒酸枣仁 30g　　知母 10g
茯苓 10g　　川芎 10g　　天冬 15g
麦冬 15g　　甘草 10g　　丹皮 10g

三诊：诸症消失。

【按语】“失眠”属于中医“不寐”的范畴。刘老将其归属于肝血不足证。刘老予酸枣仁汤加减，重用酸枣仁，根据患者病情轻重，有时甚至可加至60g，以其甘酸之性，养血补肝，宁心安神，且常生酸枣仁、熟酸枣仁同用，以增养心安神之效，并配伍远志、合欢皮以安神宁志。全方养中有清，补中有行，共起宁心安神，清热除烦之功。

【参考文献】

［1］闻飞飞，王文悦．酸枣仁汤加味联合维生素E与谷维素治疗更年期综合征伴失眠20例［J］．光明中医，2017，32（11）：1637-1639.

［2］陈启迎．酸枣仁汤联合黛力新治疗围绝经期抑郁47例［J］．北方药学，2017，14（5）：39.

［3］庞丽．加味酸枣仁汤对2型糖尿病伴发焦虑抑郁情绪患者疗效的影响［J］．中医临床研究，2015，7（29）：70-71.

118. 薏苡附子散

【出处】东汉·张仲景《金匮要略》。

【组成】薏苡仁、附子。

【功用】温里散寒，除湿宣痹。

【主治】

中医主治寒湿痹证，症见胸痹疼痛，腰膝重痛，拘急不舒，时缓时急，喜温喜按，口不渴，舌苔白，脉沉紧者。

西医心绞痛、胃痛、肩周炎、下肢神经痛等病可参考此方。

【方解】本方主治阳虚湿阻型胸痹心痛患者，患者症见胸痹心痛，遇寒湿加重，面色皖白，畏寒肢冷，周身困倦乏力，食少眠差，舌淡苔白腻，脉缓。薏苡附子散以薏苡仁、附子二药成方。《神农本草经》中记载薏苡仁为上品，“味甘，微寒，主筋急拘挛不可屈伸，风湿痹，下气，久服轻身益气”。而附子温阳，二药配合，可除寒湿之痹。且薏苡仁甘而微寒，恐有助寒之弊，附子辛温可制薏苡仁之寒，二药合用，温凉相配，辛甘相化，共奏扶阳通痹之功。

【文献摘要】

（1）《金匮要略》：“胸痹，缓急者，薏苡附子散主之。”

（2）《金匮玉函经二注》：“胸痹缓急者，痹之急证也。寒饮上聚心膈，使阳气不达，危急为何如乎？故取薏苡逐水为君，附子之辛热为佐，驱除寒结，席卷而下，又乌能不胜任而愉快耶。”

（3）《成方切用》：“胸中与太空相似，天日照临之所，而膻中之宗气，又赖以包举一身之气者也。今胸中之阳，痹而不舒，其经脉所过，非缓即急，失其常度，总由阳气不运，故致然也，用薏苡仁以舒其经脉，用附子以复其阳，则宗气大转，阴浊不留，胸际旷若太空，所谓化日舒长，曾何缓急之有哉。”

【科学研究】

（1）有研究探讨薏苡附子散对 120 例支气管哮喘急性发作期（寒哮证）患者肺功能及生活质量的影响。将 120 例患者按配对设计的方法分为两组，治疗组 60 例采用薏苡附子散治疗，对照组 60 例采用氨茶碱治疗，两组患者均同时吸入用布地奈德混悬液。治疗 10 天后发现治疗组与对照组都能改善患者通气状况，而薏苡附子散联合布地奈德治疗哮喘比氨茶碱联合布地奈德更能有效改善肺功能，延缓肺功能的减退，提高患者的生活质量。

（2）观察薏苡附子散治疗 120 例支气管哮喘急性发作期（寒哮证）的临床效果，将 120 例患者按配对设计的方法分为两组，治疗组 60 例采用薏苡附子散治疗，对照组 60 例采用氨茶碱治疗。治疗 10 天后观察比较两组的临床疗效及临床症状好转、控制时间等情况。结果治疗组与对照组总有效率分别为 93.33%、53.33%。

（3）用黄芪桂枝五物汤合薏苡附子散加味治疗肩周炎 30 例，其中男性 14 例，女性 16 例，结果疼痛均得到改善，肩关节活动功能恢复，取得了很好的疗效。

【国医经验】本方主治寒湿痹证。西医胃痛、肩周炎、下肢神经痛等病可参考此方进行辩证治疗。刘教授在临证时遇到寒湿痹证时均会使用方，如见胸痹，则予此方加薤白、瓜蒌；

如腰背部疼痛，加用狗脊、海桐皮、巴戟天；如胃痛则加入半夏、黄芩、佛手、郁金、木香等；心痛则加入薤白、瓜蒌；若是寒重甚者，症见恶寒怕冷，喜蜷缩，胸腹冷痛，关节疼痛屈伸不利，得温痛减，可以加大附子的剂量；如体困重，纳食不香，大便黏滞，舌苔腻，脉濡缓，则可加大薏苡仁的用量。总方体现温里散寒，除湿宣痹之法。

【医案举隅】

初诊：高某，女，49岁，务农，2016年1月初诊。

患者无明显诱因出现水肿，舌质淡，胖大，苔少，脉沉细无力。就诊于贵州省人民医院，西医诊断为冠心病。后就诊于我院国医堂，症状表现为：水肿，胸闷不适，舌质淡，胖大，苔少，脉沉细无力。中医诊断：胸痹。治拟补肺益肾、化痰行瘀、理气通络为法，拟方如下：

薏苡仁 20g	附子 6g	薤白 10g
半夏 9g	白术 10g	泽泻 10g
桂枝 6g	甘草 6g	川芎 10g

二诊：1月后复诊，诸症较前缓解。

【按语】“冠心病心绞痛”属于中医“胸痹”范畴，刘老将其归属于寒湿痹证，独辟蹊径，薏苡仁利水渗湿，除痹；附子散寒止痛；附子、薏苡仁共奏温里散寒，除湿宣痹之功。配合薤白以宣阳通痹，桂枝温阳利水，一来助附子、薤白通痹之功，二来助泽泻利水消肿。诸胸痹大多与寒湿痹证紧密联系，胸痹心痛患者，若兼有症状时轻时重，遇寒遇湿容易加重的情况，只要舌脉大致吻合，便可以直接使用薏苡附子散治疗，不必悉尽。

【参考文献】

［1］于宗学，李强，孙桂琴，等．薏苡附子散对支气管哮喘患者一秒率及生活质量的影响［J］．中医临床研究，2016，8（30）：13-15.

［2］于宗学，胡东明，李强．薏苡附子散治疗哮喘发作期临床观察［J］．光明中医，2011，26（11）：2228-2229.

［3］易显慧．黄芪桂枝五物汤合薏苡附子散加味治疗肩周炎30例［J］．四川中医，1996，14（7）：33.

119. 薏苡附子败酱散

【出处】东汉·张仲景《金匮要略》。

【组成】薏苡仁、附子、败酱草。

【功用】排脓消肿。

【主治】

中医主治肠痈成脓证，症见腹痛，身无热，肌肤甲错，腹皮急，如肿状，按之软，脉数者。

西医阑尾腔梗阻、阑尾炎等病可参考此方。

【方解】本方证属于肠痈成脓，饮食不节，暴饮暴食；或过食油腻，生冷不洁之物，损伤肠胃，湿热内蕴于肠间；或因饮食后急剧奔走，导致气滞血瘀，肠络受损；或因寒温不适、跌仆损伤、精神因素等导致气滞、血瘀、湿阻、热壅、瘀滞、积热不散、血腐肉败而成痈肿。《医灯续焰》："肠痈者，即肠内生痈也。不节食欲，不适寒温，或积垢瘀凝，或败血留滞，壅塞不行，久郁不化成热，久热腐脓，而痈斯成矣。"方中重用薏苡仁利湿排脓，轻用附子扶助阳气，以散寒湿，佐以败酱草破瘀排脓。配合成方，共奏利湿排脓，破血消肿之功。

【文献摘要】

(1)《金匮玉函经二注》："血积于内，然后错甲于外，经所言也。肠痈何故亦然耶？痈成于内，血泣而不流也。惟不流，气亦滞，遂使腹皮如肿，按之仍濡。虽其患在肠胃间，究非腹有积聚也。外无热而见数脉者，其为痈脓在里可知矣。然大肠与肺相表里，腑病而或上移于脏，正可虞也。故以保肺而下走者，使不上乘。附子辛散以逐结，败酱苦寒以祛毒而排脓。务令脓化为水，仍从水道而出，将血病解而气亦开，抑何神乎。”

（2）《金匮要略心典》：“薏苡破毒肿，利肠胃为君；败酱一名苦菜，治暴热火疮，排脓破血为臣；附子则假其辛热以行郁滞之气尔。”

【科学研究】

（1）研究薏苡附子败酱散加味治疗62例痰瘀互结型痤疮的临床疗效，将62例痤疮患者随机分成对照组（20例）和治疗组（42例）。治疗组患者口服薏苡附子败酱散加减方，对照组患者口服丹参酮胶囊，疗程8周。每4周观察1次临床疗效，并采用痤疮综合分级系统（global acne grading system，GAGS）进行评分。得出结论，薏苡附子败酱散加减方治疗痰瘀互结型痤疮的疗效较好。

（2）探讨薏苡附子败酱散联合大黄牡丹汤治疗100例急性阑尾炎的临床疗效，随机分为对照组与观察组，各50例。对照组患者予以薏苡附子败酱散治疗，观察组患者予以薏苡附子败酱散联合大黄牡丹汤治疗。观察发现薏苡附子败酱散联合大黄牡丹汤治疗急性阑尾炎的临床疗效显著，可改善患者临床症状，且不良反应少。

（3）探究薏苡附子败酱散加味汤对72例慢性盆腔炎患者血液流变学及血清C-反应蛋白的影响，随机分为对照组和治疗组，对照组采用妇乐冲剂治疗，治疗组用薏苡附子败酱散加味汤治疗。观察组总有效率91.7%，对照组总有效率58.3%。结论：薏苡附子败酱散加味汤治疗慢性盆腔炎疗效显著，能够促进盆腔的血液循环，改善患者血清C-反应蛋白水平。

【国医经验】本方主治肠痈成脓证。西医阑尾腔梗阻、阑尾炎等病可参考此方加减进行辨证治疗。刘教授在临证时每遇与肠痈有关的病证，如急性阑尾炎脓肿已成，或慢性阑尾炎急性发作均会使用本方加减，遇湿滞瘀阻之盆腔炎、鹅掌风也可运用，每获佳效。薏苡附子败酱散重用薏苡仁渗湿排脓为主，败酱草清热解毒，活血消痈为辅，少佐附子，是藉其辛热以振奋阳气，通行郁滞，温化湿浊，气通湿化则痈结开，滞者行，湿热瘀毒消散于气化之中。另外，本方也可用于西医学中卵巢囊肿的治疗，刘老在临证时常常将本方加用莪术、川芎、当归增强活血化瘀缓消癥瘕之功；加黄柏、黄芩、栀子、连翘、银花等清热；加香附、木香等行气止痛，体现利湿排脓，破血消肿之功。

【医案举隅】

初诊：浩某，女，69岁，务农，2016年5月初诊。

患者无明显诱因出现间断腹痛伴黏液脓血便2月余，就诊于云南省某医院消化科门诊，行结肠镜检查示：溃疡性结肠炎。予美沙拉嗪栓剂等治疗，症状未见明显好转，仍腹痛、腹泻，血样便，今为求进一步系统诊治，遂就诊于我院国医堂。现患者腹部胀痛，便后可缓解，腹泻，黏液脓血便，每天3～5次，时胃脘部隐痛，纳差，寐欠安，小便可，舌红，苔黄腻，脉弦滑。中医诊断为：肠痈，湿热毒。治以健脾补肾，清热化湿解毒为法。拟方如下：

薏苡仁20g	败酱草30g	附片6g（先煎）
白头翁10g	防风10g	砂仁6g
草豆蔻10g	白术10g	

二诊：1周后，患者腹泻黏液脓血便次数减少，腹痛明显

缓解，舌红苔薄黄腻。以前方加减，拟方如下：

薏苡仁 20g	败酱草 30g	附片 6g（先煎）
白头翁 10g	防风 10g	黄芪 10g
草豆蔻 10g	肉桂 10g	栀子 20g

三诊：大便无黏液及脓血，症状大为改善，继续巩固疗效，2个月后复查肠镜恢复正常

【按语】“结肠炎”属于中医“肠痈”等范畴，刘老将其归属于肠痈成脓证，独辟蹊径，草豆蔻、白术、砂仁以健脾利湿助薏苡仁排脓、消痈；附子先煎，振奋阳气，辛散郁结；苦寒之败酱草，再配以栀子、白头翁，清热排脓，以解瘀毒。几药合用，起到相辅相成的作用，提高疗效。辨证准确，二诊后诸症缓解，故在上方基础上加减治疗。三诊后诸症缓解。刘老在溃疡性结肠炎的配伍用药时谨守病机，较为注重湿邪为患，祛邪治标，扶正治本。

【参考文献】

［1］吴敏，张虹亚，刘涛峰，等．薏苡附子败酱散加味治疗痰瘀互结型痤疮临床观察［J］．安徽中医药大学学报，2016，35（6）：41–43.

［2］薛战国．薏苡附子败酱散联合大黄牡丹汤治疗急性阑尾炎的临床疗效［J］．临床合理用药杂志，2016，9（3）：121–122.

［3］王碧芬，郑小平，陆海英，等．薏苡附子败酱散加味汤对慢性盆腔炎患者血液流变学及血清C–反应蛋白的影响［J］．浙江中医杂志，2015，50（11）：792–793.